全科医学临床学科进展

社区双心行动进展报告

全科医师心血管病学

QUANKE YISHI XINXUEGUAN BINGXUE

主　编　郭继鸿

副主编　刘梅颜　王　斌　张兆国　刘向红
　　　　王立群

编　者　（以姓氏笔画为序）
　　　　马　岩　王　青　田　颖　朱天刚
　　　　刘元生　刘文娴　刘国莉　李寿霖
　　　　李晓波　杨　秋　杨水祥　张志超
　　　　陈　雷　陈琦玲　易　忠　宝　辉
　　　　荣　嵘　赵志杰　赵慧萍　胡　昭
　　　　段小春　徐国斌　郭艺芳　黄　芸
　　　　黄若文　鲍　立　潘集阳

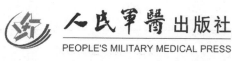

人民军医出版社

PEOPLE'S MILITARY MEDICAL PRESS

北京

图书在版编目(CIP)数据

全科医师心血管病学/郭继鸿主编. —北京：人民军医出版社，2012.8
ISBN 978-7-5091-5894-4

Ⅰ.①全… Ⅱ.①郭… Ⅲ.①心脏血管疾病－诊疗 Ⅳ.①R54

中国版本图书馆 CIP 数据核字(2012)第 157618 号

策划编辑:郝文娜 文字编辑:于明军 责任审读:王三荣
出版发行:人民军医出版社 经销:新华书店
通信地址:北京市 100036 信箱 188 分箱 邮编:100036
质量反馈电话:(010)51927290;(010)51927282
邮购电话:(010)51927252
策划编辑电话:(010)51927300－8724
网址:www.pmmp.com.cn

印、装:北京印刷一厂
开本:787mm×1092mm 1/16
印张:16.75 字数:397 千字
版、印次:2012 年 8 月第 1 版第 1 次印刷
印数:00001－10000
定价:46.00 元

版权所有 侵权必究
购买本社图书,凡有缺、倒、脱页者,本社负责调换

内容提要

本书详细介绍了全科医师在社区医疗服务中,面对心血管疾病及相关慢病的管理、诊断、治疗过程中所承担的任务,强调社区环境中对病人持续地服务和管理。重点阐述了全科医师在心血管疾病等慢病的防治中应该掌握的基本技能、急症识别与处理、常见心血管病等多种疾病并存时的用药难点解答以及心血管疾病的康复治疗等。本书理论与实践性强,具有可操作性;适合全科医师、社区医师以及从事社区医疗管理人士阅读。

序

    2012年3月，国务院印发的关于《"十二五"期间深化医药卫生体制改革规划暨实施方案》中提出，提高基层医疗卫生机构服务能力。继续加强基层在岗人员培训，重点实施具有全科医学特点、促进基本药物使用等针对性和实用性强的培训项目推进全科医师制度建设，把建立全科医师制度作为加强基层的关键举措。全科医师是综合程度要求较高的医学人才，他们主要在基层承担着预防保健、常见病多发病诊疗和转诊、病人康复和慢性病管理、健康管理等一体化的工作，他们医疗水准的高低，决定着我国基层医疗卫生服务的水平。2011年国务院公布的《关于建立全科医生制度的指导意见》也明确指出，医疗卫生人才是决定基层医疗卫生服务水平的关键。多年来，我国基层医疗卫生人才队伍建设相对滞后，合格的全科医师数量严重不足，制约了基层医疗卫生服务水平发展。因而，以现代医学技术发展中的新知识和新技能为主要内容，加强全科医师经常性和针对性、实用性的继续医学教育，加强全科医师的技能培训，是提高全科医师的临床诊疗能力和全科医学思维的有效途径。

    随着我国经济社会的发展，城乡居民的健康要求也越来越高，同时，人口老龄化、疾病谱变化，特别是慢性非传染性疾病在我国快速增长，对医疗服务也提出了新的要求。为了适应这些变化，我们不仅需要能够提供专业性强、能处理疑难病例的专科医师，更需大量合格的全科医师。目前，相对滞后的全科医师队伍，已成为制约基层医疗卫生机构进一步改善服务和提高水平的"瓶颈"，因而，迫切需要动员社会的力量，尤其是充分利用大医院、大专家的资源和优势，使其成为建设我国全科医师制度的强力支撑和坚强后盾。我们欣喜地看到，胡大一、郭继鸿等一大批知名的专家学者，积极行动起来，精心组织编写了这套针对全科医师继续教育的指导丛书，以期提升我国全科医师的专业素质，提高基层医疗卫生服务的水平。衷心感谢各位专家学者为全科医师的培训工作所作的贡献！同时，希望这套丛书的出版能够更好地指导基层卫生人员学习和掌握相关临床技能知识，推动和促进我国基层医疗卫生服务工作。

梁万年

前　言

2011 年 6 月 22 日国务院常务会议决定要建立全科医师制度。会议要求到 2012 年底实现每个城市的社区卫生服务机构和农村乡镇卫生院都要有合格的全科医生。众所周知,慢性病的管理是全科医生医疗服务体系面临的一个重大挑战。慢性非传染性疾病包括心血管病、脑卒中、糖尿病、癌症和慢性呼吸系统病,而列在榜首的是心血管病。全科医师在心血管慢病防治中扮演着极其重要的角色,承担着艰巨的防控任务。

在社区医疗卫生工作中,心血管慢病是全科医师日常需要处理和应对的最重要内容,在其管理过程中,全科医师必须要与时俱进地了解心血管学科的新进展、新认识、新指南。为此,在卫生部相关部门的领导和指示下,《2011—2012 年 全科医师心血管学科年度进展报告》的撰写任务被提到议事日程。随后,组成的编委会经多次深入细致地讨论,敲定了编写大纲与目录,最终如愿以偿全书顺利脱稿,并付梓交印。

全科医学强调要对患者进行持续性、综合性、个体化的照顾;强调早期发现并处理病患;强调预防疾病和维持健康,强调在社区场所对病人进行不间断的服务和管理,必要时协调利用社区内外的各种资源,对病患进行“长期负责式照顾”。心血管学科专业医师侧重的是疾病的诊断及救治,侧重为疾病明确病因,制订治疗方案。而全科医师心血管学科与普通的心血管专业有所不同,但为了清楚阐述,为了能系统而简明扼要地概括心血管专业的进展,编委会邀请了多位心血管病专家参加编撰。因此,由心血管病专家和全科医学专家共同组成的编委会多次细致地研讨和磋商《年度进展报告》的编写内容,明确全书编写的宗旨一定要符合全科医师的需求,将心血管病专业的新进展融入全科医师的需要。

《2011—2012 年全科医师心血管学科年度进展报告》是系列《学科年度进展报告》的一个分册,又是这一学科的首次《年度进展报告》,所以,编写也兼顾了心血管学科的专业基础。为使本书能成为全科医师的一本实用的参考书、口袋书,《2011—2012 年全科医师心血管学科年度进展报告》介绍了心血管慢病防治的基本技能,心血管急症的识别与处理,常见的心血管疾病,多种疾病共存时的用药难点解答,以及血管疾病的康复治疗等内容。由于本书的撰写形式为初次摸索,故全书内容难免有所疏漏,恳请各位读者不吝赐教、指正为盼。

郭继鸿

2012 年 6 月 1 日

目 录

第 1 章

中国心血管慢病概况

　　我国心血管疾病流行趋势形势严峻，根据卫生部卫生统计信息中心发布数据，心血管疾病病死率始终居我国居民死因首位，且呈不断上升趋势。2010－2030 年，由于人口老龄化与人口增长，我国心血管疾病发生数上升幅度将超过 50％，高血压、以及糖尿病的增长趋势导致心血管疾病的发生数将额外增长 23％。如果不加以控制，那么在 2030 年，心血管病患者将增加 2 130 万，心血管病死亡人数将增加 770 万。据估计，2010 年至少有 5.8 亿人有一种以上的慢病相关危险因素，其中 70％～85％发生在 65 岁以下人群；如不加控制，生活方式带来的危险因素将导致慢病负担增长 50％。环境因素是影响慢病患病率的决定因素，而这些正是可以通过健康教育和健康促进进行危险因素干预的。全科医师将是解决慢病患者综合管理的关键，但截至 2010 年底，中国全科医师仅有 6 万名左右，占注册医师的 3.5％，远远低于经济合作组织成员国 30％～60％的水平。

　　近 30 年我国迎来经济发展的快速增长期，而医疗卫生的发展相对滞后，尤其是慢性非传染性疾病（non-infectious chronic disease，NCD）已成为社会首要的健康负担。包括心血管疾病在内的慢病是 21 世纪人类健康最大的挑战之一，已经成为国际社会高度关注问题。在我国，慢性心血管疾病是危害人民健康、危害社会及经济可持续发展的严重公共卫生问题和社会问题。更有学者指出，"目前每 5 个中国人就有一个慢病患者，并以每年一千万的势头增加；每 5 个成年人中就有一个患有心血管病，每 10 秒就有一个死于心血管病，大量的慢病人口有可能在不远的将来拖垮中国经济"。

一、心血管慢病概述

　　慢性非传染性疾病（NCD）简称"慢病"，是对一类病因复杂，起病隐匿，病程长且迁延不愈，缺乏确切的传染性生物病因的证据，且有些尚未完全被确认的疾病的概括性总称；主要包括冠心病、高血压、卒中、糖尿病、肿瘤、精神疾病及慢性呼吸系统疾病。

　　在我国，慢病的发病率和死亡率居高不下，患病人数已经超过 2.6 亿，80％以上的居民死亡和致残由慢病引起。在疾病的经济负担中 63％由慢病导致，给患者及其家庭带来沉重经济负担，成为危害健康的最严重疾病。但上述负担可防可控，根据 2011 年世界银行中国慢病研究显示，自 2010－2040 年，如果每年能将心血管疾病死亡率降低 1％，其产生的经济价值相当于 2010 年中国国内经济生产总值的 68％，按平均购买力计算多达 10.7 万亿美元。而如果不能有效控制慢病,必将造成劳动力人口降低,患病需抚养人群比例增加,成为中国经济减速和社会不稳定因素之一。

二、中国心血管病流行病学现况与特点

我国心血管疾病流行趋势形势严峻,根据卫生部卫生统计信息中心发布数据,我国心血管病病死率 2006 年为 183.7 人/10 万,2008 年为 241.0 人/10 万,分别占当年死亡构成比的 34.8% 和 40.27%,心血管疾病病死率始终居我国居民死因首位,且呈不断上升趋势。《2007 年中国心血管病年报》公布数据显示,目前我国每年新发脑卒中 200 万人,死亡 100 多万人,现患脑卒中 700 万人;每年新发心肌梗死 50 万人,现患心肌梗死 200 万人;下肢动脉硬化症患病率为 2.1%～22.5%。每年全国心血管病死亡人数达 300 万人,每死亡 3 人就有 1 人是死于心血管疾病。每年用于心血管病的直接医疗费用已达 1 300 亿元,与 1993 年统计数据比较增加了 7 倍。

根据《应用中国冠心病政策模型预测中国未来心血管病流行趋势》的数据显示,2010－2030 年,由于人口老龄化与人口增长,心血管疾病发生数上升幅度将超过 50%,高血压以及糖尿病的增长趋势导致心血管疾病的发生数将额外增长 23%。如果不加以控制,那么在 2030 年,中国心血管病患者将增加 2 130 万,心血管病死亡人数将增加 770 万。

我国心血管疾病流行特征出现的变化,心血管疾病已不再是城市或经济发达地区人口所特有的"富贵病",近年来农村和非经济发达地区人口的发病率、患病率和死亡率显著升高。发病年龄提前,青壮年人群的发病与患病水平明显升高。我国患心脑血管病人群趋于年轻化,三四十岁的中青年人也会成为猝死的牺牲品,小学生中也有高血压患者,中学生中发现了动脉粥样硬化患者。

需要警惕的是,心血管病通常起病隐匿,早期无症状,病情逐渐进展,患者常在出现较严重症状时才去就医甚至于来不及就医突发死亡。大量的心血管疾病患者集中在社区,干预越早,效果越好,建立以社区为主体的疾病防控筛查体系,以社区为基础开展健康干预尤为重要。

三、中国社区心血管慢病防治现况与策略

众所周知,改革开放的 30 年带来了中国经济的快速发展和社会的快速转型,由此带来一系列环境改变、生活方式改变、饮食习惯改变和国民压力升高等,这些因素导致慢性疾病发病率骤然升高,而如何控制上述危险因素是中国慢病防治的关键。

(一)中国社区心血管慢病防治现状

1. 不健康生活方式带来心血管疾病持续快速上升态势　随着快速的城市化进程,我国居民的饮食结构已经由传统的粮食和蔬菜为主转向高脂肪、高蛋白、高热量饮食;加上运动量减少,造成超重或肥胖人数越来越多。2002 年中国超重率和肥胖率分别为 22.8% 和 7.1%,较 1992 年增长了 38% 和 81%。在不健康生活方式影响下,超重和肥胖的非成年人比例升高,在北方沿海城市分别为 32.5% 和 17.6%,已经超过欧洲国家的平均水平,这也大大增加了潜在的心脑血管等慢病疾病的发病风险人群总数。此外,生活方式的明显转变,引发了高血压、糖尿病等疾病发生发展,也使随之而来的心血管疾病呈持续快速上升态势。据估计,2010 年中国至少有 5.8 亿人有一种以上的慢病相关危险因素,其中 70%～85% 发生在 65 岁以下人群;如不加控制,生活方式带来的危险因素将导致中国慢病负担增长 50%。

2. 人口老龄化和人口总数的快速增长　在近30年来,中国的疾病谱已经发生巨大变化,包括心血管疾病在内的慢性疾病,已构成了国家人口因病死亡的主要原因。其中另一个重要原因在于中国人口结构的变化。2010年,中国65岁以上老年人为1.15亿;到2030年将激增至2.4亿;2040年50岁以下人口继续明显减低。由于人口老龄化与人口增长,我国心血管疾病发生数上升幅度将超过50%。

总之,我国整体的健康教育水平较经济增长速度低,使得不良生活方式普遍存在;加上老龄化的人口构成,造成了心血管疾病发病率在相当长一段时间会不断上升,如不加以控制,很可能造成心血管疾病暴发性的流行。

(二)中国社区心血管慢病防治策略

心血管慢病往往有共同的危险因素,这些因素可防可控。世界卫生组织近年来发表关于慢病的工作报告,建议针对慢病采取5项优先干预措施。包括加强控烟、强化限盐、健康饮食和必要的体力活动、适度药物和医疗技术应用。同时强调5项防控行动,包括政府重视、加强预防、以患者为中心的医疗服务、国际间合作和通过注册的形式进行监控。应该认识到,慢病不仅是医学或公共卫生问题,还是国家发展问题和政治问题。慢病的防控不仅是卫生部门的行政干预,还需要更大层面的共同推进,整个社会共同参与。

1. 加强慢性非传染性疾病防控体系建设　卫生部陈竺部长指出,慢性非传染性疾病防控是一项刻不容缓的工作,如果控制不好,未来二三十年,全球将出现慢性非传染性疾病的"井喷",应高度重视导致慢性非传染性疾病的社会决定因素。将慢性非传染性疾病防控纳入社会经济发展核心指标,慢性非传染性疾病是"社会传染病",政府应像重视GDP一样重视慢性非传染性疾病防控工作,将其纳入当地经济社会发展总体规划,建立部门间协调机制。强有力的卫生体系不仅是应对传染病和突发公共卫生事件的基础,更是防控慢性非传染性疾病的关键。在全球建立统一明确的慢性非传染性疾病防控目标与评价指标,制定清晰的行动路线,协调整合国际资源,建立广泛的国际合作与伙伴关系。

2. 控制慢性非传染性疾病的危险因素　常见慢病都与遗传因素、吸烟、饮酒、不健康饮食、不良生活方式等共同的危险因素有关。

(1)吸烟:烟草燃烧烟雾中含有3 800多种已知的化学物质,会导致肿瘤、高血压和冠心病等慢病风险增高。吸烟是心血管疾病的重要危险因素,与高血压、高血脂、高血糖等危险因素是叠加倍增关系。吸烟促发心血管疾病的发病机制则主要是吸烟使血管内皮功能紊乱,血栓生成增加,炎症反应加强及氧化修饰。尼古丁可引起血管收缩,使血压升高;也可使血管内膜受损,引起冠状动脉痉挛,诱发心绞痛和心肌梗死,也可引起心搏加快。

(2)饮酒:适度饮酒能预防冠心病及其意外事件的发生,降低总病死率。饮酒量和冠心病意外事件减少之间存在密切的量效关系。每日摄入15~30g乙醇时冠心病意外事件减少30%~50%。长期过量饮酒可引起高血压、体重增加、神经病变,激活交感神经系统及肾素-血管紧张素系统,增加体内皮质激素水平及儿茶酚胺浓度;影响钙离子转运,使细胞内游离钙浓度上升,从而外周血管阻力增加损害血管内皮功能;降低胰岛素敏感性。Zilkens等证实,无论饮用哪种乙醇饮料,升高血压主要是乙醇的作用,同时饮酒也是糖代谢紊乱、2型糖尿病形成的独立危险因素。总的来说,与高血压有关的疾病如脑卒中等的发生率和饮酒量直接相关,过度饮酒也损害心肌,直接影响动脉壁组织。"J"形态曲线所描述的病死率就是乙醇对心脏的保护作用和过度饮酒对心脏毒害作用的总和,饮酒对心脏的保护效果仅限于每日摄入相当于

15～30g乙醇量,过度饮酒对身体健康有害。许多研究证实,饮酒危害的取决于喝酒的方式及饮酒的量。

（3）不健康饮食:不健康的饮食习惯直接影响着脾胃功能的消化及营养的吸收,现在居民营养水平全面提高,但饮食结构不合理,谷物类食品摄入减少,动物类食品摄入增加,造成营养素的缺乏,营养不均衡,从而导致很多慢病的发生。

（4）静坐的生活方式:静坐生活方式的定义是"在工作、家务、交通行程期间或在休闲时间内,不进行任何体力活动或仅有非常少的体力活动"。静坐生活方式者如果同时又进食高脂肪膳食,最直接的后果就是引起体质量增加及代谢紊乱,进而导致肥胖、血胆固醇及血糖水平升高。

3. 预防控制策略,呼吁全民健康管理　芬兰的经验显示,有效的进行危险因素干预,强化慢病全过程管理,可使心血管疾病发病率大大下降,与之相伴的医疗费用也明显降低。研究发现,年龄结构与外环境因素对慢病患病率影响分别为 19.24% 和 80.76%,可见环境因素是影响慢病患病率的决定因素,而这些正是可以通过健康教育和健康促进进行危险因素干预的。

人类健康的最大挑战来自慢性非传染性疾病　以单因单病,病在细胞为特征的生物医学模式随着在 19 世纪自然科学的迅速发展很快就取代了以体液平衡学说为代表的经验医学模式,以生物科学指导临床实践,基本控制了传染病,取得了辉煌的成就。然而,21 世纪全球化和城市化的趋势使疾病发生和流行的危险因素不断增加,对人类健康的最大挑战来自慢性非传染性疾病,仍然用单因单病,病在细胞为特征的生物医学模式来指导慢病的预防和控制则显得单薄无力。

环境因素和生活方式对于慢病更重要　1990 年伊文斯和斯多达特(Evans & Stoddart)提出决定健康的多因素模式,更加系统地认识到人类健康规律的新模式,即生物-心理-社会-环境医学模式。1974 年加拿大政府发布了拉龙德(Lalonde)报告,指出国民健康并不仅仅是由医疗服务单方面所决定的,决定健康的主要因素有 4 个方面,即生物学因素、环境因素、生活方式和医疗卫生系统的因素。30 多年来,大量的研究证明,对于慢性心血管疾病而言,环境因素和生活方式(即个人行为)的影响远远大于医疗服务对健康的影响。

建立慢病防控体系才能降低医疗成本　研究发现,美国人在过去的近 100 年时间里,平均寿命增加了 30 年。其中公共卫生和预防贡献了 25 年,医疗服务只贡献了 5 年。美国政府尝试了许多经济管理手段来改善医疗系统,即使每年花费 1.9 万亿美元,美国医疗系统对健康维护与促进几乎没有什么帮助。这是由于大量费用投入到"诊断和治疗"系统,人群中最不健康的 1% 和患慢病的 19% 共用了 70% 的医疗卫生费用;而最健康的 70% 人口只用了 10% 的医疗费用。这样数据也是中国医疗系统的现状。

显然,医疗费用应该用于建立同时为健康和不健康的人服务的健康维护和管理系统,建立防控体系,实现诊疗前移这才有可能降低医疗成本。为此,20 世纪美国政府制定了全国健康管理计划,由政府、社区和专业组织合作,采用健康指标进行健康促进,延长健康寿命、消除健康差距。重点健康指标监测,包括运动、超重及肥胖、烟草使用、精神健康和医疗保健覆盖率等。

国际社会在应对慢病方面已有系列共识,这源于不同国家的经验积累,包括将健康融入所有政策、制定促进国民健康的经济策略、加强卫生部门行动、改善基层卫生保健系统的慢病服务以及全民健身运动等。这些健康管理策略值得我们考虑结合国情借鉴。

(三)未来展望

1. 目标——在中国开展慢病预防干预的预期效果　根据世界银行中国慢病研究现有数据,在中国如果控烟加酗酒干预,年人均投入达 0.07 元,可额外避免 40 万伤残调整寿命年;如针对慢病高风险人群年人均投入达 90 元,在控烟加酗酒干预基础上再加高胆固醇干预,可额外避免 8 500 万伤残调整寿命年;如在加上心血管风险评估,采用必要的药物治疗包括阿司匹林、他汀类和降压药物等,可额外避免 5 亿万伤残调整寿命年。该项目每年总投入将超过 1 800 亿元,但仍不到 2010 年卫生总费用的 10%。

2. 方式——建立中国心血管慢病的行动平台　如何应对日益严重的心血管慢病流行趋势实施有效可行的防治策略,使未来的中国避免严重的慢病负担,这不仅是政府的责任,也是医学工作者、心血管专科医师和全科医师的责任。结合中国国情,建立中国心血管慢病的行动平台,根据患病的严重程度和所需的临床管理负责程度将患者分类,并提供相应的医疗保健服务。在大部分心血管疾病的早期稳定阶段,患者所需要的临床管理要求较低,可鼓励患者在定期就诊的情况下自我管理;有 5% 的患者病情复杂需要专业医护人员进行住院治疗;二者之间的为高风险患者,病情不稳定需要专业人员定期指导规范治疗。基于此平台下的心血管慢病管理模式,更强调工作在社区的全科医师作用,强调患者的主动参与疾病管理作用,强调全科医师和心血管专科医师、社区卫生机构和三级医院之间的有效协作,已保证慢病患者医疗管理的连续性。

3. 关键——全科医师的培养与培训　通过全科医师开展在社区的生活方式改善,告诉患者什么样的行为可能带来什么健康风险,行为和患病风险密切相关。通过全科医师的帮助,调动个体对自己健康的责任心,应用行为干预来影响个体和群体的健康行为。健康教育、疾病筛查及心血管风险定期评估和有效的家庭随访及疾病监控体系的建立,使得未来我国居民的生活方式改善成为可能。全科医师将是解决慢病患者综合管理的关键,但截至 2010 年底,中国全科医师仅有 6 万名左右,占中国注册医师的 3.5%,远远低于经济合作组织成员国 30%～60% 的水平。如何通过培训更多的全科医师获得充分的心血管疾病诊疗知识将是未来工作的重点。

陈竺部长在最近题为《中国慢性疾病的挑战、机遇和对策》的报告中指出,中国正处于健康转型期,慢病行为危险因素高度流行,造成慢病发病率逐年攀升,疾病负担、经济负担加剧,已引起政府的高度关注;目前应着力于推进"防治结合",努力实现"防""治"机构一体化,呼吁全社会共同努力应对慢病。加强制定慢病长期防治规划,帮助政府承担防控的主导作用和加强临床医学与公共卫生整合,促进慢病防控关口前移,这需要具有社会责任感的医学工作者们共同努力。

(郭继鸿)

第 2 章

全科医师在心血管慢病防治中的任务与职责

一、心血管慢病与生活方式

慢性非传染性疾病(non—communicable disease,NCD),包括心血管疾病、脑卒中、糖尿病、癌症和慢性呼吸系统疾病,是导致人类过早死亡和影响健康水平的主要原因,已成为全球重点关注的健康问题,其中心血管疾病位列 5 大慢病之首。2011 年 9 月,联合国在俄罗斯召开的针对 NCD 高峰会议,指出 NCD 的全球重负的快速增长,已成为实现联合国千年发展目标的严重障碍。同样,我国 NCD 也成为头号健康威胁,每年约 1 030 万各种因素导致的死亡中,慢病所占比例超过 80%,在疾病负担中占 68.6%。最近公布的中国 NCD 报告中指出:2010—2030 年中国 NCD 流行将不断加剧,NCD 患者人数将增加 2~3 倍;心肌梗死、脑卒中、糖尿病和慢性阻塞性肺气肿的负担预计将增长近 50%。在所有慢病负担中,心血管疾病(心肌梗死和脑卒中)的比重将超过 50%。因此,心血管疾病的防治将是遏制中国 NCD 进展的关键。

1. **不健康生活方式对心血管疾病影响** 不健康的生活方式对心血管病的影响已得到证实。2004 年公布的 INTERHERAT 研究,在 52 个国家中(包括中国)262 个中心的 15 152 例患者和 14 820 例的对照中进行的调查表明,全世界各个地区、不同年龄和性别的人群罹患急性心肌梗死的(AMI)的危险因素大多由血脂异常、吸烟、高血压、糖尿病、腹型肥胖、心理社会压力、摄入水果蔬菜过少、饮酒、规律的体力活动少所致,这 9 种危险因素分别可以解释男性和女性心肌梗死原因的 90% 和 94%。另有研究表明:80% 的心血管病与生活方式有关,目前危害最大的危险因素是不健康的饮食习惯、不运动的生活方式和吸烟。饮食不健康和缺乏运动会导致血压和血糖的升高、血脂的异常以及超重和肥胖,进而增加心血管病的发生危险。

不健康的饮食习惯主要是指"三高",即高饱和反式脂肪酸、高盐、高糖,特别是含糖饮料,每年至少导致 1 400 万例死亡,占 NCD 总死亡率 40%;过多摄入食盐可以解释 30% 的高血压;缺乏体力活动导致每年死亡 300 万,占 NCD 总死亡中的 8%。Jensen 等对"丹麦饮食、癌症与健康前瞻性研究"中 54 783 例 50—64 岁无冠心病的患者进行了平均 7.7 年的随访研究,以了解肥胖及生活方式与急性冠状动脉事件的风险。结果发现:不运动、吸烟、不健康饮食习惯、超重和肥胖都可以增加急性冠状动脉综合征(ACS)的风险,并且发现体重指数每增加 1 个单位,ACS 的发病风险在女性和男性中分别升高 5% 与 7%。研究还发现生活方式的不同会对同等条件人群的 ACS 风险产生不同的影响。如：在肥胖者中，每周活动 1.0～3.5h 者患 ACS 的风险低于久坐者，不吸烟者低于吸烟者；健康饮食与 ACS 发病危险的降低也是一致的。因此，生活方式与肥胖对 ACS 的联合作用也应受到重视。我国人群的研究中也发现体力活动强度与缺血性心血管病的发病呈负相关。

吸烟对人体的危害早已被世界公认，据 WHO 统计显示：全世界死于与吸烟有关疾病的人数近 500 万/年，且吸烟人群逐年呈年轻化趋势。戒烟可以使其心脏病发作的风险降低 59%。既往多研究主动吸烟，近年对被动吸烟的危害也引起了广泛的关注。近期的 Pell 等前瞻性研究收集了苏格兰 9 家医院的 ACS 患者在无烟法律实施前 10 个月和次年相同时期的吸烟和被动吸烟的信息，以了解无烟立法的实施与 ACS 发病的相关性。结果显示：无烟立法实施后 ACS 入院的患者从 3 235 减少到 2 684，减少了 20.5%；未及时就诊而死于院外的人数也下降了 6%。因 ACS 入院的人数中吸烟人群下降了 14%、既往吸烟者下降了 19%、从未吸烟者下降了 21%。同时发现在从不吸烟者中一周之内体内血清古丁尼（尼古丁在体内的代谢物，为间接吸烟量的判断指标）平均水平也从 0.68ng/ml 下降到 0.56ng/ml。可见，被动吸烟的危害同样应受到关注。

另有研究证实了健康的生活方式可以使 NCD 的发生减少。2009 年 Earl S. Ford 等发现具备四种健康的生活方式，即规律运动（大于 3.5h/周）、坚持健康饮食、从不吸烟、不肥胖（体重指数小于 30%）可以明显降低 2 型糖尿病、心肌梗死、脑卒中、癌症 4 种疾病的风险，且发病风险的程度与 4 种健康生活方式的数目有关，具备 1 种健康的生活方式降低风险 49%，2 种降低 63%，3 种降低 72%，4 种降低 78%。遗憾的是仅有 9% 的观察者具备了上述 4 种健康的生活方式。因此预防 NCD 的潜力巨大。

2. 心血管疾病是可以预防和可以控制的　在过去的 20 多年中，我国心血管病的治疗取得了巨大的成就，尤其早期溶栓治疗和介入治疗等血管重建技术使急性心肌梗死的死亡率由 25% 降低至 10%，同时也伴随着巨大的医疗成本。尽管我国医疗技术已与国际平齐，心血管疾病并没有得到有效控制，发病率较 20 世纪 50 年代上升 4 倍，呈"井喷"发展趋势，且发病年轻化。相比之下，美国心血管疾病死亡率从 1968－2000 年下降了 50%，其主要原因是从 1968 年起美国政府开始预防干预。

著名的"芬兰北卡心血管病预防项目的研究"也证实了生活方式改变可以明显降低冠心病的发病率。在 20 世纪 60 年代和 70 年代早期，芬兰冠心病的发病率和死亡率特别高，研究者发现导致冠心病高发的主要原因是高胆固醇血症，与芬兰人的饮食习惯密切相关。研究人员开始以芬兰发病率最高的北卡罗利亚省为观察对象，经过 25 年的干预，芬兰人的生活方式得到了明显的改变，如：黄油涂面包从 80% 降至 5%，喝高脂牛奶从 70% 降至 9%，每年摄入蔬菜水果从 20 千克升至 50 千克，男性吸烟率下降了 50%，盐摄入量下降了 20% 等，结果冠心病死亡率下降了 73%，期望寿命增长了约 7 年。之后芬兰政府将此项目推广至全国，也取得了同样的效果。

目前我国心血管危险因素远远没有得到有效控制，每年新增高血压和血脂异常人数达 1 000 万，吸烟人数 3.5 亿，仅有 26% 人希望戒烟，且戒烟成功率仅 11.5%。1992－2002 年 10 年间，城市糖尿病患病率上升 40%，超重和肥胖患者数增加 1 亿，成年人坚持锻炼的不到 1/3。如何有效的控制冠心病危险因素，改变人们不健康的生活方式，实现我国心血管病拐点下移任重道远。借鉴国外成功的经验，它需要全社会的共同参与，包括政府的主导、创造健康社会环境、规范健康教育、缔造无烟环境、完善食品安全政策法规等。同时,广大医务人员也是实现这一目标的主力军,不能仅局限于疾病的治疗,更应该承担起疾病预防和健康促进的神圣使命。

二、全科医师在心血管慢病防治中的任务

慢性病管理是全球医疗服务所面临的一项重大挑战。联合国已专门召开关于预防和控制慢性病的全球高峰会议,强调各国要采取切实行动将慢性病防控作为改善全球居民健康的新战线,以心血管疾病为代表的慢性病对发展中国家危害最大,建议采取政府主导和多部门行动的防控策略。中国经过30年的经济飞速发展,居民生活方式发生了根本性变化,不健康的生活方式导致了高血压、高血糖、高血脂和肥胖等心血管疾病危险因素在农村和城市居民中暴发流行。现在中国已形成多达2亿高血压和接近1亿糖尿病患者,成为全球高血压和糖尿病第一大国,血脂异常和肥胖也正悄悄地侵蚀居民的身体健康。因此,让全科医师全程参与心血管疾病防治的六道防线(防危险因素、防发病、防事件、防后果、防复发和防治慢性心力衰竭),并且在防危险因素、防发病、防治心力衰竭等几道防线中起重要作用。因此,全科医师在心血管慢病防治过程中扮演者极其重要的角色并承担着艰巨的防控任务。

1. 全科医师应持续不断地学习疾病诊疗指南和专家共识 全科医师是社区医院防治心血管慢病的主力军,提高全科医师的临床技术水平和疾病管理水平是增强社区医院承担心血管慢病重大防治任务的关键。全科医师在进行心血管慢病管理过程中应用的知识范围不仅涉及心血管疾病的理论知识和临床知识,而且也涉及患者的环境因素和人文因素等生物-心理-社会综合医学模式的边缘科学知识。为了提高社区医院的心血管慢病防治水平,首先,全科医师要不断地接受不同形式心血管专业知识的继续医学教育,熟练掌握常见心血管疾病,尤其是心血管慢病如高血压、冠心病、慢性心功能不全等常见病和多发病的诊疗指南,认真学习不断更新的心血管疾病理论知识以及接受心血管疾病治疗新理念,充分重视和规范化应用各种心血管慢病诊治的专家共识,为全科医师成功有效地防治心血管慢病打下坚实基础。通过对全科医师进行心血管慢病防治的专业化培训,转变全科医师只重视对个体疾病治疗而忽视对人群易患因素预防的新理念,转变全科医师只重视患者来医院诊治而忽视主动预约和电话随访指导患者治疗的连续性医疗保健服务,全面提升全科医师实施心血管慢病管理的业务能力,充分发挥全科医师作为居民健康"守门人"的作用。另外,全科医师要与心血管专科医师进行密切地专业技术沟通,通过政府构建的学术交流和技术协作平台拉近全科医师与心血管专科医师的距离,成为全科医师了解最新医疗政策、接受继续教育和全面获得最新心血管专科诊疗信息的通道,从而有效地提高全科医师对心血管慢病的防治技术水平。

2. 开展健康教育建立以全科医师为核心的医、护、防团队服务 心血管疾病及其事件是由诸多危险因素逐渐发展并与动脉粥样硬化进展相互作用形成的慢性事件链式过程。从危险因素开始到发展成心力衰竭或脑卒中致残等要经历漫长过程,控制心血管疾病发生既包括通过改善生活方式和合理用药等全面控制危险因素防止心血管疾病发生和发展的一级预防,也包括通过规范化治疗预防复发和改善预后的二级预防。以全科医师为核心的医、护、防服务团队是有效地进行心血管慢病一、二级预防的重要实施途径之一,全科医师团队可以通过多种形式的健康教育对以家庭为单位的社区人群进行心血管慢病危险因素干预和控制,以帮助人群建立健康的生活方式,保持平衡心态,坚持有氧运动,合理膳食,少量饮酒,戒烟,劳逸结合。使其能够正确理解和认识心血管疾病的发生和发展,了解科学防治疾病的方法,掌握常见心血管

疾病常识和自救方法,提高社区人群防治心血管慢病知识,提高人群对心血管慢病的知晓率、治疗率与控制率,并进一步降低心血管疾病发生率、致残率和死亡率。

3. 为心血管慢病患者提供连续性和主动性医疗保健服务　按照国家权威机构推出的心血管慢病防治规划,全科医师要在社区卫生机构积极开展以健康教育为主,密切结合临床基本医疗,全方位的实施心血管慢病的防控工作,为心血管慢病患者提供连续性和主动性医疗保健服务。而心血管慢病防治工作需要以团队的形式、以家庭为单位为社区居民提供医疗保健服务,组建以全科医师为管理核心的心血管慢病管理团队包括心血管专科医师、全科医师、社区护士、防保人员、健康管理师和社区工作者,其中全科医师是心血管慢病管理的主要实施者,其承担着社区心血管慢病的筛查、具体管理、定时随访、康复指导以及健康教育等多项任务。全科医师与心血管专科医师不同点在于专科医师的任务是确诊、紧急救治以及确定具体治疗策略,提供及时准确的循证医学证据和心血管疾病现代诊治方法,指导全科医师对心血管慢病患者的医疗和预防工作。专科医师对心血管慢病患者的服务是片段式的,是随心血管事件发生而进行的被动式服务,每次只针对心血管事件进行诊治并提供具体治疗策略;而全科医师为心血管慢病患者提供连续性和主动性医疗保健服务,始终贯穿防危险因素、防发病、防事件、防后果、防复发和防治慢性心力衰竭的心血管慢病综合防控六条措施。

4. 为心血管慢病患者制定健康管理流程和建立管理档案　全科医师对心血管慢病患者进行连续性和主动性医疗服务时应遵循检查监测→评价→干预→再监测→再评价→再干预的流程化和规范化干预程序。在每一个干预环节上都有全科医师所做的并能体现连续性和主动性服务的医疗记录,最终成为每一位心血管慢病患者的规范化管理流程和管理档案。档案主要记录对其进行危险因素评估,对危险因素防治的健康教育,也要记录对其进行二级预防管理和干预结果评估等;管理档案还要记录心血管专科医师定期对心血管慢病患者进行阶段性随访和治疗方案调整,指导全科医师在社区医院对患者进行专科药物治疗。因此,心血管慢病患者接受到心血管专科医师和全科医师共同计划和实施的全程综合治疗,既可以增加患者长期治疗的顺应性,也可以有效地减少心血管事件的发生率、致残率和死亡率。例如,由国家心血管病中心启动的"全国高血压社区规范化管理项目",为社区医院的全科医师制定高血压防治技术规范《中国高血压防治指南 2010——基层版》,详细制定了适宜社区层面的高血压防治管理流程,全程记录高血压患者生活方式(如饮食、运动、吸烟、饮酒和精神紧张等)、自我血压监测、危险因素监控、健康教育指导、临床用药管理和随访情况的管理档案,让数百万高血压患者得到全科医师的规范化管理服务,在全国形成以全科医师为主导的大规模高血压防治行动,提高社区居民对高血压的知晓率、治疗率与控制率。

5. 为国家/地区心血管病研究机构提供心血管慢病管理数据　全科医师将成为国家/地区建立心血管慢病患者群健康数据库的重要信息数据来源之一。心血管慢病流行病学研究多数是由政府主持、医疗科研所设计、临床专科指导和基层医疗实施的系统工程。由于心血管疾病患者都生活在社区,大样本的临床研究只能与社区卫生服务机构合作完成。开展大样本的临床研究数据主要来源于社区心血管慢病防治工作的健康管理档案,而全科医师手中掌握着实施心血管疾病流行病学调查需要的第一手数据,成为国家研究社区人群结构、知识结构、职业结构、疾病谱、慢性心血管疾病情况、危险因素情况和死亡情况等宏观的人群健康数据。

6. 建立全科医师主导下的环状双向转诊新型医疗服务模式　全科医师在心血管慢病患者转诊于社区医院与心血管专科/医院之间的信息沟通中具有主导作用。首先,心血管慢病患者在社区医院诊治,由全科医师建立电子健康管理和慢病管理档案,及时发现和诊断患者出现的紧急情况;当患者需要转入心血管专科/医院时,则由全科医师通过心血管疾病防治信息平台联系相应的心血管专科/医院,同时将患者的健康信息和最新医疗记录摘要提供给心血管专科医师,经专科医师分析判断同意患者转诊后及时实施转诊心血管专科/医院(上转);当患者经过心血管专科/医院治疗和处置后,则由心血管专科医师再通过该信息平台联系社区医院,同时将患者的专科医疗记录摘要提供给全科医师,经全科医师分析判断同意患者转诊后及时实施转诊社区医院(下转)进一步康复治疗。因此,针对社区医院对心血管慢病管理和心血管专科/医院对心血管急症救治的临床要求,在现代信息网络化管理日趋成熟的条件下,构建社区医院与心血管专科/医院之间心血管疾病防治信息平台势在必行。通过构建社区医院与心血管专科/医院之间疾病防治信息平台,建立全科医师主导下的、可循的、数字化的环状双向转诊模式(社区—医院—社区),逐步实现"首诊在社区,转诊到医院,康复回社区"的新型医疗服务模式,充分发挥全科医师在双向转诊中的桥梁和纽带作用,既可以提高全科医师对心血管慢病实施健康管理和临床医疗服务的能力,也有利于发挥各级医院的不同功能,优化医疗卫生资源配置,提高医疗卫生服务的社会效益。

三、全科医师在社区心血管慢病防治中的职责要点

全科医师对患者及家庭来说是医师、健康监护人、咨询者、教育者以及卫生服务协调者;对医疗保健部门和保险体系来说是"守门人"、团队管理者和教育者;对社会来说是社区中的家庭成员和社区健康组织者以及监督者。它通常是以团队合作的工作方式,为人或人群提供首诊服务,提供人格化的、以预防为导向的、综合性、持续性、协调性的、以家庭为单位的照顾,提供以社区为基础的照顾。目前,心血管慢病的防治在我国仍然存在三低现象,即健康知识知晓率低、治疗率低、控制率低。那么,在社区心血管慢病防治中全科医师的职责要点为:

1. 必须牢固树立预防优先的意识,注重健康教育的开展,全科医师应不断持续地学习、更新心血管慢病预防知识和健康教育干预技能,充分发挥以全科医师为龙头的医疗、护理、预防团队作用,协同康复医师、中医师、社会志愿者,与居委会、街道办事处、卫生行政部门、疾病预防控制部门以及心血管专科医师密切配合,形成联动,利用各种宣传和健康教育干预手段,广泛开展对生活社区和功能社区全人群(健康、高危、患病)的健康教育、生活方式干预;根据社区诊断提示的导致辖区心血管慢病发生的主要危险因素,科学制定有针对性的、可操作的干预方案并实施;其目的是提高全人群心血管慢病防治知识知晓率,降低危险因素的流行。

2. 利用各种筛查手段进行早期筛查,及早检出心血管疾病高危人群和患者群,从而实现早发现、早诊断、早干预、早治疗。

3. 全科医师是全科医疗的主要实践者和履行者,针对患者群,首诊应诊时要运用全科临床思维,对初期的未分化的疾病或症状进行识别、分类,确认处理现患的问题,对不能确诊的疾病要及时转诊到上级医院明确诊断并及时进行追访,以提高治疗率。

4. 对经上级医院已经确诊的心血管慢病患者及时进行登记,并为其建立或完善个人和家庭健康档案,规范书写 S-O-A-P,立即纳入慢病规范化管理;严格按照患者群慢病管理流程执行(本章四、慢病管理流程),严格按照各类心血管慢病社区规范化管理流程执行(见高血压、糖尿病、冠心病、脑卒中各章节社区慢病管理流程);根据患者不同管理级别和需求,以电话、门

诊、家庭访视等多种形式进行慢病随访,定期进行阶段性评估和年度评估,及时评价管理效果和调整管理级别。其目的是提高社区心血管慢病的治疗率和控制率,减少并发症的发生、降低死亡率、降低医疗支出。

5. 在社区心血管慢病管理过程中,对管理效果不好或出现并发症,或原有并发症加重者,全科医师应做到及时转诊上级医院或请心血管专科医师会诊并追访;对上级医院转回社区的心血管慢病患者,继续纳入慢病规范化管理,体现连续性管理。

6. 全科医师与心血管专科医师之间要密切配合、互补和通力合作,强化对心血管疾病危急重症的识别、判断和院前急救处理技术的学习和实践,对社区突发心血管疾病要进行急诊急救、对症处理,并做到熟练掌握转诊指征,及时安全转诊。

7. 充分利用生物-心理-社会医学模式,利用全科医师的优势,改善患者就医和遵医行为,提高患者社区心血管慢病药物治疗与非药物干预的依从性。

四、慢病管理流程及国外情况简介

鉴于慢病综合防治和慢病管理的迫切性和重要性,我国借鉴国外成熟经验,倡导以人群为基础开展健康教育,重视疾病发生发展的全过程(高危的管理、患病后的临床诊治与非药物干预、康复、并发症的预防与治疗等),强调预防、保健、医疗等多学科的合作,提倡资源的早利用,减少非必需的发病之后的医疗费用,提高卫生资源和资金的使用效率。经过几年的实践,在一些发达地区,正在逐步形成防治内容上的综合——即 一、二、三级预防与康复;防治措施上的综合——即药物与非药物;防治机构和人员上的综合——即疾控、临床、社区与医务人员、患者、家庭或社区成员等;学科上的综合——即临床医学、预防医学、全科医学与医学、社会学、行为学、传播学。

(一)慢病管理流程

1. 战略管理——抓住三个环节、三种人群(图 2-1)。

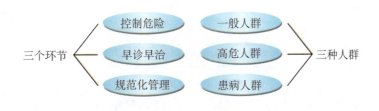

图 2-1　慢病战略管理

2. 具体操作管理

(1)针对全人群—— 广泛开展健康教育、健康促进活动,控烟,控制过度饮酒,倡导低盐、低脂、合理膳食结构、适量运动、心理平衡,加强自我健康管理指导,改善不良生活方式。在自愿的基础上建立健康档案。

(2)筛查(图 2-2)。

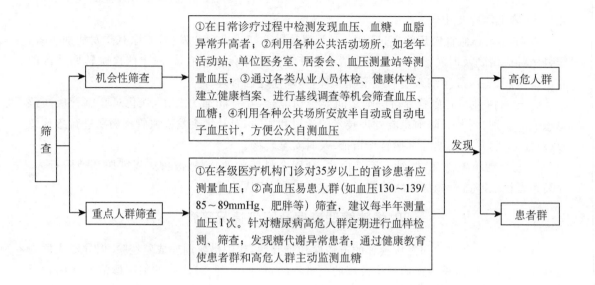

图 2-2　慢病筛查

3. 高危人群管理(图 2-3)。

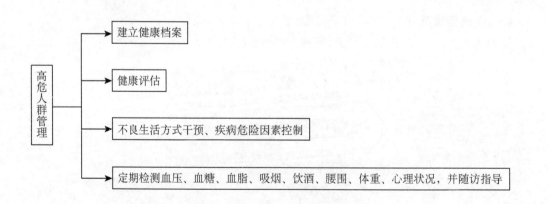

图 2-3　高危人群管理

4. 慢病人群管理流程(图 2-4)。

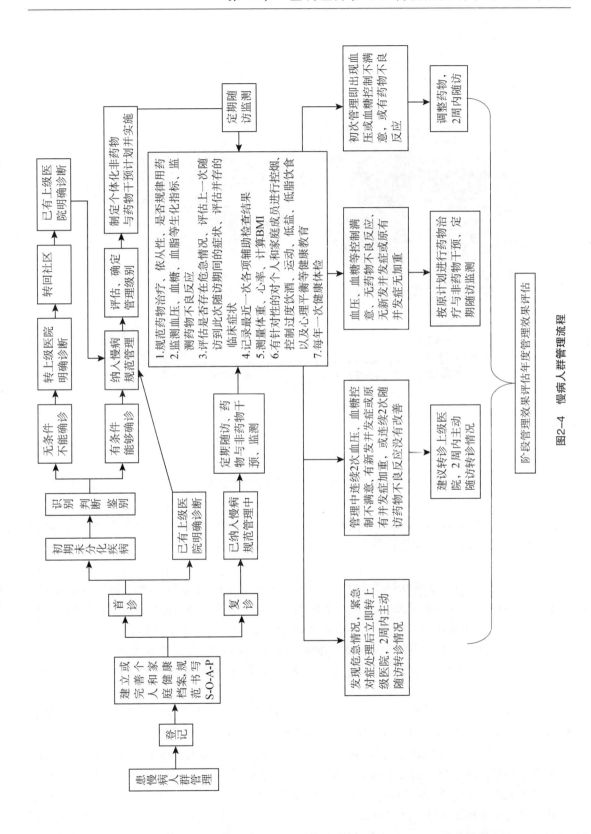

图2-4　慢病人群管理流程

(二)国外情况简介

1. WHO 慢性病创新照护框架包括患者(微观)、卫生保健组织和社区(中观)和政策(宏观)层次卫生保健三元体系:患者和家庭、社区伙伴、卫生保健工作组(图 2-5)。

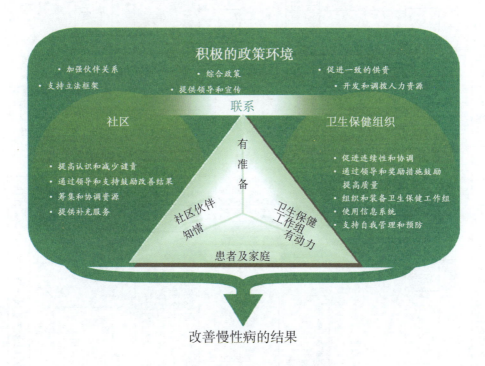

图 2-5 WHO 慢性病创新照护框架图

2. 启动多部门参与的慢病防控战略 尽管不能彻底消除慢病对人们健康的威胁,但是芬兰、英国、加拿大、法国和德国等发达国家的经验证实:通过预防和慢病全过程管理能够明显减少过早死亡、降低健康状况恶化和能力丧失。很多预防性慢病干预措施,如《烟草控制框架公约》推荐的干预措施以及针对心血管病高风险人群使用的多种药物联合治疗,非常经济、有效。而且,防治效果的显现通常比人们预想的时间要短得多:来自英国的最新证据表明减少吸烟和暴露于二手烟能很快产生健康和经济效益,在短短的一年时间内,心血管病发生率下降,与之相伴随的医疗费用也同时降低;在芬兰,消除导致慢病危险因素后的 2～7 年就可以看到明显的效果。即便是对于老龄人群,这些措施也同样能够发挥作用(图 2-6)。

3. "慢病管理金字塔"模式 例如美国和英国是根据患病严重程度及所需的临床管理复杂程度将慢病患者分类,并提供相对应的医疗和保健服务。通常情况下,大多数慢病患者所需的临床管理要求较低,可以采取患者自我管理。仅 5% 的患者需要有专业医护人员提供复杂的临床管理甚至住院治疗。而介于两者之间为高风险患者。相对于自我管理的患者,他们的病情不稳定或者越来越重,他们需要专业人员指导下的规范管理(图 2-7)。"慢病管理"模式已经被许多国家采用。"慢病管理"模式由以下主要部分组成:①自我管理支持(咨询、教育和提供信息);②服务提供设计(由多学科人员组成的小组完成);③决策支持(循证服务指南和医务

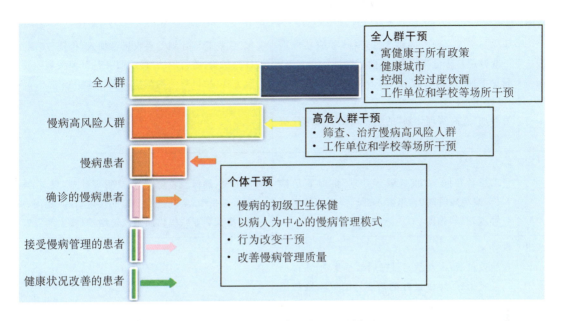

图 2-6　预防与控制慢病流行及蔓延

人员培训);④临床信息系统(患者病历、临床管理质量审查和反馈)。这一模式的核心是服务提供者与病患在评估、自我管理支持、优化治疗方案和随访方面的有效互动。

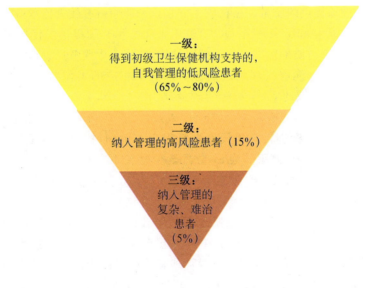

图 2-7　"慢病管理金字塔"

4. 促进慢病服务的经济激励机制的实例(表 2-1)。

表 2-1　促进慢病服务的经济激励机制的实例（关键点：资金激励措施）

结构	需方 如果参保人实现了健康改善目标（如成功戒烟或减肥），降低其保费（美国） 减免参加"疾病管理计划"的患者的自付部分（德国） 为参加"疾病管理计划"的患者提供额外医疗服务	供方 实施"疾病管理计划"、吸收患者加入（德国、美国） 设计跨机构、跨行业的"慢病服务包"（澳大利亚） 保险方提供"风险结构调整补偿"（德国）
过程	需方 要求患者在同一"疾病管理计划"的时间足够长，避免其短时间内，患者不断选择不同的疾病管理计划（德国）	供方 绩效工资：确保患者遵守"疾病管理计划"规定的临床管理指南；实现过程措施的预定目标（德国、英国、澳大利亚）；提供质量改进赠款（澳大利亚）
产出	供方 按绩效付费：实现预定目标后给予奖励，或根据一定指标，奖励最好的前 X% 的卫生服务提供方（英国）	

5. 英国的质量和结果框架　为了赢得国家卫生服务局（NHS）的合同，服务方必须满足一系列质量要求（例如，为患者提供服务信息的折页、具备质量保障体系等）。合同包括一整套针对临床服务和机构管理质量的经济激励方案。除按人头支付服务费用和保障基础设施的投资外，国家卫生服务局提供的质量奖励在服务方收入来源中占有较大比重（通常占到全科医师诊所收入的 25%）。质量和结果框架（QOF）被用来评估和奖励提供的优质服务，并规范临床服务的改进。为将付费与质量标准的实现情况挂钩，国家卫生服务局设计了一套打分制，最高分为 1 000 分。各个指标能够实现的最高分值取决于相应的工作负荷。供方总体分值中，66% 来自于 20 个临床领域的 87 个指标实现情况。2011 年，分配分值最高的是糖尿病防治（92 分）、高血压防治（79 分）冠心病防治（76 分）以及控烟（60 分）。临床指标分值是根据目标实现的最低要求和最高目标进行简单线性推算得出。例如，控制高血压（即，将血压控制在 150/90mmHg 或以下水平）最高得分为 57 分。至少要有 40% 的患者血压控制达到这一目标才可以开始计分；能够实现的最高实际控制率设为 70%。如果供方实现了这一目标，即其负责管理的高血压患者中有 70% 的血压得到控制，那么该供方在这一指标上就能获得满分 57 分。如果仅有 60% 的患者实现这一控制水平，那么该供方只能得到 38 分 $[=57(60\%\sim40\%)/(70\%\sim40\%)]$。机构组织至少有 60% 的患者的病历记录有最新的临床情况总结，制定并实施双方同意的三种临床路径用于患者管理和治疗以减少因急性发作导致的住院治疗，并于 2012 年 3 月 31 日之前上报采取的行动，患者经历，提供常规预约的门诊服务时，医师为每位患者服务的时间不得少于 10min，其他服务女性患者的病历上，记录患者至少在 5 年内接受过宫颈癌筛查的比例（%）。

（张文亮　刘遂心　张兆国　刘向红　马　岩）

第 **3** 章

心血管慢病防治的基本技能

一、常见心血管慢病问诊与查体

作为一名全科医师,如何从患者杂乱无章的描述中,去粗取精,去伪存真,问诊与查体就显得尤为重要,特别是在没有先进设备的情况下,成为基层医师及时、有效地诊断疾病的必备条件即基本功。因此,在任何一个症状出现时,一定要按照心源性与非心源性去确定是否为心血管疾病。

(一)胸痛

1. 胸痛病因 根据解剖结构由外向内的顺序考虑。

(1)心源性胸痛。①心脏缺血性疾病:心绞痛、心肌梗死、主动脉瓣狭窄或关闭不全、二尖瓣关闭不全、肥厚型心肌病;②心包疾病:心包炎;③大血管病:胸主动脉瘤、肺栓塞、主动脉夹层等。

(2)非心源性胸痛:①胸壁疾病:肋软骨炎、带状疱疹、流行性肌炎、颈胸椎疾病、外伤、肋间神经痛和肋骨转移瘤;②呼吸系统疾病:胸膜炎、肺炎、支气管肺癌和气胸;③纵隔疾病:急性纵隔炎、纵隔肿瘤、纵隔气肿;④膈肌疾病:膈疝、膈下脓肿;⑤消化系统疾病:食管炎、胃十二指肠溃疡、胆囊炎、胰腺炎等;⑥精神因素:恐惧、严重抑郁焦虑等;⑦其他:骨髓瘤、白血病胸骨浸润等。

2. 胸痛的临床表现及诊断要点 根据疼痛的性质、部位、程度、发病的急缓、伴随的症状、缓解的方式等步骤,确定心源性胸痛的可能。

(1)心源性胸痛的特点

①心绞痛:患者常有高血压、高血脂、高血糖病史,常在劳累、体力活动、精神紧张时发生,疼痛多在心前区与胸骨后或剑突下、颈部,呈绞窄性并有重压窒息感,一般持续时间在 5～30min,经休息或含硝酸甘油缓解。

②心肌梗死:为持续性剧烈疼痛,持续时间常大于 30min。常有濒死感,伴面色苍白、大汗、血压下降或休克表现,含硝酸甘油不缓解。与呼吸无关。

③主动脉夹层(夹层动脉瘤):常为中年以上患者,有高血压与动脉粥样硬化病史,疼痛位于胸背部,难忍撕裂样剧痛,向下放射至下腹、腰部及两侧腹股沟和下肢,疼痛发作时有休克征象,但血压仍较高,心电图检查无急性心肌梗死的特征性改变。查体:部分患者在主动脉瓣区

闻及舒张期杂音。

④心包炎,早期查体可闻心包摩擦音。

(2)非心源性胸痛

①胸壁疾病特点:疼痛部位局限,局部有压痛、炎症性疾病常伴有局部红肿热痛表现。带状疱疹为持续性烧灼样疼痛,一般在疼痛发生1~2周时出现成簇水疱,沿一侧肋间神经分布伴剧痛。非化脓性肋骨软骨炎特点为局部有压痛,咳嗽,深呼吸或上肢大幅度活动时疼痛加重。

②食管及纵隔病变:胸痛多位于胸骨后,进食或吞咽时加重。反流性食管炎为胸骨后灼痛,饱餐后出现,仰卧或俯卧位加重,服用抗酸药和促动力药后可减轻或消失。

③胸膜与呼吸道疾病:自发性气胸、胸膜炎和肺炎的胸痛特点为吸气时加重。

④食管炎:为烧灼痛,进食时疼痛明显。

⑤肺梗死:对长期卧床,单侧下肢肿胀患者,突然出现剧烈刺痛或绞痛,伴呼吸困难及发绀,而肺部无干湿啰音,症状与体征不符者,要高度怀疑此病。

(二)心悸

心悸是一种患者自觉心慌、心跳的常见症状,心悸时可有心率增快、减慢,也可有心律失常、心搏增强、部分患者心率和心律亦可正常,因是主观的描述,病史及查体尤为重要。

病因及临床表现

(1)心源性心悸

①心动过速:各种原因引起的窦性心动过速、阵发性室上性或室性心动过速等均可发生心悸。

②心动过缓:高度房室阻滞,二、三度房室阻滞,窦性心动过缓或病态窦房结综合征,由于心率缓慢舒张期延长,心室充盈度增加心搏强而有力,引起心悸。

③房性或室性的期前收缩、心房颤动、由于心脏搏动不规律或有一段间歇使患者感到心悸甚至有停搏感觉。

④心室肥大如高血压心脏病、各种原因所致的主动脉瓣关闭不全、风湿性二尖瓣关闭不全等引起的左心室肥大,心脏收缩力增强。动脉导管未闭、室间隔缺损。此外维生素 B_1 缺乏性心脏病等也会出现心悸。

(2)非心源性心悸

①健康人在剧烈运动或精神过度紧张时出现,休息后好转。

②饮酒、浓茶或咖啡后,通过问诊即能明确诊断。

③应用某些药物如肾上腺素、麻黄碱、咖啡因、阿托品、甲状腺素片等。

④其他引起心脏搏出量增加的疾病:如甲状腺功能亢进症,由于基础代谢与交感神经兴奋性增高导致心率加快;贫血,在慢性失血开始时心悸不明显,当血红蛋白低于 8g/L 时,机体为保证氧的供应,通过增加心率,提高心排血量来代偿导致心悸症状;发热时基础代谢率增高,心率加快,心排血量增加,也可引起心悸、低血糖、嗜铬细胞瘤引起的肾上腺素分泌增多,心率加快也可发生心悸。

(三)呼吸困难

呼吸困难主要有吸气性呼吸困难、呼气性呼吸困难、混合性呼吸困难。

1. 呼吸困难的病因

（1）心源性呼吸困难

①左心病变：左心衰竭、二尖瓣病变、主动脉瓣病变、心肌病、急性心肌梗死、高血压心脏病。

②右心病变：右心衰竭、原发性肺动脉高压和肺栓塞、肺心病等。

③其他：缩窄性心包炎、心包积液。

（2）非心源性呼吸困难：①气道阻塞；②胸廓疾病；③胸膜疾病；④肺疾病；⑤神经肌肉疾病；⑥膈运动障碍；⑦血液和内分泌系统疾病；⑧神经精神因素；⑨中毒性呼吸困难。

2. 呼吸困难临床表现及诊断要点　从呼吸困难的类型、诱发因素、缓解方式、伴随症状、呼吸节律与幅度将心源性与非心源性呼吸困难加以鉴别。

（1）慢性心源性呼吸困难：主要由左心衰竭和（或）右心衰竭引起。

①左心衰竭发生呼吸困难

病史：有高血压性心脏病，冠状动脉性心脏病，风湿性心瓣膜病，心肌炎和心肌病等病史。

症状：活动时出现或加重呼吸困难，休息时减轻或缓解，仰卧加重，坐位减轻。重者端坐体位呼吸。患者常于熟睡中突感胸闷惊醒，被迫坐起惊恐不安伴有咳嗽，轻者数分钟至数十分钟后症状逐渐减轻缓解"夜间阵发性呼吸困难"，重者高度气喘，面色发绀，大汗、呼吸有哮鸣声、咳浆液性粉红色泡沫痰。

查体：两肺底部有较多湿性啰音，心率增快，可有奔马律。

②右心衰竭时呼吸困难的原因主要是体循环淤血所致。

病史：慢性肺心病，渗出性或缩窄性心包炎病史；

症状：心悸、气短、腹胀、纳差，下肢水肿；

查体：常在严重双下肢凹陷性水肿、淤血性肝大，腹水和胸腔积液时伴混合性呼吸困难。

③其他：大量心包渗液致心脏压塞或心包纤维性增厚钙化、缩窄，使心舒张受限，引起体循环静脉淤血。

（2）肺源性呼吸困难

①吸气性呼吸困难：喉部疾病，如急性喉炎、喉水肿、喉痉挛、喉癌、白喉、会厌炎等。

气管疾病如气管肿瘤、气管异物或气管受压、甲状腺肿大、淋巴结肿大或主动脉瘤压迫等。

②呼气性呼吸困难：常见于支气管哮喘、喘息型慢性支气管炎、弥漫性细支气管炎和慢性阻塞性肺气肿合并感染等。

③混合性呼吸困难：重症肺结核、大面积肺不张、大块肺栓塞、肺尘埃沉着症、肺泡炎、弥漫性肺间质纤维化、肺泡蛋白沉着症、大量胸腔积液、气胸、膈肌麻痹和广泛显著胸膜增厚等。

（3）中毒性呼吸困难：在急、慢性肾衰竭、糖尿病酮症酸中毒和肾小管性酸中毒、某些药物和化学物质如吗啡类、巴比妥类、苯二氮䓬类药物和有机磷杀虫药中毒。

（4）神经精神性呼吸困难：重症颅脑疾患如颅脑外伤、脑出血、脑炎、脑膜炎、脑脓肿及脑肿瘤等，呼吸中枢因受增高的颅内压和供血减少的刺激，使呼吸变慢变深并常伴呼吸节律的异常如呼吸遏制，吸气突然终止，双吸气、抽泣样呼吸等。

癔症性呼吸困难特点：呼吸浅表而频率可达 $60 \sim 100$ 次/min，由于过度换气导致呼吸性碱中毒，出现口周，肢体麻木和手足抽搐，严重时可有意识障碍。

（5）其他：血液病、重度贫血、大出血或休克等，因缺血与血压下降刺激呼吸中枢也可使呼吸加速。

(四)水肿

人体组织间隙有过多的液体积聚使组织肿胀称为水肿。当液体在体内组织间隙呈弥漫性分布时呈全身性水肿、常为压陷性。液体积聚在局部组织间隙时呈局部性水肿。发生于体腔内称积液如胸腔积液、腹水、心包积液。

按水肿发生部位分为全身性与局部性水肿。按病因分为心源性水肿、肾源性水肿、肝源性水肿、营养不良性水肿、激素性水肿等。

1. 病因

(1)全身性水肿

①心源性水肿：一定有心脏病的病史，如风湿性心脏病、冠心病、肺源性心脏病等各种心脏病，心功能失代偿而导致右侧心功能失代偿时出现。

水肿特点：出现于身体下垂部，休息后减轻或消失。经常卧床者以腰骶部为明显，颜面部一般不肿；对称性压陷性水肿；伴颈静脉怒张、肝大，肝颈静脉回流征阳性；严重时还出现胸腔积液、腹水。发生机制主要是有效循环血量减少、肾血流量减少、继发性醛固酮增多引起钠水潴留以及静脉淤血，毛细血管滤过压增高、组织液回吸收减少所致。

②肾源性水肿：见于急慢性肾炎、肾盂肾炎、急慢性肾衰竭等，常有尿蛋白、高血压、肾功能损害的表现。

③肝源性水肿：任何肝疾病引起血浆白蛋白明显下降时均可引起水肿。失代偿期肝硬化主要表现为腹水，也可首先出现踝关节部水肿，逐渐向上蔓延，而头面部及上肢常无水肿，临床上主要有肝功能减退和门脉高压两方面表现。

④营养不良性水肿：慢性消耗性疾病长期营养缺乏、神经性厌食、胃肠疾病、妊娠呕吐、消化吸收障碍、重度烧伤、排泄或丢失过多、蛋白质合成障碍等所致低蛋白血症或维 B 族生素缺乏均可产生水肿，特点是水肿发生前常有消瘦、体重减轻等表现，皮下脂肪减少所致组织松弛加重了液体的潴留、水肿常从踝关节部开始逐渐蔓延至全身。

⑤其他原因的全身水肿：黏液性水肿为非压陷性水肿，常见于甲状腺功能低下；特发性水肿为一种原因不明或原因尚未确定的综合征，多见于妇女，特点为月经前 7～14d 出现眼睑、踝关节部及手部轻度水肿、可伴乳房胀痛及盆腔沉重感、月经后水肿逐渐消退；药物性水肿，可见于糖皮质激素，雄激素、雌激素、胰岛素、萝芙木制剂、甘草制剂等疗程中；内分泌性水肿，腺垂体功能减退症、黏液性水肿、皮质醇增多症、原发性醛固酮增多症等；其他可见于妊娠中毒症、硬皮病、血管神经性水肿等。

(2)局部性水肿

①局部炎症所致水肿：为最常见的局部水肿，见于丹毒、疖肿、蛇毒中毒等。

②淋巴回流障碍性水肿：多见于丝虫病、非特发性淋巴管炎、肿瘤等。

③静脉阻塞性水肿常见于静脉血栓形成、血栓性静脉炎、上腔或下腔静脉阻塞综合征、肿瘤压迫或肿瘤转移等。

④变态反应性水肿：如荨麻疹、血清病以及食物、药物等引起的过敏反应等。

⑤血管神经性水肿：属变态反应或神经源性病变部分病例与遗传有关。

2. 临床表现及诊断要点

(1)水肿伴肝大，同时肝颈静脉回流征阳性或颈静脉怒张者为心源性可能大。

(2)水肿伴重度蛋白尿常为肾源性、而轻度蛋白尿也可见于心源性。

(3)水肿伴呼吸困难与发绀常提示由于心脏病、上腔静脉阻塞综合征等所致。

(4)水肿伴肝脏缩小、消瘦、蜘蛛痣、低蛋白血症等可见于肝源性。

(5)水肿与月经周期有明显关系,可见于特发性水肿。

(五)血压

血压可分为高血压≥140/90mmHg、正常血压为 120～90/90～60mmHg,低血压<90/60mmHg。过高过低的血压均会影响组织灌注。

1. 高血压 由于 95%的高血压为原发性高血压,5%为继发性高血压。所以根据有无高血压家族史、高血压患病时间,最高、最低及平时血压水平、高血压类型(持续性或阵发性)、有无夜尿增多及周期性麻痹史、有无多汗,心悸及面色苍白史、贫血及水肿史,对不同类型降血压药物的反应,初步筛选出继发性高血压可能者,再进行进一步病因的查询。

(1)继发性高血压的病因

①心源性:主动脉粥样硬化、主动脉瓣关闭不全、主动脉缩窄、动脉导管未闭、体循环动静脉瘘、维生素 B_1 缺乏性心肌病、三度房室传导阻滞等均为收缩压增高为特点。产后心肌病、高山病、肥厚型心肌病。

②非心源性

肾实质性疾病:急、慢性肾小球肾炎、肾盂肾炎、糖尿病肾病、多囊肾、肾盂积水;

肾血管性疾病:肾动脉粥样硬化、多发性大动脉炎、纤维肌性发育不良;

内分泌性:库欣综合征、原发性醛固酮症、嗜铬细胞瘤、甲状腺功能亢进症或减退症、甲状旁腺功能亢进症、女性长期口服避孕药;

血管病变、多发性大动脉炎;

妊娠高血压;

神经性疾病:脑肿瘤、脑干感染、脑外伤等导致颅内压增高、睡眠呼吸暂停综合征;

其他:高原病、红细胞增多症、高血钙、应激状态、血容量过多;

药物:糖皮质激素,拟交感药,甘草等。

(2)临床表现与诊断要点

①肾实质性高血压(急慢肾性肾小球肾炎及间质性肾炎、肾功能不全引起高血压)

临床特点:有急慢性肾炎病史;水肿;高血压,对一般降压药反应差;贫血;血尿、蛋白尿、或管型;异常眼底。

②主动脉缩窄:查体是关键。

患者除头晕等高血压症状外,常有下肢容易疲劳,寒冷感与麻木感;

两侧上肢血压多数对称,但上肢血压明显高于下肢,足背动脉搏动减弱或消失;

在心尖区、心底部及肩胛间区可闻及收缩期喷射型杂音。超声心电图及心脏磁共振(MRI)以明确诊断。

③原发性醛固酮症:血压中等度升高,病程较长,多伴心率增快;夜尿多;四肢无力或周期性麻痹病史;低血钾,高尿钾。降压药疗效差,

确认原发性醛固酮症的存在(三大特点)

低血钾,高尿钾:血钾<3.5mmol/L,尿钾>30mmol/L;血钾<3.0mmol/L,尿钾>25mmol/L;

醛固酮升高且不受抑制:立位和呋塞米激发试验、高钠抑制试验;补钾后测定醛固酮;

肾素降低且不受兴奋:立位和呋塞米激发试验、低钠刺激试验;

④肾血管性高血压:35 岁以下发病,无高血压家族史,尤其女性;纤维肌性结构不良、大动脉炎可能性大。

50 岁以上急进型或恶性高血压;动脉粥样硬化所致肾动脉狭窄。

高血压病程短,进展快,降压药疗效不理想;四肢血压不对称或无脉症;腹部/颈部血管杂音;尿蛋白弱阳性或肌酐轻度升高;血钾轻度降低。对血管紧张素转化酶抑制剂(ACEI)或血管紧张素转化酶受体拮抗剂(ARB)格外敏感,服药后血压可陡降,甚至诱发急性肾衰竭,肾动脉 B 超或 CT 检查可明确诊断。

⑤嗜铬细胞瘤(PHEO):阵发性或持续性高血压伴头痛、大汗、心动过速、焦虑等;高血压波动明显或伴直立性低血压,物理方法可诱发高血压:如运动、体位变化、按摩腹部等;建议到三甲医院进行以下检查:血尿儿茶酚胺及儿茶酚胺代谢产物尿 VMA(3-甲氧 4-羟杏仁酸)增高,24h 儿茶酚胺总排量($\geqslant100\sim200\mu g$),激发及抑制试验、肾上腺 CT、MRI 及肾上腺或全身 MIBG-ECT(^{131}I-间碘苄胍 ECT)扫描。

(3)鉴别诊断要点:通过血钾、血浆肾素、血醛固酮水平对原发性或继发性高血压进行初步的判断,不能确定者建议患者到上级医院进行相关的检查。

确定血钾值

高血压,血钾正常,基本可除外原发性或继发性醛固酮症、皮质醇增多症、肾分泌瘤。60 岁以上高血压患者,如血钾正常,多见于低肾素型原发性高血压。

①高血压,高肾素(PRA)、血钾正常:

肾实质性高血压,慢性肾小球肾炎、慢性肾盂肾炎伴蛋白尿;

肾血管性高血压 对 ACEI 药物敏感;

高肾素型原发性高血压;

嗜铬细胞瘤伴 VMA 增高、高血糖、血儿茶酚胺升高、CT 可确诊;

服避孕药物引起高血压;

②高血压+低肾素:

伴血钾正常、醛固酮正常→低肾素型原发性高血压;

伴血钾低、醛固酮高→原发性醛固酮症。

③高血压+肾素正常,无其他异常→正常肾素型原发性高血压。

2. 低血压 低血压分急性低血压与慢性低血压两大类;急性低血压主要表现为晕厥与休克两大临床综合征。在后面章节讨论。

慢性低血压的病因及临床表现

如患者血压低于 90/60mmHg 可能为

(1)特发性直立性低血压可行直立倾斜试验与血管迷走性晕厥相鉴别。

(2)继发性直立性低血压。

①心源性:高度主动脉瓣狭窄、二尖瓣狭窄、慢性缩窄性心包炎、特发性肥厚型心肌病、多发性大动脉炎(病变侧血压明显低于对侧>20mmHg)。

②医源性:降压药、镇静药的应用。

③非心源性:脊髓疾病、内分泌功能紊乱、慢性营养不良状态等。

因此对于慢性低血压患者病史的询问及认真的查体非常重要。

二、实验室检查

(一)血脂测定

血脂异常包括高胆固醇血症、高三酰甘油(又称甘油三酯)血症、混合型高脂血症和低高密度脂蛋白-胆固醇血症。血脂异常是动脉粥样硬化(AS)独立的风险因子。胆固醇和低密度脂蛋白-胆固醇是致 AS 最重要的因子。血中胆固醇每增加 10%,发生冠心病的风险增加 20%,因心脑血管疾病导致的死亡危险增加 23%。高密度脂蛋白-胆固醇(HDL-C)具保护血管作用,HDL-C 每增加 0.4mmol/L,冠心病风险减少 $2\%\sim3\%$。高三酰甘油与急性胰腺炎相关联。原发性高脂蛋白血症常见,临床检查主要针对杂合子型家族性高脂血症和混合性高脂血症。推荐测定血清肌酐、空腹静脉血糖、肝功能、甲状腺功能试验并结合病史、症状排查继发病因。服用他汀类降血脂药物应检查肝功能,并定期检查肌酸激酶(CK)。

总胆固醇(TC)、三酰甘油(TG)、高密度脂蛋白-胆固醇(HDL-C)、低密度脂蛋白-胆固醇(LDL-C)是基本的血脂测定组合,用于 AS 的风险评估和监测生活方式改变和治疗高胆固醇血症有效性。有条件时可加测载脂蛋白 AL.B(ApoAI.B)和脂蛋白 $\alpha[Lp(\alpha)]$。

血脂监测适应人群:对于有 1 种以上心脏病危险因素者,应定期监测。危险因素包括吸烟、年龄(男性>45 岁,女性>55 岁)、高血压(包括服用降压药者)、高血脂和早发心脏病家族史、肥胖、已患心脏病、糖尿病。对于<20 岁者,如有和成年人相似的危险因素,应检查血脂。对于有高风险的儿童,应在 2-10 岁进行血脂检测。

1. 总胆固醇(TC)

(1)合适切点:TC<5.18mmol/L(200mg/dl)为合适范围;TC5.18~6.1mmol/L(200~239mg/dl)为边缘升高;TC≥6.22mmol/L(240mg/dl)为升高。

(2)应用

①与三酰甘油、LDL-C、HDL-C 共同检测,用于 AS 的风险评估。

②监测生活方式改变和治疗高胆固醇血症有效性。

(3)升高见于

①原发性,即家族性高胆固醇血症,杂合型,一般升高 2 倍,纯合型升高 4 倍;

②继发性,如甲状腺功能减退症、肾病、糖尿病、酒精性药物(如降压药)。妊娠中、后期可见生理性升高。

(4)下降见于

①原发性,如 β 脂蛋白缺乏症;

②继发性,甲状腺功能亢进症、肝硬化、恶性肿瘤、营养吸收不良、服用雌激素。

(5)干扰因素:急性病、心脏病发作不久、应激状态(感染、炎症、手术或意外事故),胆固醇(包括其他血脂水平)降低。建议疾病康复后 6 周进行血脂评估。

2. 三酰甘油(TG)

(1)合适切点:1.70mmol/L(150mg/dl)以下为合适范围,1.70~2.25mmol/L(150~199mg/dl)以上为边缘升高,≥2.26mmol/L(200mg/dl)为升高。

(2)应用

①TG 与 HDL-C 呈反比。需特别关注 TG 升高,伴 HDL-C 下降。

②控制不良的糖尿病升高。

③TG 升高,并接受生活方式干预和药物治疗患者,需要监控是否起效。

④重度高三酰甘油与胰腺炎有关,急性胰腺炎病因学。

(3)升高见于

①原发性,见于Ⅰ,Ⅱb,Ⅲ,Ⅵ,Ⅴ型高脂蛋白血症。

②继发性,如甲状腺功能减退症、肝病、肾病、糖尿病、药物(如降压药)。妊娠中、后期可见生理性升高。

(4)下降见于:甲状腺功能亢进、过度饥饿、运动、恶性病、营养不良。

(5)应用评价

①TG 受饮食影响大,个体内变异较大,急性病、心脏病发作不久、应激状态游离甘油增加,TG 也增加;

②TG 是否作为 AS 独立危险因素,还存在不同意见,但高三酰甘油血症与冠心病死亡或心血管事件(心绞痛、心肌梗死)之间直接相关,或者在伴有低 HDL-胆固醇水平时直接相关,或者在伴有低 HDL-C 水平时使这一相关性加强。有研究报道治疗高三酰甘油血症后,冠心病死亡率的降低与血液中三酰甘油水平的下降呈显著相关。

③高三酰甘油血症是脂蛋白代谢异常的一种反映,往往伴有 HDL 水平下降和小的致密的 LDL 水平升高。小的致密的 LDL 有更强的致动脉粥样硬化作用。通过测定 TG 可以推测 HDL-C 的降低是否与 TG 升高有关,小而密低密度脂蛋白是否可能升高。

④高三酰甘油血症时,往往还伴有高胰岛素血症、胰岛素抵抗和高凝状态。

3. 高密度脂蛋白胆固醇(HDL-C)

(1)合适切点:HDL-C<1.04mmol/L(40mg/dl)为减低;HDL-C≥1.55mmol/L(60mg/dl)为升高。

(2)应用

①TC 升高时,需检测 HDL-C,观察 TC/HDL-C 比值。

②不推荐作为药物治疗的第一靶点,但监测 HDL-C 用于运动、饮食控制对血脂的影响。

(3)升高见于:运动、雌激素、适量饮酒(不建议通过饮酒增加 HDL-C 含量)。

(4)下降见于:肥胖、糖尿病、慢性肾衰竭、肾病综合征、饥饿、吸烟。雄激素、β受体阻滞剂、黄体酮、家族性 α-脂蛋白缺乏症(Tangier 病)。

4. 低密度脂蛋白胆固醇(LDL-C)

(1)合适切点:LDL-C<3.37mmol/L(130mg/dl)为合适范围;LDL-C 3.37～4.12mmol/L(130～159mg/dl)为边缘升高;LDL-C≥4.14mmol/L(160mg/dl)为升高。

(2)应用:LDL-C 为血脂控制的靶目标。

新近的血脂指南(包括 2009 加拿大指南和 2011 ESC/EAS 指南)取消了既往指南(包括 2001 NCEP ATP Ⅲ 和 2007 中国指南)"血脂合适水平"的描述,强调需要考虑患者是否同时并存其他冠心病的主要危险因素(即除 LDL-C 以外的危险因素),分析这些冠心病的主要危险因素将有助判断罹患冠心病的危险程度,由此决定降低 LDL-C 的目标值。不同的危险人群,开始药物治疗的 LDL-C 水平以及需达到的 LDL-C 目标值有很大的不同。

(3)干扰因素:LDL-C 可通过计算或直接测定得到,不同直接测定法所得结果有一定差异;TG 升高到 4.52mmol/L 以上时,Friedewald 计算不准确。

5. 载脂蛋白 AI、B 测定　ApoAI 是 HDL 的主要结构蛋白,ApoB 是 LDL 的主要结构蛋白,分别与 HDL-C 和 LDL-C 呈正比。

（1）生物参考区间

ApoAI　120～160mg/L;

ApoB　80～110mg/L。

（2）应用:必要时 ApoAI 和 ApoB 与上述基本血脂 4 项联合检测;ApoB 是高胆固醇血症治疗的次要靶点;对于有冠心病个人史,或高脂血症个人史或家族史患者该检查很重要,HDL-C 下降时联合检查 ApoAI 更重要;医师试图确定高脂血症病因或怀疑代谢引起 ApoAI、B 异常时需要检测。

6. Lp(a)

（1）合适切点:Lp(a)<7.8mmol/L。

（2）应用:不作为常规筛查项目,患心脏病,并且血脂正常或仅有 TC、LDL-C 轻度升高,或具 Lp(a)家族史或早发冠心病家族史,应查 Lp(a);因为 Lp(a)水平稳定,一般只需要测定 1 次;雌激素和烟酸只能少许降低 Lp(a),其效果似乎是短暂的。专家不建议药物治疗 Lp(a),但 Lp(a)升高者应特别注意降低 LDL-C,以降低整体风险。

（3）应用评价

①由于使用抗体、校准品定值方法、测定原理不同,不同试剂所测 Lp(a)结果有差异。

②Lp(a)水平由遗传因素决定,不受饮食、运动及生活方式的影响。女性绝经后略有升高。

③应急状态,如发热、感染、急性心肌梗死、脑卒中或大手术后、过度饮酒、血糖严重失控、妊娠或体重快速下降时,Lp(a)升高。

(二)糖代谢异常实验室检查

1. 静脉血葡萄糖(Glu)

（1）生物参考区间

空腹血糖 3.61～6.11mmol/L;

口服 75g 葡萄糖,2h 血糖<7.8mmol/L。

（2）应用:糖尿病及各种其他类型高血糖的诊断标准见表 3-1,该标准不适用于妊娠合并糖尿病的诊断,妊娠糖尿病诊断标准有多种,目前尚不清哪个标准最适合中国人群;糖尿病监测;低血糖症诊断:多次检查空腹、发作时的血糖低于 2.8mmol/L 可确定为低血糖症。

表 3-1　糖尿病及各种其他类型高血糖的诊断标准

	血糖浓度
	静脉 NaF/EDTA 抗凝血浆
糖尿病	
空腹 和(或)	≥7.0mmol/L
OGTT 2h PG	≥11.1mmol/L
糖耐量受损(IGT)	
空腹 和(或)	<7.0mmol/L
OGTT 2h PG	7.8～11.1mmol/L
空腹血糖调节受损(IFG)	
空腹 和(或)	6.1～6.9mmol/L
OGTT 2h PG	<7.8mmol/L

(3)干扰因素

①不及时送检和及时分离血浆样本,因血细胞分解血糖,测定值假性降低;

②为减少糖分解,血样应冰浴送检,或30min内分离出血浆,或样本采用快速阻断糖分解酸性柠檬酸缓冲系统保存。

(4)升高可见于:肢端肥大症、皮质醇增多症、嗜铬细胞瘤、原发性醛固酮症、胰高糖素瘤、生长抑素瘤、甲状腺功能亢进症、应激(创伤、心脏病发作、脑卒中、感染等)、慢性肾衰竭、药物(如皮质激素、利尿药、肾上腺素、三环抗抑郁药、锂、水杨酸类等)、过度摄取食物、胰腺癌、胰腺炎、胰腺切除术后/创伤、血色素病、纤维钙化性胰腺病变、囊性纤维化。

(5)下降可见于:①空腹见于胰岛 B 细胞疾病如胰岛素瘤;药物:过量外源性胰岛素、口服降糖药;重症疾病:肝衰竭、心力衰竭、脓毒血症;胰外肿瘤;长期营养不良;生理性低血糖(饥饿)。②餐后(反应性)见于肥胖合并糖尿病者、胃切除后食饵性。

2. 末梢血葡萄糖(快速血糖仪检测)

(1)应用:血糖自我监控。

(2)干扰因素:①快速血糖仪不校准验证影响到测定结果。需定期与静脉血葡萄糖进行比对。②组织间液影响测定结果。不用于糖尿病的诊断。

3. OGGT

(1)应用:糖尿病、糖调节受损(空腹血糖受损、糖耐量受损)诊断。

(2)干扰因素:①口服无水葡萄糖后须在规定的时刻采集血样;②烯醇化酶抑制药如含 NaF 的 EDTA 抗凝药不能有效抑制糖降解。为减少糖分解,血样应及时送检、检测。

(3)试验注意事项:①试验前必须禁食 10～16h;②试验前 1 周必须进食适当热量和糖类的饮食;③试验应在上午 7～11 时进行;④试验前最少 8h 开始禁烟、酒、咖啡及兴奋性药物;⑤试验期间尽量安静休息;⑥影响糖代谢药物影响 OGIT 结果;⑦各种急慢性疾病对 OGTT 结果均有不同程度的影响,测定判断结果时必须考虑。

4. 糖化血红蛋白 A1c(HbA1c)

(1)应用:①反映糖尿病长期(3～4 个月)血糖控制水平。糖尿病控制靶目标为 7%,稳定控制的 2 型糖尿病患者每 4 个月检测一次,年轻 1 型糖尿病患者每 6 个月检测一次。②诊断糖尿病:诊断切点≥6.5%。③预测糖尿病:HbA1c 位于 5.6%～6.5%,定义为糖尿病前期;以<4.5%为对照,4.5%～4.9%、5.0%～5.5%、5.6%～6.0%、6.0%～6.5%水平 10 年内发生糖尿病风险比分别为 1.01,1.7,4.8,16。④预后评估:HbA1c 水平与全因死亡、脑卒中和心肌梗死发生相关联。⑤估算平均血糖 eAG。

(2)干扰因素:①有的离子交换法测定系统受到变异血红蛋白测定的影响。②血红蛋白的更新速度对 HbA1c 数值具有影响且不依赖于血糖水平。引起红细胞平均寿命增加的因素:脾切除后红细胞清除率下降;缩短红细胞寿命的因素:如溶血性贫血、接受透析治疗尿毒症患者。③药物:维生素 C、维生素 E、大剂量的水杨酸盐、促红细胞生成素治疗者及核苷类抗乙肝病毒药可使测定结果降低。④种族差异:黑种人的 HbA1c 比白种人高 0.4%～0.7%。⑤样本在 37℃条件下,有效保存时间均小于 1d,在 4℃保存稳定 1 周,在－70℃可保存,可稳定 1 年。⑥快速检测法误差大。⑦目前我国 HbA1c 实验室之间测定结果差异大,可比性不理想。

5. 糖化白蛋白(GA)

(1)生物参考区间:呈正态分布,11.89%～16.87%。

(2)应用:①反映患者近2～3周的平均血糖水平,对短期内血糖变化比 HbA1c 敏感,对于治疗方案调整后疗效的评价,比如短期住院治疗的糖尿病患者,GA 比 HbA1c 更具参考价值。②辅助鉴别应激性高血糖。急性应激如外伤、感染以及急性心脑血管事件等发生时,非糖尿病个体在此时出现的高血糖,难以与糖尿病鉴别。GA 和 HbA1c 联合测定有助于判断高血糖的持续时间,可作为既往是否患有糖尿病的辅助检测方法,从而客观评估糖代谢紊乱发生的时间及严重程度以指导诊治。③在某些特殊人群如糖尿病终末期肾病透析患者血糖监控。血液透析等影响到红细胞寿命的糖尿病患者,HbA1c 测定常被低估,而此时 GA 测定不受影响。

(3)干扰因素:①血白蛋白的更新速度对 GA 结果具影响。血白蛋白更新速度加快的个体GA 水平较低,血白蛋白更新速度降低的个体 GA 水平较高。在评估伴有白蛋白转化异常(如肾病综合征、甲状腺功能异常、肝硬化)的糖尿病患者 GA 水平时需考虑到这一因素。②体重指数(BMI)与 GA 呈负相关性,其原因尚不明确。③甲状腺激素。GA 与 TSH 呈正相关,与FT_3 及 FT_4 呈负相关。甲状腺功能亢进症可使测定结果降低,甲状腺功能减低症可使测定结果升高。

6.胰岛素和 C-肽

(1)应用:胰岛素或、C-肽和血糖联合测定。①对于 1 型糖尿病患者,用于评价剩余 B 细胞功能;②对于 2 型糖尿病患者,胰岛素或 C-肽释放试验可用于评估 B 细胞功能,决定是否开始使用胰岛素;③对于肥胖、糖尿病和糖尿病前期患者,可以用于评估胰岛素耐受性;④急性低血糖或反复低血糖发作病因学检查;⑤用于验证胰岛素瘤是否被成功切除;⑥通过监控其水平,确认胰岛细胞移植是否成功。

(2)干扰因素:使用非人源胰岛素产生的抗体干扰胰岛素测定,此时应做 C-肽测定。

(3)升高见于:胰岛素抵抗,如 2 型糖尿病和代谢综合征;肥胖;肢端肥大症;库欣病;服用皮质激素、左旋多巴、口服避孕药等药物。

(4)降低可见于:糖尿病;胰腺疾病,如慢性胰腺炎、胰腺癌;腺体功能减退。

7.β-羟基丁酸(BOHG)

(1)生物参考区间:0.03～0.3mmol/L。

(2)应用

①糖尿病酮症的早期诊断和治疗监测。

②糖尿病灭酮治疗的疗效观察和胰岛素过量的监测。

③严重损伤、营养支持的患者测定 β-羟丁酸可了解体内脂肪、蛋白质动员情况。

(三)心脏标志物

酶学标志物如肌酸激酶(CK)、肌酸激酶同工酶(CK-MB)、乳酸脱氢酶(LDH)和蛋白标志物血清肌红蛋白(Mb)、血清心肌肌钙蛋白(包括 cTnI 和 cTnT)反映心肌细胞损伤,N-末端 B型钠尿肽原(NT-proBNP)和 B 型钠尿肽(BNP)为反映心脏功能指标,超敏 C 反应蛋白为炎症指标。

1.CK 和 CK-MB

(1)生物参考区间

CK:女性 25～170U/L;男性 25～200U/L。

CK-MB 质量<5ng/ml(不同检测系统参考值不同。本参考值范围适用于为贝克曼化学发光法)。

(2)应用

①与 cTn 一起测定,用于 AMI 的诊断。胸痛发病 8h 内 CK 不高,不可轻易排除诊断,应继续动态观察;24h CK 测定意义最大,此时达峰值,如小于参考值上限,可除外 AMI;发病 48h 内多次测定 CK 不高,且无典型的升高、下降过程,也可怀疑 AMI;

②判断溶栓治疗后是否出现再灌注,但仅有中度敏感;

③存在于骨骼肌、心肌和平滑肌,其次为脑组织,肝、胰、红细胞等含量极少,常用于这些部位疾病的诊断。

(3)升高可见于

①各种插管、心脏手术和非心脏手术;

②肌肉疾病时,如多发性肌炎、进行性肌营养不良时;

③药物、外伤、导致骨骼肌溶解;

④甲状腺功能减退症、剧烈运动、肌内注射等;

⑤脑卒中、脑膜炎也可增高。

(4)下降可见于:长期卧床、老年人。

(5)干扰因素

①CK 受到溶血、柠檬酸、氟化物等抗凝剂的抑制。

②目前有医院仍报告 CK-MB 活性,由于活性测定受到 CK-BB、免疫球蛋白复合物等的严重影响,建议摒弃此法,采用特异性相对好的免疫化学发光法测定其质量。

2.LDH

(1)正常参考区间:100~240U/L。

(2)应用

①因为其组织分布广,怀疑有急性和慢性疾病导致组织、细胞损伤时做检测可辅助病因学诊断;

②监测慢性病的病情进展或疗效;

③曾用于心肌梗死的诊断,但由于其非特异性和升高速度晚,CK、CK-MB 质量和 cTn 已经取代 LDH。

(3)升高可见于:脑卒中、溶血性贫血、恶性贫血、传染单核细胞增多症、肠和肺梗死、肾脏疾病、肝病、肌营养不良、胰腺炎、淋巴瘤或其他癌症、药物(如麻醉药、阿司匹林、乙醇等)。

(4)干扰因素

①大量维生素 C 导致降低;

②应及时测定,4℃保存不稳定。运动、血小板增加、溶血可导致升高。

3. 肌红蛋白(Mb)

(1)生物参考区间:<100μg/L(100ng/ml)。

(2)应用

①血清 Mb 与超敏 cTn 联合检测,未见升高,可除外 AMI;

②血、尿 Mb 联合检测,用于多发性外伤或骨骼肌溶解导致肾损害病因学的诊断。

(3)升高:见于 AMI、肌营养不良、多发性肌炎、皮肌炎、骨骼肌溶解、肾衰竭、长时间的休克等。

4. 超敏 cTnI 或 cTnT

（1）生物参考区间：表现健康人群超敏 cTnI 99％ 分位，为心肌损伤诊断切点。不同测定系统健康人 99％分位数有很大差别。0.06ng/ml（不同检测系统参考值不同，本结果为贝克曼化学发光法）。

超敏 cTnT（99％ 分位）：14.5ng/L（本结果为罗氏化学发光法）超敏 cTnI 参考值＜0.06ng/ml。

（2）应用

①心肌梗死的诊断，胸痛发作 4h 入院就诊 AMI 患者超敏 cTn 阳性率为 60％，入院 6h 阳性率可达 100％。

②是心脏移植的非介入性标志物。排斥反应或急性心力衰竭时，可出现 cTn 升高。

③确定有无围术期 AMI 或了解心脏及瓣膜手术时心脏保护措施是否得当，特别是围术期后 MI 和微小心肌损伤的鉴别。一般围术期 MI 者 cTn 会持续释放，血中浓度可达 5.5～23ng/ml，术后第 4 天达高峰；无 MI 者 cTn 释放取决于心脏停搏时间的长短，动脉被夹注时间短暂者术后第 1 天 cTn 有轻度升高，动脉被夹注时间较长者血中 cTn 升高可延续至术后第 5 天。

（3）干扰因素

①严重的溶血影响测定结果，轻微溶血或脂血对结果不造成影响。

②类风湿因子可致假阳性。

③由于测定的敏感度低，检测易受类风湿因子、黄疸和乳糜血的影响。

（4）POCT 快速检测应用建议：快速 POCT 心肌肌钙蛋白测定可安全应用于低危患者，当专业实验室不能在 60min 内提供结果时可做。POCT 的阳性结果通常可靠，但就诊患者胸痛 6h 时 POCT 的阳性率不到 1/2。对阴性结果若仍有怀疑，可由专业化验室重复检查予以确认。

（5）除心肌梗死外，升高可见于：外伤（包括挫伤、消融、起搏、心房转复除颤和心律转复在内的可置入的心律转复除颤、心内膜组织活检、心外科手术、关闭房间隔缺损的介入治疗后）、充血性心力衰竭（急性和慢性）、动脉瓣膜病和左心室明显肥大的肥厚型梗阻性心肌病、高血压、低血压、非心脏手术的术后患者、肾衰竭、重症患者（尤其是合并糖尿病、呼吸衰竭、胃肠道出血、败血症时）、药物中毒（如多柔比星、氟尿嘧啶、一氧化碳中毒）、甲状腺功能减退、冠状动脉舒缩异常（包括冠状动脉痉挛、心尖球囊综合征）、炎性疾病（如心肌炎、微小病毒 B19 感染、川崎病、结节病、天花疫苗接种）、细菌性心内膜炎导致的心肌扩张、PCI 术后未出现并发症的患者、败血症、烧伤、渗出性病变（包括淀粉样变性、血色素沉着病、结节病、硬皮病）、急性神经系统疾病（包括脑卒中、蛛网膜下腔出血）、移植相关的血管病变、危及生命的消耗性疾病。

5. B 型钠尿肽（BNP）和 N-末端 B 型钠尿肽前体（NT-proBNP）

生物参考区间

BNP

＜75 岁，＜50ng/L

＞76 岁，＜100ng/L

NT-proBNP

＜50 岁，25～125pg/ml

50－75 岁，25～200pg/ml

>75 岁,50～300pg/ml

(1)应用

①心力衰竭的排除和诊断。慢性和急性心力衰竭排除诊断和诊断要点见"心力衰竭"相关章节。

②心力衰竭的分级。

③心力衰竭的预后。

④心力衰竭治疗指导中的意义不清。

(2)干扰因素:NT-proBNP 在各种温度下都稳定,并可使用多种标本种类。但 BNP 不稳定,标本采集后立即送检,4h 内完成检测。

(3)除心力衰竭外,常见升高的情况

①心肌疾病:肥厚型心肌病、浸润性心肌病(如淀粉样变性)、急性心肌病(如心尖球囊综合征)、炎症(包括心肌炎和化疗)。

②心脏瓣膜疾病:主动脉瓣狭窄和反流、二尖瓣狭窄和反流。

③心律失常:房颤和房扑。

④心脏的拉伸、劳损、或低氧血症,甚至更少见的情况如心脏的毒性损害。

⑤肺心病:睡眠呼吸暂停、肺栓塞、肺动脉高压。

⑥贫血。

⑦危重疾病:败血症、烧伤、成人呼吸窘迫综合征、脑卒中、急性或慢性肾衰竭、肝硬化性腹水。

⑧内分泌紊乱:高醛固酮血症、肾上腺素瘤、甲亢。

⑨慢性肾病。

6. 超敏 CRP

(1)参考区间:目前尚无公认的正常参考区间。专家认为,<1mg/L 为合适水平;1～3mg/L 为边缘升高;3～10mg/L 升高;>10mg/L 有感染因素存在。

(2)应用:①与血脂联合检测,用于 AS 的风险评估;②用于心血管病人不良结局预测。

(四)肾功能实验室检查

1. 尿液干化学检查　检查内容包括:尿白细胞、红细胞、蛋白质、胆红素、亚硝酸盐、葡萄糖、比重。

(1)应用

①为显微镜尿沉渣(红细胞、白细胞和管型)过筛检查试验。尿蛋白、尿红细胞、尿白细胞其中 1 项阳性时应离心做显微镜沉渣肉眼显微镜检查。不可以作为肿瘤、结晶、结石、微生物检查的过筛试验。

②胆红素、蛋白、糖阳性、比重降低时时应做进一步相关检查寻找诊断线索。

(2)干扰实验:各种因素如尿 pH、药物、不耐热酶干扰试验结果,使得测定结果呈假阳性或假阴性,所以本试验为过筛试验。

2. 血清肌酐(SCr)

(1)生物参考区间

男性:60～104μmol/L

女性:40～84μmol/L

血清肌酐测定应溯源至核素稀释质谱法。日本积水公司酶法肌酐测定被标准化。该生物参考区间适用于东亚地区人群。

(2)应用

①肾小球滤过功能评估。

②留取定时(24h 或 4h 尿),测定血尿肌酐,计算肌酐清除率 CCr。CCr 比肌酐可更早的反映肾功能的下降。

③建议采用美国非黑种人 MDRD-EPI 方程计算估算肾小球滤过率 eGFR。eGFR 在慢性肾病筛查、诊断、分期、治疗和预后评估中具有一定意义。

④与尿白蛋白联合检测,用于 CKD 的筛查,对比剂肾病的风险评估及辅助诊断。

⑤观察动态改变,联合尿量检测诊断急性肾损害。

(3)干扰因素

①血清蛋白、胆红素、血脂等对肌酐苦味酸法测定有影响,推荐溯源到放射性核素稀释质谱的酶法测定肌酐。

②基于肌酐、性别、年龄报告的 eGFR 对 CKD 1 期、2 期患者估计不准确,当 eGFR<60ml/L 对于 CKD 的诊断具有较好的特异性。当 eGFR 位于 45~60ml/min(CKD 3A 期),又无 CKD 风险因素患者,推荐做其他清除率试验,如核素双血浆清除率或基于 Cystayin C 的 eGFR 予以确认。

③MDRD-EPI 计算的 eGFR 方程不适用于急性病变、肢体切除患者。目前尚无公认的适合儿童的 eGFR 方程。

3. 尿素

(1)生物参考其区间:1.8~7.1mmol/L。

(2)应用:肾小球滤过功能评估。

(3)应用评价:血清尿素能反映肾小球滤过功能,但只有在有效肾单位 50% 以上受损时血尿素才开始上升。血液中尿素浓度升高引起的氮质血症可分为三类:①肾前性氮质血症:由于肾血液灌注减少或尿素生成过多引起,脱水、休克、心力衰竭引起肾供血不足,血液中尿素升高,此外高蛋白饮食、饥饿、发热、脓毒血症所致的蛋白质分解代谢增加,尿素生成过多;②肾性氮质血症:由于急性与慢性肾衰竭、肾小球肾炎、肾盂肾炎、肾病等引起;③肾后性氮质血症:输尿管、膀胱、尿道的尿流受阻引起的血尿素升高。如:尿路结石、泌尿生殖系的肿瘤、前列腺肥大、阻塞等。血浆尿素浓度降低见于婴儿、孕妇以及低蛋白高糖饮食的正常人,一般无意义。

4. 尿蛋白测定

(1)应用:尿白蛋白或尿总蛋白的升高,可由肾损害或肾病、感染、药物、压力导致的暂时或持续的升高。白天升高,晚上睡觉消失,称直立性蛋白尿。妊娠妇女尿白蛋白或尿总蛋白增加可能与先兆子痫有关。

①尿白蛋白慢性疾病(如高血压、糖尿病)肾损害的诊断。

②尿白蛋白与 SCr 联合检测用于心血管疾病的风险预测,尿白蛋白浓度升高,eGFR 下降 CVD 风险升高。

③尿白蛋白和尿总蛋白用诱发肾损害的病因治疗监测。

④大量蛋白尿见于肾脏的严重损伤,持续蛋白尿表明肾损害加剧或预示肾功能减退。

(2)试验原则

①尿蛋白试纸条检测敏感度不高,同时易受尿 pH 的影响,具假阳性,为过筛试验。

②推荐 CKD 高危者测定随机尿白蛋白浓度,并报告尿肌酐比值,阳性者隔周测定晨尿白蛋白浓度及其尿肌酐比值。24h 尿白蛋白定量用于确定性检查。

③尿蛋白磺柳酸定性阳性或尿干化学蛋白检测阳性者,推荐检测尿总蛋白浓度,同时报告尿总蛋白/g 与肌酐比值,隔日或间隔数日测定 24 小时尿总蛋白。

④如需进一步了解是否为选择性蛋白尿,可进一步做尿蛋白电泳、尿白蛋白和尿 IgG 含量测定。

⑤对于<70 岁的 2 型糖尿病患者和>12 岁的 1 型糖尿病患者应该每年进行 1 次尿白蛋白检测。

(3)生物参考区间

尿白蛋白:<30mg/gCr

$\quad\quad\quad$ <20mg/min

$\quad\quad\quad$ <30mg/24h

(4)干扰因素

①尿流量、剧烈运动、血尿、尿路感染影响尿蛋白的排出;

②不同尿白蛋白、尿总蛋白测定方法间有一定差异;

③尿总蛋白测定的敏感度为 100~150mg/L。低于 100mg/L 时测定重复性差,结果不准确。必要时,应测定尿白蛋白。

5. 尿 α_1 微球蛋白(尿 α_1MG)

(1)应用:反映肾近曲小管重吸收功能。主要应用于糖尿病、高血压、化学/药物肾毒性、肾移植后的监测。

(2)参考值:<12.5mg/L。

6. 尿 N-乙酰 β-D 氨基葡萄糖苷酶(尿 NAG)

(1)应用:反映肾近曲小管损害。主要应用于糖尿病、高血压、化学/药物肾毒性、肾移植后的监测。

(2)参考值:<16 U/gCr。

(五)肝功能组合

1. 项目及参考值 $\quad$ 肝功能组合一般包括以下几个方面。

(1)丙氨酸氨基转移酶(ALT)和天冬氨酸氨基转移酶(AST):大量存在于肝组织中。AST 在其他组织,如心脏和骨骼肌中。是肝细胞损害检测的首选指标。

生物参考区间:<40U/L

(2)碱性磷酸酶(ALP)和 γ-谷氨酰基转移酶(GGT):胆管阻塞时两者同时升高。骨骼疾病时,GGT 不变,ALP 升高。代谢异常时 GGT 升高。

生物参考区间:ALP 40~160U/L

$\quad\quad\quad\quad\quad\quad$ GGT <50U/L

(3)总胆红素(TBil)和直接胆红素(DBil):判断有无黄疸、黄疸的程度及类型,反映肝分泌和排泄功能的重要指标,肝胆疾病与溶血性贫血的诊断。

生物参考区间:TBil 1.7~20μmol/L

$\quad\quad\quad\quad\quad\quad$ DBil 0~6μmol/L

(4)总蛋白(TP)和白蛋白(ALB):白蛋白为肝合成的主要蛋白,检测白蛋白可了解合成蛋白质的能力。由于肝代偿能力强,ALB 半衰期长,ALB 不是反映肝功能的敏感指标。急性肝炎或局部肝损害时多正常,还未表现出降低。TP 包括白蛋白和其他蛋白,也包括抵抗感染所需的抗体。TP 降低常与 ALB 降低一同出现,TP 升高常伴球蛋白升高。肝病时常为低 ALB 高球蛋白。血浆蛋白质测定用于患者营养状况评价和肾病筛查等。

生物参考区间:TP 60～82g/L

ALB 35～50g/L

(5)拟胆碱酯酶(PChE):反映肝的合成功能,与白蛋白变化平行。作为有机磷中毒时诊断和治疗监测的指标。

生物参考区间:4 300～13 200U/L

(6)胆汁酸:肠肝循环障碍升高。是一个敏感的肝功能指标。急性肝炎、慢性活动性肝炎明显升高。肝硬化具有较高的阳性率。

生物参考区间:0～10μmol/L

2.应用

(1)有症状提示肝功能异常患者。症状包括:黄疸、酱油色尿、粪便灰白色、反胃恶心、呕吐或腹泻、食欲减退、呕血、血样便或黑粪、腹部胀痛或疼痛、体重变化异常、易疲劳或体力下降、瘙痒。

(2)肝病高风险人群,包括感染或疑似感染肝炎病毒者、有肝炎家族史者、酗酒、服用对肝脏有损害的药物,应该接受以上至少 1 项检查项目。

(3)常规体格检查应进行肝功能检查排除肝病,因为很多肝病患者在疾病早期临床症状不明显。

3.干扰因素

(1)样本溶血会导致转氨酶的升高。

(2)餐后 ALP 升高,建议取空腹血。

(3)严重乳糜血干扰蛋白的测定。

(六)尿酸测定

1.生物参考区间　女性:90～360μmol/L;男性:150～420μmol/L。

2.应用

(1)高尿酸血症的诊断:男性和绝经后女性血尿酸>417μmol/L(7.0mg/dl)、绝经前女性>357μmol/L(6.0mg/dl)可诊断。

(2)痛风的预示、诊断、疗效监测。

(3)监测化疗和辐射治疗时机体是否体细胞损伤过快及能否足够快地清除尿酸以防沉积于肾脏。

3.干扰因素

(1)受食物中嘌呤量的影响较大。

(2)血及尿中还原性物质如维生素 C 可使检测结果偏低。

4.升高可见于　①遗传性嘌呤代谢障碍使尿酸生成或肾吸收相对多排出相对少者。②痛风患者、25%的痛风亲属、无症状高尿酸血症。③代谢异常,如肥胖、三酰甘油升高者升高风险大。④高嘌呤饮食:肉类、海鲜、动物内脏、浓的肉汤、饮酒(尤其啤酒)、豆制品等。⑤继发性核酸代谢亢进尿酸合成增多:如白血病、多发性骨髓瘤、真性红细胞增多症、恶性肿瘤、淋巴瘤化疗后、癌症化疗后、溶血性贫血、镰刀细胞性贫血、孕妇血毒症、银屑病等。⑥继发性尿酸排泄减少:妊娠高血压、子痫等引起肾血流量减少;多囊肾、肾衰竭(不与肾损害严重程度呈正比)。一些药物和毒物:巴比妥酸盐。⑦一些乙醇中毒的患者、噻嗪类利尿药、丙磺舒和磺胺类降压利尿药吲达帕胺片(商品名寿比山、纳催离)等。⑧高强度运动。⑨代谢性酸中毒。

5. 下降可见于 抗利尿激素分泌异常综合征(SIADH)伴低钠血症。服用一些药物:大剂量水杨酸盐、丙磺舒、可的松、别嘌醇、香豆素、促肾上腺皮质激素(ACTH)、雌激素、吩噻嗪等。低浓度阿司匹林尿酸升高,但高浓度阿司匹林(用于治疗类风湿关节炎时)尿酸降低。

(七)同型半胱氨酸测定(homocysteine)

1. 生物参考区间

理想水平:$\leq 10\mu mol/L$;边缘升高:$10\sim 15\mu mol/L$;升高:$>15\mu mol/L$。

2. 应用

(1)人体内的同型半胱氨酸在心血管疾病(CVD)进程中的作用不清,不建议作为常规检查项目。

(2)近来研究证明,高血压合并 homocysteine 升高,脑卒中风险升高。高血压患者应监测其水平。

(3)有助于辅助患者维生素 B_{12} 和叶酸缺乏诊断。其升高可早于维生素 B_{12} 和叶酸的代谢异常。

(4)可用于营养不良患者(通常维生素 B_{12} 吸收缺乏)检查。

(5)如怀疑新生儿患有同型半胱氨酸尿症,应同时测定血液和尿液中的同型半胱氨酸水平。某些情况下,可采用蛋氨酸负荷试验进行诊断。

(6)高同型半胱氨酸血症治疗效果评估。

3. 升高可见于

(1)遗传因素:亚甲基四氧叶还原酶(MTHFR)基因存在多态性,突变有 10 多种,常见的使 C677T 点的突变,且这种多态性可导致酶活性的降低,影响叶酸的活化,从而导致血同型半胱氨酸水平的边缘升高。编码蛋氨酸合成酶、β-胱硫醚合成酶的严重缺乏或基因发生突变(T833C)导致高同型半胱氨酸尿症。

(2)营养因素:动物来源食物摄入太多,摄入的维生素 B_6、维生素 B_{12}、叶酸等维生素不足。

(3)某些药物,如甲氨蝶呤、一氧化氮、避孕药、抗癫痫药、痛经宁、考来替泊(降胆宁)、考来烯胺(消胆胺)、茶碱及烟酸等,它们会干扰叶酸、维生素 B_6 和含硫氨酸的代谢,导致同型半胱氨酸升高。

(4)肾功能下降。

(5)饮酒。

4. 干扰因素

(1)血样应及时送检,并在尽量短的时间内分离出血清(浆)。建议采用隔离胶真空采血管采样。在样本离心前,红细胞中的蛋氨酸持续进行转甲基化反应,产生并释放 Hcy 至血浆,导致血浆 Hcy 呈时间、温度依赖性增加。常温放置 3h 增加 $5\mu mol/L$。

(2)氨测定的循环酶法不可用于尿样测定,因为尿中存在大量氨,反应系统不能清除。

(八)渗透压与电解质测定

1. 血浆、尿渗量(osmolality)检测　尿渗量(Uosm)通过冰点渗量计来测量。血浆渗量(Posm)通过经验公式计算：

$$Posm(mOsm/kgH_2O)=1.86\times Na^+(mmol/L)+葡萄糖(mmol/L)+尿素(mmol/L)+9$$

(1)血参考值：280～300mmol/L。

(2)应用：血浆、尿渗量常同时检测,用于评价及监测机体水、电解质代谢状态、肾脏功能,监测渗透活性药物(如甘露醇等)的治疗。

(3)升高和降低(表 3-2)。

表 3-2　引起血浆、尿渗量改变的情形

	血浆渗量	尿渗量
升高	脱水、高钠血症、尿崩症、高血糖症、糖尿病高渗性昏迷、休克、甘露醇治疗、乙醇、甲醇或乙二醇中毒	充血性心力衰竭、高钠血症、抗利尿激素分泌失调综合征(SIADH)、肝损伤、休克
降低	低钠血症,水中毒,SIADH	尿崩症、液体摄入过多、高钙血症、低钾血症、肾间质病变(如肾小管损伤、尿酸性肾病、慢性肾盂肾炎、多囊肾)

肾前性少尿时,Uosm 常大于 450mOms/kgH_2O,而肾性少尿时 Uosm 常小于 300 mOms/kgH_2O。

(4)干扰因素：血浆尿素氮浓度明显升高时,由冰点下降法测得的渗量明显高于实际渗量。

2. 血钠(Na^+)　Na^+、K^+、Cl^-、HCO_3^-通常作为一个组合项目同时检测,为基础代谢功能或全套代谢功能检查的基本项目,常用于筛查电解质、酸碱平衡紊乱,并监测对已知紊乱治疗的效果;住院及急诊患者常规监测。尿 Na^+、K^+、Cl^- 排泄率要与血中相应离子浓度结合进行评估。

(1)参考值：135～145mmol/L。

(2)应用：当患者出现水肿、恶心、头晕、乏力、烦躁、肌肉抽搐等临床表现时,用以确定患者血 Na^+ 浓度、尿 Na^+ 排泄是否正常,帮助评估电解质平衡和肾功能,以及急、慢性高钠血症或低钠血症的监测(见血钠升高和降低的各种情形)。

(3)升高可见于

①水摄入减少,如水源缺乏、吞咽困难,老年人尤其是脑血管病患者,口渴感减退或小儿不能自己饮水,原发性高钠血症;

②肾排水增加,如尿崩症;

③不显性失水增加,如大量出汗、癔症、甲状腺功能亢进;

④低渗性液体丢失伴或不伴补水不足,如严重腹泻、呕吐、急性胰腺炎、腹膜炎、肠梗阻、持续胃肠减压、应用渗透性利尿药(如甘露醇);

⑤医源性,如输入过多高渗盐水或碳酸氢钠;

⑥肾脏 Na^+ 重吸收增加,如原发性醛固酮症、库欣综合征。

(4)血 Na^+ 降低常见于

①钠盐摄入不足,长期低盐饮食、饥饿;

②Na$^+$随大量消化液丢失,如严重呕吐、腹泻、幽门梗阻、胃肠引流、胃肠造口;

③Na$^+$经肾脏丢失,如肾小管病变、反复应用利尿药;

④Na$^+$经皮肤丢失,如大面积烧伤;

⑤水摄入过多伴或不伴肾脏排水减少,如精神性烦渴、抗利尿激素分泌失调综合征(SI-ADH)、特发性低钠血症、肾上腺皮质功能减退症、甲状腺功能减退;

⑥水潴留、容量增加导致稀释性低钠血症,如心力衰竭、肝硬化、肾病综合征、妊娠、急慢性肾衰竭。

(5)假性低钠血症

①高脂血症;

②高球蛋白血症(如多发性骨髓瘤、原发性巨球蛋白血症);

③高血糖症、甘露醇应用(由于血浆晶体渗透压升高,水由细胞内转移到细胞外,血液稀释而导致假性低钠血症,但此时血浆呈高渗状态)。

3.血钾(K$^+$)

(1)参考值:3.5~4.5mmol/L。

(2)应用

①出现全身无力、心律失常等临床表现时用以确定患者K$^+$浓度、尿K$^+$排泄是否正常;

②帮助评估电解质平衡和肾功能;

③急、慢性高钾血症或低钾血症的监测(见血钾升高和降低的各种情形)。

(3)血K$^+$升可高见于

①钾摄入过多,如输入大量库存血、补钾过多过快、过度使用含钾的药物。

②钾排出减少,如急、慢性肾衰竭少尿或无尿时;肾上腺皮质功能减退症、醛固酮减少症、长期使用保钾利尿药(如螺内酯)、糖尿病;梗阻性肾病、镰状细胞贫血、肾移植、系统性红斑狼疮、假性低醛固酮症、Ⅳ型肾小管性酸中毒。

③钾从细胞内进入细胞外,如严重溶血或组织损伤、挤压综合征、大面积烧伤、溶瘤综合征、呼吸性及代谢性酸中毒、胰岛素分泌减少、高血钾性周期性麻痹。

④细胞内脱水,如甘露醇、高渗盐水、高渗葡萄糖等静脉输注。

⑤药物的应用,如吲哚美辛(消炎痛)、β受体阻滞药、ACEI类、洋地黄等。

(4)降低可见于

①钾摄入减少,如禁食、厌食、长期低钾饮食、吸收不良综合征;

②丢失增多,如大量出汗、严重呕吐、腹泻(如霍乱、水泄)及胃肠引流、胰瘘、胆瘘;Ⅰ、Ⅱ、Ⅲ型肾小管性酸中毒、应用甘露醇、排钾利尿药、低镁血症、Bartter综合征、棉籽油中毒;恶性高血压、肾素瘤、肾动脉狭窄、库欣综合征,原发性醛固酮症、假性醛固酮增多症、应用甘草制剂;

③分布异常,如碱中毒、钡中毒、胰岛素治疗、家族性低血钾性周期性麻痹、肝硬化;

④药物的应用,如糖皮质激素、β受体激动药、庆大霉素、羧苄西林和两性霉素B。

(5)干扰因素:①血浆或全血钾比血清低0.2~0.5mmol/L;②轻微溶血(Hb 500mg/L)即可导致结果偏高;③标本分离前被冷藏可造成细胞内钾外移,使结果偏高,分离前37℃孵育则降低;④外周血白细胞升高(>50×10^9/L)时,大量K$^+$被白细胞摄取而导致结果偏低,采血后立即分离血清或低温4℃保存可避免;⑤酶法测定K$^+$受黄疸及脂血的影响。

4. 血氯(Cl⁻)

(1)参考值:96~110mmol/L。

(2)应用:氯的摄入和排出通常与钠伴随进行,因此大多数情况下机体氯离子浓度的变化与钠离子浓度的变化平行,主要用于电解质或酸碱失衡的检测及治疗监测。

(3)升高可见于:①Cl⁻摄入增多,如食入或静脉输入过多 NaCl;②Cl⁻排出减少,如急性肾小球肾炎、尿路梗阻、充血性心力衰竭、库欣综合征;③血液浓缩导致血氯浓缩性升高,如脱水、腹泻、呕吐、出汗等;④换气过度导致呼吸性碱中毒、HCO₃⁻减少,血氯代偿性增高。

(4)降低可见于:①丢失增多,如随消化液丢失、利尿药、肾上腺皮质功能减退症。糖尿病酮症酸中毒,血浆中有机酸阴离子取代血 Cl⁻,同时伴随的多尿导致大量血 Cl⁻丢失。②Cl⁻向组织、细胞内转移,如急性肾炎、肾小管疾病、酸中毒时。③水摄入过多,导致稀释性低氯。④呼吸性酸中毒时,肾代偿性重吸收 HCO₃⁻增多,Cl⁻重吸收减少。

(5)尿 Cl⁻升高见于:肾炎及尿毒症时肾小管损伤、肾上腺皮质功能减退症、糖尿病酮症、颅脑外伤、使用利尿药。

(6)尿 Cl⁻降低见于:大量出汗、剧烈呕吐、心力衰竭、高血氯性代谢性酸中毒、原发性醛固酮症、饥饿、肾病晚期少尿、库欣综合征、使用肾上腺皮质激素等。

5. 血碳酸氢盐(HCO₃⁻)

(1)参考值:21~31mmol/L。

(2)应用:电解质或酸碱失衡的筛查和监测。

(3)升高可见于:严重呕吐、肺部疾病、库欣综合征、代谢性碱中毒。可引起 HCO₃⁻升高的药物有碳酸氢钠、巴比妥类、氟氢可的松、氢化可的松、襻利尿药、类固醇。

(4)降低可见于:艾迪生病、慢性腹泻、糖尿病酮症酸中毒、代谢性酸中毒、肾脏疾病、乙二醇或甲醇中毒、阿司匹林过量。可引起 HCO₃⁻降低的药物有甲氧西林、呋喃妥因、四环素、噻嗪类利尿药、氨苯蝶啶。

(九)血栓与止血筛查试验

1. 活化部分凝血酶时间(APTT)　受检血浆中加入接触因子和部分磷脂和钙后,观察血小板血浆凝固所需的时间。是体外检查内源凝血系统较敏感和常用的筛选试验。

(1)参考值:26.9~37.6s。

(2)应用

①发生不明原因出血和血栓,如不明原因的出血、瘀斑、血栓栓塞、弥散性血管内凝血时,凝血因子过度消耗造成的出血和凝血系统紊乱、慢性疾病如肝病时应检测 PT 和 APTT。

②作为狼疮抗凝物的筛查之一。用于检查多次流产,尤其是第二胎或第三胎发生流产的原因。

③APTT 和 PT 对于判定出血倾向效能差,但仍为手术前筛查项目。

④APTT 对肝素敏感,广泛应用于普通肝素抗凝治疗监测中。一般维持在基础值的1.5~2 倍。APTT 不适用于低分子肝素抗凝监测。

⑤APTT 和 PT 同时检测是二期止血缺陷的主要筛查试验。如果没有应用抗凝药物、肝素污染、采样不足和样本有小凝块,而 PT、APTT 延长,应考虑凝血因子缺乏或受抑制。此时应做正常人血浆校正试验。有临床出血症状时,APTT 正常,PT 延长则提示因子Ⅶ缺陷或抑制、维生素 K 的减少、肝脏疾病;APTT 延长、PT 正常,则提示Ⅷ、Ⅸ、Ⅺ因子减少或缺陷,或存

在狼疮抗凝物；APTT、PT 均延长，除Ⅰ（纤维蛋白原）、Ⅱ（凝血酶原）、Ⅴ、Ⅹ减少或缺陷外，多数为抗凝物质增多；APTT、PT 均正常，可能存在血小板功能下降、血小板减少症、Ⅷ缺陷、其他因子的轻度缺乏。不同凝血疾病相关检测指标（表 3-3）。

表 3-3　不同疾病凝血试验总结

PT	APTT	TCT	PLT	诊　断
N	N	N	N	血小板功能缺陷、ⅩⅢ因子缺乏
↑	N	N	N	Ⅶ因子缺乏、口服抗凝药
N	↑	N	N	Ⅷ/Ⅸ/Ⅺ/Ⅻ因子缺乏，血管性假血友病、循环抗凝物
↑	↑	N	N	维生素缺乏，口服抗凝药Ⅴ/Ⅶ/Ⅹ/Ⅱ因子缺乏
↑	↑	↑	N	肝素治疗、肝病、纤维的缺乏
N	N	N	↓	血小板减少
↑	↑	N	↓	大量输血、肝脏疾病
↑	↑	↑	↓	DIC，急性肝病

注：N. 正常；↑. 升高；↓. 下降

（3）延长见于

①因子Ⅱ、Ⅴ、Ⅹ、Ⅷ、Ⅸ、Ⅺ、Ⅻ，激肽释放酶原、高分子量激肽酶原和纤维蛋白酶原缺乏，尤其是因子Ⅷ、Ⅸ、Ⅺ、Ⅻ缺乏以及其抑制物增多；

②应用普通肝素；

③狼疮抗凝物质存在时；

④肝脏疾病；

⑤大量输血。

（4）缩短见于：血栓性疾病和血栓前状态。通常敏感度和特异性差。

2. 凝血酶原时间和国际标准化比值（PT 和 INR）　受检血浆中加入组织因子和钙后，血浆样本凝固所需要的时间。评估外源和共同凝血途径上的凝血因子完整功能较灵敏和最常用的筛选试验。

（1）参考值

PT：9.8～12.4s。延长超过 3s 以上为异常。

PTR：又称凝血酶原时间比值，为受检血浆凝血酶原时间（s）/正常人血浆凝血酶原时间（s）比值，参考值范围 0.86～1.15。

INR：称为国际正常化比值，INR＝PTR^{ISI}。参考值范围 0.8～1.5。

（2）应用

①与 APTT 联合检测，可以扩大筛选凝血因子范围。与血浆凝血酶时间（TT）联合检测，可以了解纤维蛋白原质量。

②INR 为口服抗凝药的首选监测指标。INR 以控制在 2.0～3.0 为宜。

（3）延长见于

①口服抗凝血药（维生素 K 拮抗药）；

②凝血因子Ⅰ、Ⅱ、Ⅴ、Ⅶ、Ⅹ缺乏；

③肝病，特别是胆道梗阻发生时；

④维生素 K 缺乏；

⑤DIC。

3. 纤维蛋白原　检测的是在形成不溶性的纤维蛋白和交联成纤维蛋白网之前的可溶性凝血因子的含量，是反映凝血功能和凝血活性的指标。纤维蛋白原含量降低将影响稳定凝血块的形成。

(1)参考值：2～4g/L。

(2)应用

①出血时间不明原因延长，PT、APTT 异常时，需检测纤维蛋白原含量是否异常；

②与 PT、APTT、FDP、D-二聚体、血小板协同检测，辅助诊断 DIC，各指标变化(表3-4)；

表 3-4　DIC 实验诊断

全血细胞计数	血小板计数降低 血涂片可见红细胞碎片
PT	中、重度 DIC 时升高
APTT	常升高
纤维蛋白原	下降(此为急性时粗蛋白，明显 DIC 时亦可能正常)
D-二聚体	升高

③辅助诊断遗传性纤维蛋白原缺陷和异常；

④与心血管病标志物如超敏 CRP 共同作为评价心血管病潜在危险性标志物。

(3)升高可见于：①急性感染；②肿瘤；③冠状动脉疾病，心肌梗死；④脑卒中；⑤创伤。

(4)下降见于

①长期降低主要由于合成减少，见于遗传性无纤维蛋白原血症或缺乏症，也见于肝脏疾病晚期或重度营养不良；

②急性下降主要是由于纤维蛋白原的消耗，主要见于 DIC 或异常纤维蛋白溶解，也可见于快速大量输血。

遗传性异常纤维蛋白原血症是一种罕见的凝血功能紊乱疾病，主要是纤维蛋白原合成基因发生突变导致肝合成的异常纤维蛋白原，不易降解形成纤维蛋白。异常纤维蛋白原血症患者发生静脉栓塞的风险增加，少数可能会导致出血，其伤口较难愈合。PT、APTT、TT 试验可对之进行筛选，进一步基因检测可以确认。

4. D-二聚体　血凝块(血栓)中的交联纤维蛋白被纤溶酶水解生成纤维蛋白降解产物(FDP)，血栓降解成小片以便清除。D-二聚体是 FDP 中的小片段。

(1)参考值：0.1～0.5mg/L。

(2)应用：是一种快速诊断或排除异常凝血或过度凝血指标。阴性结果对于排除症状由血栓引起最有效。

①急性或慢性血液凝固异常疾病的诊断。当患者出现深静脉血栓(DVT)症状，如腿部疼痛、麻木、肿胀、变色、水肿，或者有肺栓塞(PE)症状，如用力呼吸、咳嗽、肺部疾病引起的胸部疼痛，或有 DIC 症状，如牙龈出血、胃部不适、呕吐、严重肌肉或腹部疼痛、癫痫和少尿，均要进行 D-二聚体的检测；

②监测 DIC 和其他血栓性疾病治疗效果。

（3）升高可见于：阳性，提示体内有明显的血栓形成，并正在或已经降解除 DVT、PE、DIC 升高外，D-二聚体升高还可见于：①手术；②外伤或感染；③肝疾病；④妊娠；⑤惊厥；⑥心脏病；⑦某些癌症。

要点提示

年龄、性别（男性）、肥胖、血脂异常、高血糖、高血压、酗酒、吸烟、不活动和慢性肾病是心血管疾病的风险因子。心血管疾病的防治重在防，预防之重点是积极宣传和推广健康的生活方式。全科医师通过健康档案、流行病调查或直接针对就诊的患者对心血管病高危易患和已患人群进行筛查、随访和管理。实验室检查在心脑血管疾病风险筛查、诊断、监控、随访中具有意义。心血管病检验项目选择的主要原则如下。

1. 当需除外继发高血压的诊断时，建议到上级医院进行相应影像学和内分泌检查。

2. TC、TG、HDL-C、LDL-C 是心脑血管疾病风险预测、治疗监测的基本组合。如有条件，可选择检测 ApoAI 和 ApoB。血脂正常的心脑血管疾病患者可加做 Lp(a)。

3. 高敏 C 反应蛋白是重要的炎性蛋白。与血脂联合检测，对于心脑血管疾病的风险预测，甚至治疗控制具有意义。

4. 建议监测高血压、患者同型半胱氨酸。

5. 应重视高三酰甘油血症、肥胖、高血压和高血糖患者高尿酸血症的筛查和防治。

6. 空腹血糖 >6.1 mmol/L，但 $\leqslant 7.1$ mmol/L，亦从未进行过口服 75g 葡萄糖 2h 糖耐量试验者，建议择时完成该项检查。如确认为糖尿病前期，须进行相应的干预。如诊断为糖尿病，在进行相应干预的同时，应教育患者进行自我血糖的监测、糖化血红蛋白定期监测。

7. 尿常规、尿白蛋白/g 肌酐比值、血肌酐、eGFR 是心血管病患者常规监测项目，这些检查可以早期发现大部分的慢性肾病患者。需再次强调的是尿干化学检查是尿红细胞、白细胞和管型的过筛试验。当尿干化学蛋白、白细白和红细胞阳性时，必须按操作规程离心尿液做肉眼显微镜镜检。

8. 血常规、血清总碳酸盐、血清钙磷、PTH 的检测对于 CKD 贫血、酸中毒、骨病的诊断、治疗、预后判定具有价值。

9. 定期或必要时应进行血清电解质测定，对于纠正由于摄入不足、药物或疾病引起的电解质紊乱具有意义。

10. 肝酶学指标，必要时联合检查其他肝生化标志物，对于检测肝功能、药物性肝损害具有意义。

11. 肌酸激酶 CK 对于他汀类药物肌溶解诊断具有价值。

12. 超敏肌钙蛋白对于心肌梗死的诊断和鉴别诊断具有重要的地位。要认识到非缺血状态 cTn 升高的情形。快速检查灵敏度低，且受类风湿因子、嗜异抗体、乳糜、黄疸的影响，出现假阳性。

13. B 型钠尿肽（BNP）或 N-末端 B 型钠尿肽前体（NT-proBNP）对于急性和慢性心力衰竭的诊断、排除诊断、预后评估具有价值，对于其指导下的心力衰竭治疗可能也有价值。

14. INR 监测用于华法林治疗的剂量调整。APTT 应用于普通肝素抗凝治疗监测。

15. 血小板聚集试验用于抗血小板药物治疗的疗效监测。

16. 敏感的 D-Dimer 测定方法用于血栓性疾病的排除诊断。如 D-Dimer 阳性需要结合临床做进一步的检查。D-Dimer 主要应用于手术前高凝状态筛查、溶栓治疗监测和继发性纤溶亢进辅助诊断。

三、心　电　图

心电图是迄今为止在临床上诊治心脏病最常用的无创性记录方法之一,在 1903 年由荷兰医师及生理学家 Einthoven 发明并应用于临床,至今已将近 110 年的历史。现在心电图已经广泛应用于各种危重患者的抢救、心脏超声检查、心脏介入治疗、手术麻醉的监护、用药的临床观察以及航天、运动等非医疗领域。当患者已知或疑有心血管疾病时,应及时描记心电图,通过精确分析心电图波形可识别节律紊乱、传导异常、急性冠状动脉综合征、心包炎、电解质失衡、房室肥大等。

(一)心电图的记录与正常值

1. 心电图导联　常规 12 导联心电图记录的是随心动周期变化的体表特定位置的电位差;它反映了心肌细胞在每个心动周期中除极和复极过程中跨膜电位差的变化,通过心脏外的一对电极记录心电活动随时间的变化就是心电图,这对电极构成了最简单的心电描记导联方式。常规 12 导联心电图包括 3 个肢体导联(Ⅰ、Ⅱ 和 Ⅲ 导联)、3 个加压肢体导联(aVR、aVL 和 aVF 导联)和 6 个胸导联(V$_1$～V$_6$ 导联)见图 3-1。肢体导联电极分别放置在右臂、左臂和左腿;6 个胸前电极的位置是:V$_1$ 在胸骨右缘第 4 肋间,V$_2$ 在胸骨左缘第 4 肋间,V$_3$ 在 V$_2$ 和 V$_4$

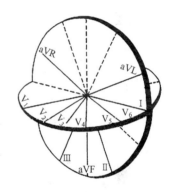

图 3-1　图示肢体导联和胸前导联

连接线的中点,V$_4$ 在左锁骨中线与第 5 肋间相交处,V$_5$ 在左腋前线 V$_4$ 水平处(当腋前线不容易定位时应放在 V$_4$ 和 V$_6$ 之间),V$_6$ 在左腋中线 V$_4$ 水平处。怀疑有急性心肌梗死的患者首次做心电图检查时,除做常规 12 导联外,必须加做 V$_{3R}$、V$_{4R}$、V$_{5R}$、V$_7$、V$_8$ 和 V$_9$ 导联,并在胸壁各导联部位的皮肤上做标记,使电极定位准确方便以后动态比较。V$_7$ 在左腋后线 V$_4$ 水平处,V$_8$ 在左肩胛线 V$_4$ 水平处,V$_9$ 在左脊椎旁线 V$_4$ 水平处,V$_{3R}$、V$_{4R}$、V$_{5R}$ 分别在与 V$_3$、V$_4$、V$_5$ 相对应的右侧胸壁处(表 3-5)。

2. 心电图各波段的意义及正常值　心脏的电传导系统由窦房结、结间束、房间束、房室结、希氏束、左束支、右束支以及浦肯野纤维构成。正常心电活动起始于窦房结,在兴奋心房的同时经结间束传导至房室结,沿希氏束经左、右束支至浦肯野纤维,最后兴奋心室。电激动有序传播,可引起电位的系列改变,进而形成心电图上的相应波段(表 3-6)。

表 3-5　电极的位置、标志及色码的配置

导联电极位置	电极标志符号	色码	在人体表面的位置
肢体	RA	红	右臂
	LA	黄	左臂
	RL	黑	右腿
	LL	绿	左腿
胸部	C_1	红	胸骨右缘,第 4 肋间
	C_2	黄	胸骨左缘,第 4 肋间
	C_3	绿	C_2 和 C_4 中间,第 5 肋水平
	C_4	棕	左锁骨中线,第 5 肋间
	C_5	黑	左腋前线,与 C_4 同一水平
	C_6	紫	左腋中线,与 C_4 同一水平

表 3-6　心电图各波段命名、测量及正常参考值

名称	描述	正常参考值
P 波	代表心房除极过程,前半部代表右房激动,后半部代表左房激动,窦性 P 波在 Ⅰ、Ⅱ、aVF 导联直立,aVR 导联倒置	振幅:肢体导联＜0.25mV,胸导联＜0.20mV;时限:成年人≤0.11s,儿童≤0.08s
P-R 间期	代表心房除极开始至心室除极开始之间的时间	成年人 0.12～0.20s(心率在 60～100 次/min),老年人或心动过缓时 P-R 间期可延长,但不超过 0.22s
PR 段	P 波终末到 QRS 波开始的时间	等电位线,判断 ST 段偏移参考点
QRS 波群	代表心室除极全过程;以 R 波为主的 QRS 波群主波向上(aVR 除外),V_1～V_5 导联 R 波逐渐升高	R 波振幅:肢体导联＜0.20mV,胸导联＜0.25mV;时限 0.06～0.11s
	部分导联可出现 q 波,V_1 导联正常时不能出现 q 波,但可以是 QS 型	Q 波振幅:深度＜同导联中 R 波的 1/4;时限＜0.04s
ST 段	代表心室除极完毕到心室复极开始过程;从 J 点开始到 T 波开始的一段时间	等电位线,肢体导联抬高＜0.1mV,胸导联抬高＜0.3mV,所有导联压低＜0.05mV
T 波	代表心室复极过程,形态不对称,前半部升支缓慢,后半部降支陡峭,其方向与 QRS 主波方向一致,V_1、aVR 导联 T 波倒置,Ⅰ、Ⅱ 及 V_2～V_6 导联 T 波直立,aVL、Ⅲ 及 aVF 导联 T 波可直立、双向或倒置	以R 波为主的导联上,T 波振幅不应低于同导联 R 波振幅的 1/10。胸导联有时可高达 1.2～1.5mV

（续　表）

名称	描述	正常参考值
Q-T 间期	心室开始除极至心室复极完毕全过程的时间,Q-T 间期长短与心率的快慢密切相关,通常采用校正的 Q-T 间期来减少心率的影响。常用校正公式:$QTc=QT/\sqrt{RR}$	QTc 间期缩短的标准:<370ms;QTc 间期延长的标准:女性≥480ms,男性≥470ms
U 波	出现在 T 波之后的低频低振幅波,在 V_2、V_3 导联 U 波最显著,通常直立出现,倒置属于异常	正常 U 波直立,振幅为 0.05～0.2mV,时限 0.12s 左右

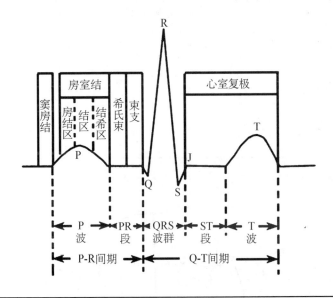

3. **心电轴**　心电轴表示心脏除极波的总体方向(又称心电综合向量)在额面上的投影。通常以 QRS 综合波在额面上的电轴来表示。心电轴的方向大致与左心室除极的综合向量在额面上的投影一致,即从右肩指向左腿。成年人正常电轴−30°～＋90°,心电轴偏移常有临床意义(表 3-7)。心电轴的方向与心脏结构、心律失常以及体型、年龄、妊娠等因素有关,如轻度电轴转左偏可见于妊娠妇女和肥胖体型,轻度电轴右偏可见于儿童和消瘦体型等。

判定心电轴的方法有作图法、查表法和目测法 3 种。①作图法:根据 Ⅰ、Ⅲ 导联 QRS 波群的波幅的实测结果(正向与负向波的代数和),用作图法根据 Ⅰ、Ⅲ 导联的相应幅度处分别做两垂直线相交,即可测得额面平均心电轴角度;②查表法:按 Ⅰ 导联及 Ⅲ 导联正负波幅值代数和的两个数值,从专用的心电轴表中直接查得相应的平均心电轴数值;③目测法:通常可根据肢体 Ⅰ、Ⅲ/aVF 导联 QRS 波群的主波方向,目测心电轴的大致方位(图 3-2)。

(1)若 Ⅰ、Ⅲ/aVF 导联 QRS 波的主波均为正向波,则可推断为正常心电轴(−30°～＋90°)。

(2)若 Ⅰ 导联 QRS 波群出现较深的负向波,则属心电轴右偏。

(3)若 Ⅲ/aVF 导联 QRS 波群出现较深的负向波,则属心电轴左偏。

表 3-7　心电轴偏移及其临床意义

电轴	角度	临床意义
正常	−30°~+90°	见于大多数正常心电图
左偏	−30°~−90°	见于左束支阻滞,左前分支阻滞或前壁心肌梗死时病理性 Q 波出现,右心室心尖部起搏等心电图
右偏	+90°~+180°	见于右束支阻滞,左后分支阻滞,高侧壁心肌梗死时病理性 Q 波出现,或者右心室容量负荷过高等心电图
极度右偏(无人区电轴)	+180°~−90°	见于室性心动过速的心电图
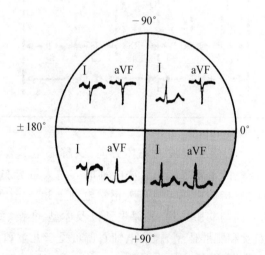		向右为顺钟向转位,向左为逆钟向转位

−90°

I　aVF　　I　aVF

±180°　　　　　　　　0°

I　aVF　　I　aVF

+90°

图 3-2　应用 I 和 aVF 导联目测心电轴示意

4. **心电图记录纸**　心电图记录纸是一张坐标图,横坐标(X 轴)表示时间,纵坐标(Y 轴)表示电压。坐标线分为许多 1mm² 的红色或绿色的小格子,在水平和垂直方向每隔 5mm 用粗线分隔。常用的心电图记录标准是:Y 轴上每 10mm 代表 1mV 电压,X 轴上每 25mm 代表 1s 时间(心电图机灵敏度为 1mV,走纸速度为 25mm/s)(图 3-3)。

当走纸速度为 25mm/s 时,每个小格表示 40ms 的时间,5 小格的宽度表示 200ms 的时间,5 大格的宽度表示 1 秒的时间,认识了标准的心电图记录纸,就可以快速估测心率,心率的计算有两种情况。

(1)当心率规整时:心率由 RR 间距计算得出,即心率＝60 次/RR。通常记住 RR 间距为

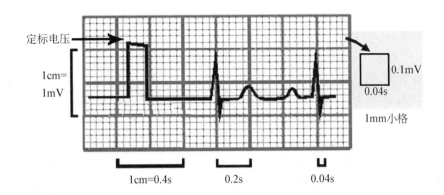

定标电压

1cm=
1mV

0.1mV

0.04s

1mm小格

1cm=0.4s　　0.2s　　0.04s

图 3-3　图示心电图标准化记录纸

2 个大格的心率为 150 次/min,3 个大格的心率为 100 次/min,4 个大格的心率为 75 次/min,5 个大格的心率为 60 次/min,6 个大格的心率为 50 次/min。

(2)当心率快而不规整时:可以数 15 个大格的 QRS 个数乘以 20 计算心率;如果心率慢且不规整时可以数 30 个大格的 QRS 个数乘以 10 计算心率。

(二)心腔肥大相关的心电图改变

虽然新的影像学技术能够更加精确地评估心腔肥大,却不能替代心电图的临床应用。2009 年《AHA/ACC/HRS 心电图标准化和解析的建议》指出,根据心电图解释心脏结构异常时应用"左心房异常""右心房异常""左心室肥大"和"右心室肥大"统一命名描述。

1. **左心室肥大**

(1)QRS 波群振幅增高:胸导联 V_5 导联 R 波>2.5mV,$R_{V5}+S_{V1}$>3.5mV(女)/4.0mV(男),肢体导联 R_I>1.5mV,R_{aVL}>1.2mV,R_{aVF}>2.0mV,或 R_I+S_{III}>2.5mV。

(2)QRS 波群时限延长到 0.10~0.11s,但一般小于 0.12s;V_5、V_6 导联 QRS 波群起点到 R 峰时限延长>0.05s。

(3)额面电轴左偏,多位于+30°~-30°。

(4)继发性 ST-T 改变:以 R 波为主的导联上 ST 段可呈下斜型压低大于 0.05mV,T 波低平、双向或倒置,以 S 波为主的导联上则可见直立的 T 波。

(5)P 波异常:通常与左心房的肥大、扩张、传导延迟或压力负荷增加有关,也常见于左心室肥大,现已成为左心室肥大诊断标准的一部分。

2. **右心室肥大**

(1)QRS 波群振幅改变:V_1 导联 R/S≥1,V_5 导联 R/S≤1 或 S 波比正常加深,重度肥大时 V_1 导联可呈 qR 型(需除外心肌梗死),$R_{V1}+S_{V5}$>1.05mV(重症>1.2mV),aVR 导联 R/q 或 R/S≥1,R_{aVR}>0.5mV。

(2)QRS 波群时限正常,V_1 联 QRS 波群起点到 R 峰时限>0.03s。

(3)额面电轴右偏,≥+90°(重症可>+110°)。

(4)继发性 ST-T 改变:II、III、aVF、V_1~V_3 导联的 ST 段下降,T 波双向或倒置。R 波增大越显著,ST-T 改变越明显。

3. **双心室肥大**　由于右心室肥大和左心室肥大引起的增大的 QRS 向量方向相反,相互抵消,因此,心电图诊断双心室肥大的敏感性较差。诊断双心室肥大必须同时满足右心室肥大和左心室肥大两个诊断标准。左心室肥大时电轴右偏、多个导联出现高大双向 RS 波提示可能存在双侧心室肥大。

4. 左心房异常

(1)P 波增宽,P 波时限≥0.11s,常呈双峰或切迹,双峰间距≥0.04s。

(2)V_1 导联 P 波终末电势(Ptf_{V1})≤−0.04(mm・s)。

5. 右心房异常

(1)肢体导联 P 波高尖,P 波振幅≥0.25mV,以 Ⅱ、Ⅲ、aVF 导联最为突出。

(2)V_1、V_2 导联的 P 波初始部分显著正向,P 波振幅≥0.15mV。

(3)P 波电轴右偏、P 波高尖,但未达到 0.25mV。

(4)P 波时限通常在正常范围内。

6. 双心房异常 通常会表现为左、右心房异常共有的特点。在 P 波振幅增大的基础上出现 P 波增宽双峰,V_1 导联 P 波高大双向,上下振幅超过正常范围。

(三)心肌缺血与心肌梗死的心电图诊断

心电图是诊断心肌缺血和心肌梗死最重要和最常用的临床检测方法。绝大多数心绞痛患者有心电图改变,但这些改变可能转瞬即逝,只要患者报告胸痛,就要立即描记 12 导联心电图,必要时还要加做后胸导联和右胸导联。

急性心肌缺血及心肌梗死特征性的心电图改变包括:T 波高尖(超急期 T 波改变),ST 段抬高或压低,QRS 波群的改变,以及 T 波倒置等。目前指南建议,2 个或者 2 个以上解剖学相邻导联 ST 段的偏移达到或超过规定的正常上限就可以诊断急性心肌缺血或心肌梗死,并根据 ST 段改变分为 ST 段抬高型心肌梗死(STEMI)和非 ST 段抬高型心肌梗死(NSTEMI)。NSTEMI 包括 ST 段抬高的幅度未达到诊断标准,少于 2 个相邻导联的异常 ST 段抬高,ST 段压低,T 波倒置伴或不伴 ST 段改变的心肌梗死。

1. ST 段抬高与压低的关系 在 STEMI 中,缺血/梗死区外膜面导联出现 ST 段抬高,通常会在相对应(背离)导联出现 ST 段压低,但两者改变程度可以不同。V_1、V_2 导联 ST 段的压低,常常是后壁或者是侧壁 ST 段抬高性心肌梗死的表现。心内膜下缺血可导致多个导联 ST 段压低。

2. 心肌缺血/梗死定位 表3-8。

表 3-8 心肌缺血/梗死定位

缺血导联	梗死定位	缺血导联	梗死定位
$V_1 \sim V_3$	前间壁	$V_7 \sim V_9$	后壁
$V_2 \sim V_4$	前壁	Ⅰ、aVL	高侧壁
$V_4 \sim V_6$	前侧壁	Ⅱ、Ⅲ、aVF	左心室下壁
$V_1 \sim V_6$	广泛前壁	$V_{3R} \sim V_{5R}$	右心室游离壁

3. 心肌缺血 在无左室肥厚和左束支阻滞时,典型缺血表现为两个相邻导联新出现 ST 段水平或下斜型 ST 段压低≥0.05mV;和(或)在 R 波为主或 R/S 比率>1 的两个相邻导联中

T 波倒置且深度≥0.1mV。此外,还可以表现为 T 波高尖、T 波低平,U 波倒置。变异型心绞痛可表现为:ST 段抬高伴对应导联 ST 段压低改变,T 波由低平变为高大甚至高尖(往往伴有 ST 段抬高)。急性心肌缺血的心电图改变具有一过性、区域性和对应性特点。

4. 心肌梗死

(1)分期及表现(图 3-4)。

①超急性期:梗死后数分钟,ST 段斜型抬高,T 波高耸;

②急性期:梗死后数天或数周,主要特征出现异常 Q 波,ST 段上移呈弓背高,可形成单向曲线,之后逐渐下降;

③亚急性期:梗死后数周到数月,异常 Q 波持续存在,ST 段基本恢复至基线,倒置 T 波逐渐变浅;

④陈旧期:梗死后数月,遗留有异常 Q 波,ST 段恢复至基线,倒置 T 波恢复正常或长期无变化。

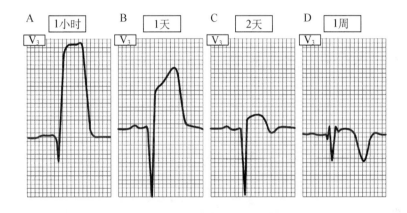

图 3-4　急性心肌梗死的演变

(2)陈旧性心肌梗死的心电图表现有

①$V_2 \sim V_3$ 导联出现≥0.02s 的 Q 波或 V_2 和 V_3 导联呈 QS 型;

②在 Ⅰ、Ⅱ、aVL、aVF 或 $V_4 \sim V_6$ 导联任何两个相邻的导联组(Ⅰ、aVL、V_6;$V_4 \sim V_6$;Ⅱ、Ⅲ和 aVF)Q 波宽度≥0.03s,深度≥0.1mV 或出现 QS 型波群;

③在无传导障碍的情况下,$V_1 \sim V_2$ 导联 R 波≥0.04s,R/S≥1,伴随直立 T 波;

④部分导联出现碎裂 QRS 波提示存在陈旧性心肌梗死的可能。

5. 合并左束支阻滞患者心肌缺血/梗死的诊断

(1)ST 段出现与 QRS 主波同向改变,在以 R 波为主导联 ST 段抬高≥0.1mV,在以 S 波为主导联($V_1 \sim V_3$)的 ST 段压低≥0.1mV。

(2)ST 段和 QRS 主波方向非同向改变,在以 S 波为主导联的 ST 段抬高≥0.5mV。

6. ST 段及 T 波改变的鉴别诊断

(1)ST 段抬高最常见的 3 种原因包括:①正常变异:通常是指早期复极,表现为 J 点抬高和 ST 段快速上斜型抬高(ST 段也可正常);②急性心肌缺血或梗死引起的损伤电流;③急性心包炎引起的损伤电流。此外,还可见于迷走张力增高、左束支阻滞、肺栓塞、高钾血症等。

(2)ST 段压低除缺血外,还可见于交感神经张力过高、过度通气、低钾血症和某些药物(利尿药、洋地黄等)、二尖瓣脱垂、心动过速发作后等。ST 段压低可伴有 T 波改变,如心室肥大、束支阻滞、预激综合征等可呈继发性 ST-T 改变。

(3)分析孤立的 T 波异常比较困难,容易将其误诊为心肌缺血或梗死。ST-T 改变可继发于心室传导异常,也可由心室肥大、低血钾引起,需要具体分析。巨大倒置 T 波常见于肥厚型心肌病、非 ST 段抬高型急性心肌梗死和神经系统疾病(尤其是颅内出血)等。

(四)电解质紊乱及药物作用的心电图表现

1. 高钾血症　血清钾浓度高于 5.5mmol/L 称为高钾血症。血钾浓度不同,心电图表现不同,最典型的表现是 T 波高尖,升支与降支对称基底变窄,呈帐篷样 T 波。轻度血钾增高时 P 波振幅降低,中度时 P 波增宽变平坦,严重时 P 波消失。QRS 波均匀增宽。ST 段可能抬高。可出现窦性心动过缓、窦性静止、各种传导阻滞、室性心动过速、心室颤动等心律失常(图3-5)。

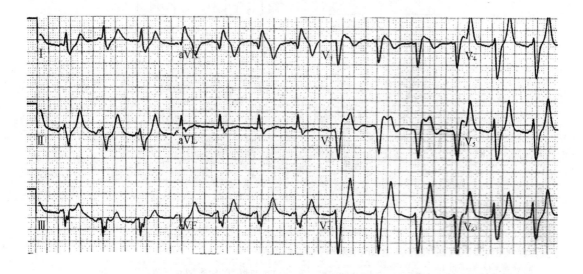

图 3-5　慢性肾功能不全患者,高钾血症,血钾 6.5mmol/L,心电图示 T 波高尖

2. 低钾血症　血清钾浓度低于 3.5mmol/L 称为低钾血症。心电图表现为 U 波增高,U 波振幅>0.1mV 或超过同一导联 T 波振幅(V₃导联最明显);T 波低平或倒置;严重低血钾时 P 波振幅增高,P-R 间期轻度延长,QRS 波不均匀增宽,ST 段压低;可出现窦性心动过速、室性早搏、室性心动过速、房室阻滞、室内传导阻滞等心律失常。

3. 高钙血症　血清钙高于 2.75mmol/L 称为高钙血症。心电图表现为 ST 段明显缩短,Q-T 间期缩短,可出现 U 波;严重时 P-R 间期延长、QRS 增宽;可出现窦性停搏、房室阻滞、早搏、心动过速等心律失常。

4. 低钙血症　血清钙低于 2.25mmol/L 称为低钙血症。心电图表现为 ST 段平坦延长,Q-T 间期延长,T 波时限正常。T 波低平或倒置,QRS 波轻度增宽,可出现各种早搏,但少有严重心律失常。

5. 洋地黄效应　T 波幅度降低,ST 段压低和缩短,偶见明显 U 波,P 波振幅降低或有切迹。ST 段呈下斜型压低,ST-T 呈鱼钩样,这些改变是洋地黄发挥作用的一种表现,不能作为是否足量或过量的判断指标。

6. 洋地黄中毒时的心电图可表现　①缓慢心律失常(窦房结功能不全和房室阻滞)(图 3-6);②房性心动过速伴房室阻滞;③非阵发性房室交界性心动过速;④新出现的室性期前收缩或房颤基础上的室性期前收缩二联律,特别是室性期前收缩连续出现或呈多源、多形性时,可发展为室速、室颤;⑤房室分离;⑥室速、室颤、加速性室性自主心律。

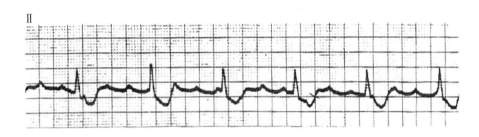

图 3-6　洋地黄中毒出现三度房室阻滞,ST 段下移呈"鱼钩样"改变

(五)心律失常的心电图表现

1. 窦性心律失常

(1)窦性心动过速:窦性 P 波,心率＞100 次/min。

(2)窦性心动过缓:窦性 P 波,心率＜60 次/min。

(3)窦性心律失常:窦性 P 波,同导联 P-P 间期相差＞0.12s。

(4)窦房结内游走心律:同一导联上窦性 P 波有轻度变化;P-R 间期正常,多有窦性心律失常。

(5)窦性停搏:心电图出现长的 P-P 间期,长间歇不是基本窦性 P-P 间期的倍数。

2. 期前收缩

(1)室性期前收缩(室早):提早出现宽大畸形的 QRS 波群,其前没有异位 P 波。T 波与主波方向相反,代偿间歇完全。

(2)房性期前收缩(房早):提早出现不同于窦性 P 波形态的房波,P-R 间期＞0.12s,QRS 波形态正常,代偿间歇不完全。房性期前收缩可出现伴室内差传或未下传。

(3)交界性期前收缩:提早出现的室上性 QRS 波群,前或后有逆行 P′波,P-R 间期＜0.12s 或 R-P 间期＜0.20s,代偿间期大多数完全。

3. 异位心动过速

(1)室上性心动过速:节律规整,QRS 波群形态、时限正常,也可呈束支阻滞型,其心电图特点。

①房室折返性心动过速:频率在 150～250 次/min(多数≥180 次/min)逆行 P′波位于 QRS 波群之后,RP′＜ P′R,RP′＞0.07s。平时心电图可有预激波或是正常。

②房室结折返性心动过速:频率在 150～210 次/min,平均 170 次/min。逆行 P′波与 QRS 波群部分重叠,RP′＜ P′R,RP′＜0.07s。

(2)房性心动过速:P'波形态与窦性不同,频率100～250次/min;P'R间期正常或延长,心率过快时可出现2∶1、3∶1房室传导。

(3)室性心动过速:心电图中连续出现3个或3个以上宽大畸形的QRS波群,频率高于100次/min,R-R间期可匀齐,相差很少超过0.04s;窦性P波与宽大畸形的QRS波群常无关,形成房室脱节,故P-R间期不固定,且P波的频率常较QRS波群频率低;偶尔室上性激动可下传心室产生心室夺获(QRS波群提前出现,形态与窦性心律时相同)或形成室性融合波。

(4)尖端扭转型室速:指宽阔畸形的QRS波群围绕基线不断扭转其主波的正负方向,通常每隔3～10个同向波之后就会发生扭转翻向对侧,而基础Q-T间期延长,这种特殊类型的室速称为尖端扭转型室速(图3-7)。

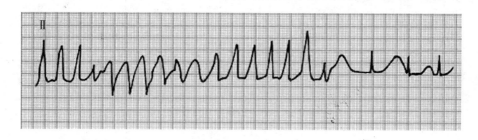

图3-7 尖端扭转型室速

(5)非阵发性心动过速:实际是加速了的房性、交界性或室性自主心律,其频率比各部位的自主频率快但比阵发性心动过速慢。交界性的频率为70～130次/min,室性的频率为60～100次/min。

4.扑动与颤动

(1)心房扑动:心电图上P波消失,代之以波形相同、波幅相等、间期匀齐、波间无等电位线的锯齿状波(F波,在Ⅱ、Ⅲ、aVF及V₁导联中易于辨认),F波频率250～350次/min;房室传导可呈不同比例(2∶1和4∶1下传最常见);QRS波群形态、时限正常,也可呈束支阻滞型。

(2)心房颤动:心电图中P波消失,代之以形态不同、振幅大小不等、波间无等电位线的f波,频率为350～600次/min;RR间期绝对不匀齐,若伴有完全性房室阻滞,则心室率可能匀齐。

(3)心室扑动:心电图表现为规则的、振幅相等的连续波动,不能区分出QRS波与ST段和T波,每个扑动波由圆钝的上升段和下降段组成,形态似正弦波,形态和幅度基本相似,频率为180～250次/min。

(4)心室颤动:心电图表现为QRS波与T波完全消失,代之以形态不同、大小各异、极不匀齐的颤动波(F波),频率在250～500次/min。

5.逸搏与逸搏心律 当高位节律点出现停搏或节律明显减慢,或者因传导障碍而不能下传时,或者期前收缩后代偿间歇等,低位起搏点发出一个或一串冲动,仅1～2个为逸搏,连续3个以上者为逸搏心律。

(1)房性逸搏心律:心电图表现为P波的形态不同于窦性,心房率50～60次/min,P-R间期>0.12s。

(2)交界性逸搏心律:是最常见的逸搏心律,见于窦性停搏以及三度房室阻滞等。心电图表现:QRS 波群形态与窦性下传的 QRS 波群一致;P 波位于 QRS 波群前者,P-R 间期小于 0.10s;或在 QRS 波群附近(前、中、后)出现逆行 P′波,其在 Ⅰ、Ⅱ、aVF 导联倒置,aVR 导联直立,P′R 间期<0.12s,RP′间期<0.20s;QRS 波群频率 40～60 次/min,慢而规则。

(3)室性逸搏心律:多见于双结病变或发生在束支水平的三度房室阻滞。其 QRS 波群呈室性波形,频率一般为 20～40 次/min,节律可以不规则。

6. 传导异常

(1)窦房阻滞:①二度Ⅰ型窦房阻滞:窦性 P-P 间期逐渐缩短,之后出现一个长的 P-P 间期,此后重复该现象。长 P-P 间期的长度小于基本窦性 P-P 间期的 2 倍。②二度Ⅱ型窦房阻滞:预期产生的 P-P 间期间歇性脱落,长的 P-P 间期是基本窦性 P-P 间期的倍数。

(2)房内阻滞:心电图表现为 P 波增宽≥0.12s,出现双峰,切迹间距≥0.04s。要结合临床资料与左心房肥大鉴别。

.(3)房室阻滞

①一度房室阻滞:心电图表现为 PR 间期延长,成年人 P-R 间期>0.20s(老年人>0.22s,小于 14 岁的儿童>0.18s),或对两次检测结果进行比较,心率没有明显改变而 P-R 间期延长超过 0.04s。

②二度房室阻滞:心电图表现为部分 P 波后 QRS 波群脱漏,可分为两型。二度Ⅰ型房室阻滞(莫氏Ⅰ型):P 波规律出现,P-R 间期逐渐延长,R-R 间期逐渐缩短,直至出现一次 QRS 波群脱漏。漏搏后 P-R 间期缩短,随后又逐渐延长至 QRS 波群脱漏。可周期性反复出现,也称为文氏现象。二度Ⅱ型房室阻滞(莫氏Ⅱ型):P-R 间期恒定(正常或延长),部分 P 波后无 QRS 波群。连续出现两次或两次以上的 QRS 波群脱漏,称为高度房室阻滞。

③三度房室阻滞:又称完全性房室阻滞。P 波与 QRS 波群无关(P-R 间期不固定),心房率快于心室率。出现交界性逸搏心律时,QRS 波群形态正常,频率为 40～60 次/min;出现室性逸搏心律时,QRS 波群宽大畸形,频率 20～40 次/min。偶有 P 波下传心室者,称为几乎完全性房室阻滞。心房颤动时,心室率慢而绝对规则,为心房颤动合并三度房室阻滞。

(4)心室内传导障碍的心电图诊断:心室内传导障碍是指室上性激动下传心室,在心室内的传导出现异常,引起 QRS 波群形态或时限异常。

①完全性右束支阻滞

成年人 QRS 波群时限≥120ms,4-16 岁>100ms,4 岁以下>90ms;

V₁、V₂导联 QRS 波群呈 rsr′、rsR′或 rSR′,r′或 R′时限通常比初始 R 波宽,少数患者可呈宽并有切迹的 R 波;

成年人 Ⅰ、V₆导联 S 波时限>R 波时限,或 S 波时限>40ms;

V₅、V₆导联 R 峰时限正常,但 V₁导联 R 峰时限>50ms。

诊断完全性右束支阻滞时应满足前 3 条,当 V₁导联上呈显著单一 R 波有或无切迹时,应该满足第 4 条。当 QRS 波群时限小于 120ms 时,则诊断为不完全性右束支阻滞。

②完全性左束支阻滞

成年人 QRS 波群时限≥120ms,4-16 岁>100ms,4 岁以下>90ms;

Ⅰ、aVL、V₅、V₆导联记录到宽阔有切迹、顿挫的 R 波,偶有 V₅、V₆导联记录到 RS 型而取代了 QRS 波群的移行;

Ⅰ、V₅. 和 V₆导联无 q 波；

V₅、V₆导联 R 峰时限＞60ms；

ST 段和 T 波的方向通常与 QRS 波群方向相反。

诊断完全性左束支阻滞时应满足上述 5 条，当 QRS 波群时限小于 120ms 时，则诊断为不完全性左束支阻滞。

③分支阻滞

左前分支阻滞：额面电轴在-45°～-90°；aVL 导联呈 qR 型；aVL 导联 R 峰时间≥45ms；QRS 波群时限＜120ms。

左后分支阻滞：成年人额面电轴 90°～180°，儿童额面电轴明显右偏；Ⅰ、aVL 呈 rS 型；Ⅲ、aVF 呈 qR 型；QRS 波群时限＜120ms。

④非特异性室内传导异常：成年人 QRS 波群时限＞110ms，8-16 岁儿童 QRS 波群时限＞90ms，8 岁以下儿童 QRS 波群时限＞80ms，且达不到右束支阻滞或左束支阻滞的诊断标准。主要见于冠心病、高血压、心肌病、复杂性结构性心脏病、神经系统疾病、高钾血症及双侧心室肥大者。

（5）干扰脱节：心房和心室分别存在两节律点并行地各自发出激动，在一系列的心搏中产生相互干扰现象。分为完全性和不完全性两种，完全性表现为 P 波与 QRS 波群无关，P-R 间期不固定。

（6）典型心室预激（WPW 型）：心房和心室之间除了正常的房室结-希浦纤维传导系统之外，还可存在附加的具有传导功能的肌束（称为旁路）。窦性心律时心房激动同时从两条途径同时下传，从旁路下传的激动先于房室结到达心室，引起该部位心室肌预先激动，导致窦性心律心电图中出现预激波（δ 波），使 QRS 波群宽大畸形。这种激动从起源点经过旁路比经过正路提前激动心室肌的现象叫做预激综合征（图 3-8）。

①窦性心律下，成年人 PR 间期＜120ms，儿童＜90ms，除外房间或房内阻滞；

②QRS 波群起始部位粗钝，形成 δ 波，与 P 波融合或起始于邻近的 P 波终点；

③QRS 波群时限：成年人＞120ms，儿童＞90ms；

④继发性 ST-T 改变。

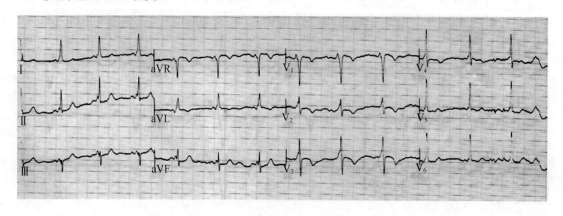

图 3-8　预激综合征，QRS 波群起始部位粗钝，形成 δ 波

要点提示

　　心电图分析思路：准确解读心电图需要密切结合临床资料，依次分析心电图节律、心率、P波、QRS电轴及电压，ST-T改变等；全科医师需要较强的临床信息整合能力才能为心电图做出合理的临床解释。

　　评价心律失常：心电图对心律失常的诊断具有肯定的临床价值，应重点掌握窦性停搏、期前收缩、心动过速、传导阻滞等心电图特点。

　　诊断心肌缺血、梗死：心电图ST-T特征性改变是临床上诊断心肌缺血和心肌梗死最简便而又可靠的检查方法，对判断心肌梗死的部位有极大的帮助，应牢固掌握急性心肌梗死时ST-T抬高成单向曲线的特征性心电图改变。

　　评价常见心脏病：心电图检查对判断器质性心脏病及其病情进展有帮助。

　　常用药物及电解质：心电图对判断某些药物中毒（洋地黄）和电解质紊乱（血钾异常）有诊断价值。

四、心血管影像学检查

(一)超声心动图

　　超声心动图已经成为心血管疾病的常规检查手段，其实用价值已经得到临床专家的共识，无论是心血管专科医师，还是基层医院的全科医师，都应该对超声心动图的适应证以及检查目的有基本的认识，以便更好地应用超声心动图进行临床诊断和治疗决策。

　　1. 以下临床症状和体征需要进行超声心动图检查。

　　(1)胸闷,气短(常见于循环和呼吸系统疾病)。

　　(2)夜间阵发性呼气困难(常见于左侧心力衰竭)。

　　(3)急性持续性胸痛(常见于急性心肌梗死、主动脉夹层、肺动脉栓塞、慢性食管疾病)。

　　(4)口唇发绀(常见于先天性心脏病右向左分流、慢性阻塞性肺病、急性高危肺动脉栓塞)。

　　(5)下肢水肿或全身水肿(常见于慢性心力衰竭、高血压肾损害、全身系统疾病心脏损害)。

　　(6)心脏杂音(可见于先天性心脏病、瓣膜狭窄、瓣膜反流、左心室流出道梗阻等)。

　　(7)晕厥(多见于心律失常、左心室流出道梗阻、严重主动脉瓣狭窄等)。

　　2. 以下疾病需要进行急诊或床边超声心动图检查。

　　(1)急性心肌梗死。

　　(2)急性主动脉夹层。

　　(3)急性高危肺动脉栓塞。

　　(4)急性心脏压塞。

　　另外,不明原因的昏迷同时伴有心脏杂音,应行急诊或床边超声心动图检查除外乏氏窦瘤破入右心房或右心室。

　　3. 以下情况必须考虑进行超声心动图检查,否则将会承担一定的医疗责任。

（1）心脏杂音：只要您在检查心脏是时听到杂音，无论男女老幼，无论何时何地（在门诊、急诊、普通病房或监护病房），无论是收缩期或舒张期，您均有责任建议患者进行常规经胸超声心动图检查。

（2）不明原因的急性持续性胸痛合并血流动力学紊乱。有条件时必须进行超声心动图检查。

【超声心动图常规检查技术】

1. M型超声心动图　只在一条线上发射和接收超声波信号，对于记录组织的运动具有高度敏感性（大于二维超声心动图）。其提供一个随时间变化的图像深度和回声强度信息，直接观察运动组织的变化（如瓣膜的开放和关闭，心室壁的运动）。超声波声束必须与观察组织器官垂直。可以手动或自动测量心腔的大小、室壁的厚度。

2. 二维超声心动图　可以显示心脏的切面图像，初步快速判断组织结构。如果进行连续成像，在显示器上可以观察到心腔、瓣膜和血管的实时情况。

3. 频谱多普勒超声心动图　包括脉冲多普勒和连续多普勒，脉冲多普勒能够对紊乱的血流进行定位，或可测量局部血流的速度。而连续多普勒则可以对心内的血流进行定量分析。

4. 彩色多普勒血流成像　是一种自动化的脉冲波多普勒二维图像。它沿着二维图像的扫描线计算血流的速度和方向，并对其进行彩色编码。背离探头运动的血流标记为蓝色，朝向探头运动的血流标记为红色，流速越高彩色越鲜亮。超过速度极限，出现色彩翻转。高速湍流和局部加速血流通常标记为绿色（表3-9，表3-10，表3-11）。

表 3-9　超声心动图主要成像模式及其应用

成像技术	应用
二维超声成像	解剖结构 心室和瓣膜的运动 指导M型和多普勒取样
M型超声	测量内径 测量心脏时间间期
脉冲波多普勒成像	正常瓣膜血流频谱 左心室舒张功能 每搏量和心排血量
连续波多普勒成像	评估瓣膜狭窄的程度 评估瓣膜反流的程度 测量分流的速度
彩色多普勒血流成像	狭窄、反流和分流的定性和半定量评估

表 3-10 成人二维超声心动图正常参考值

测量项目		正常参考值
左心室内径(LV)	收缩末期	2.0～4.0cm
	舒张末期	3.5～5.6cm
室壁厚度	舒张期室间隔	0.6～1.2cm
	舒张期后壁	0.6～1.2cm
	收缩期室间隔	0.9～1.8cm
	收缩期后壁	0.9～1.8cm
缩短分数(FS)		30%～45%
射血分数(EF)		50%～85%
左心房内径(LA)		2.0～4.0cm
右心室内径(RV)		0.7～2.3cm
肺动脉干内径		2.0～2.5cm
主动脉根部内径		2.0～4.0cm

表 3-11 脉冲多普勒探测到的成年人各瓣膜峰值速度

瓣膜	平均峰值速度(m/s)	参考范围(m/s)
主动脉瓣	1.3	0.9～1.7
二尖瓣	0.9	0.6～1.3
三尖瓣	0.5	0.3～0.7
肺动脉瓣	0.75	0.5～1.0

【超声心动图在常见心血管疾病中的应用】

1. 冠心病

(1)心肌梗死

超声心动图检查的目的:①评估心肌梗死的部位、范围;②评价心脏功能,指导临床治疗;③明确心肌梗死并发症,帮助治疗决策;④心肌梗死后恢复期为了指导治疗对左心室功能再次评价。

超声心动图检查主要异常表现:①"罪犯"血管所支配心肌出现运动减低、消失或反向运动;②左心室或右心室射血分数正常减低;③如果出现乳头肌功能不全或腱索断裂,彩色多普勒可显示中度或重度二尖瓣关闭不全;④并发室间隔穿孔,彩色多普勒可探及心室水平左向右分流信号,连续多普勒可探及高速的心室水平左向右分流信号;⑤并发室壁瘤时,二维超声心动图可以显示局部心肌变薄,向外扩张,心肌运动消失或反向运动;⑥合并心包积液时可以显示心包腔内无回声区,并可对心包积液进行定位和半定量评估,指导临床治疗;⑦部分病人可探及左心室内附壁血栓。

(2)心肌缺血

超声心动图检查的目的:①评估心肌缺血的部位、范围;②评价心功能;③了解心脏血流动力学变化。

超声心动图检查主要异常表现:①"罪犯"血管所支配心肌出现运动减低,消失或反向运动;②左心室或右心室射血分数正常或减低;③合并乳头肌功能不全或腱索断裂,彩色多普勒可显示中度或重度二尖瓣关闭不全。

需要强调大多数慢性心肌缺血的患者,甚至多支血管病变的患者,静息状态下超声心动图检查正常,如果临床高度怀疑冠心病,建议进行负荷超声心动图检查。

2. 心脏瓣膜病　瓣膜狭窄时,超声心动图检查目的:①评价血流动力学改变的严重程度;②评价心室腔的大小、功能和(或)血流动力学的变化;③原有瓣膜狭窄,现在症状和体征发生改变时的重新评估;④原有瓣膜狭窄,在妊娠期间,血流动力学改变的严重程度和对心室代偿功能的评估;⑤有严重狭窄,但临床无症状患者的重新评估;⑥对轻至中度无症状的主动脉瓣狭窄,并伴有左室功能不全或肥厚的患者的再评估;⑦对介入治疗效果的评价。

(1)主动脉瓣狭窄

超声心动图检查目的:①评价主动脉瓣狭窄的严重程度;②评价血流动力学变化;③评价左心室的大小和功能;④评价左心室结构和形态的异常;⑤精确测量主动脉瓣环的大小。

超声心动图检查主要异常表现:①主动脉瓣自身结构的异常如增厚、粘连、收缩期开放受限、瓣口面积减小。②继发心脏结构和功能的改变,严重的主动脉瓣狭窄可导致升主动脉增宽;主动脉瓣上流速增快;左心室肥厚;伴有或不伴有主动脉瓣关闭不全以及左心室收缩功能减低。

根据主动脉瓣上峰值流速,跨瓣平均压差,瓣口面积,瓣口面积指数和多普勒速度比率分别可以对主动脉瓣狭窄程度进行评价(表3-12)。

表 3-12　主动脉瓣狭窄诊断标准

项目	主动脉硬化	轻度狭窄	中度狭窄	重度狭窄
血流速度峰值(m/s)	≤2.5m/s	2.6～2.9	3.0～4.0	>4.0
平均压差 (mmHg)	—	<20	20～40	>40
瓣口面积 AVA(cm²)	—	>1.5	1.0～1.5	<1.0

(2)二尖瓣狭窄

超声心动图检查目的:①评价二尖瓣狭窄的严重程度;②评价血流动力学变化;③评价左室功能;④评价左心房和左心室结构和形态的异常;⑤右心结构和功能的变化;⑥精确测量二尖瓣环的大小。

超声心动图检查主要异常表现:①二尖瓣自身结构的异常如增厚、粘连、收缩期开放受限、瓣口面积减小(图3-9);②二尖瓣口流速增快或跨瓣压差增大;③左心房增大;④左心室舒张末径偏小,如果合并中度或重度关闭不全,左心室舒张末径正常或增大;⑤如果合并中度或重度肺动脉高压,可探及右心系统结构和功能的改变,如肺动脉增宽、右心房右心室扩大、三尖瓣反流和三尖瓣跨瓣压差增大等。

根据二尖瓣口面积,跨瓣平均压差和肺动脉收缩压可以评价二尖瓣狭窄程度(表3-13)。

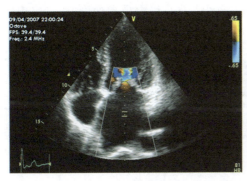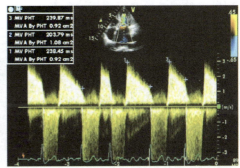

图 3-9　A 心尖四腔切面显示二尖瓣增厚、粘连、收缩期开放受限；B 应用连续多普勒 PHT 法测
　　　量二尖瓣瓣口面积

表 3-13　二尖瓣狭窄诊断标准

项目	轻度	中度	重度
瓣口面积(cm²)	>1.5	1.0～1.5	<1.0
平均压差(mmHg)	<5	5～10	>10
肺动脉收缩压(mmHg)	<30	30～50	>50

如果患者选择二尖瓣成形术，则需要对二尖瓣的活动度、瓣叶的厚度、瓣膜钙化程度以及瓣下结构的受累程度进行评估。

（3）瓣膜反流

超声心动图检查目的：①评价血流动力学改变的严重程度；②评价心室腔的大小、功能和（或）血流动力学的变化；③对轻至中度关闭不全，并伴有症状变化的患者的再评估；④对严重关闭不全，无症状患者的再评估；⑤原有关闭不全，在妊娠期间血流动力学改变的严重程度和心室代偿功能的评估；⑥对无症状的轻至中度关闭不全患者，伴有心室扩张的评估；⑦对严重关闭不全和心功能代偿期，药物治疗效果的评估。

超声心动图检查主要异常表现：①房室瓣反流，收缩期彩色多普勒于心房侧可以探及异常的反流信号。半月瓣反流，舒张期彩色多普勒于流出道或心室腔内可探及异常的反流信号，评估心内瓣膜反流的程度。②连续多普勒可探测到房室瓣或半月瓣反流速度，可用于评估心腔内压力。③二维超声心动图能够显示由于瓣膜反流导致的房室腔大小的变化。

（4）人工瓣膜置换

超声心动图检查目的：①评价人工瓣膜的功能是否正常；②明确或除外瓣周病变如瓣周漏、瓣周脓肿、瓣周血栓等；③明确或除外左房血栓形成；④评价心脏功能和房室腔大小变化。

人工瓣膜置换术后，超声心动图适应证：①人工瓣膜置换术后，临床症状和体征发生改变的病人；②临床症状和体征没有变化，轻至中度心功能不全的病人；③临床症状和体征没有变化，瓣膜功能正常病人的常规评估。

超声心动图检查主要异常表现：①人工瓣膜狭窄导致瓣膜开放受限，有效瓣口面积减小，跨瓣流速增快；②瓣周漏时，连续多普勒可探及高速的反流信号；③瓣周脓肿，二维超声心动图可显示瓣环周围的低回声或无回声区；④房颤患者往往容易伴发左心房内血栓，二尖瓣人工瓣膜患者,由于经胸超声心动图检查受到人工瓣膜的干扰,左心房内出现伪影,建议应用经食管超声心动图检查;⑤伴有中度或重度瓣膜反流,房室内径增大。

人工主动脉瓣狭窄的诊断标准及人工二尖瓣狭窄的诊断标准(表 3-14,表 3-15)。

表 3-14 人工主动脉瓣狭窄的诊断标准

项目	正常	可能狭窄	显著狭窄
峰值速度	$<3m/s$	$3\sim4m/s$	$>4m/s$
平均压差	$<20mmHg$	$20\sim35mmHg$	$>35mmHg$
有效瓣口面积	$\geqslant1.2cm^2$	$1.2\sim0.8cm^2$	$<0.8cm^2$
多普勒速度指数	$\geqslant0.3$	$0.29\sim0.25$	<0.25
加速时间	$<80ms$	$80\sim100ms$	$>100ms$

表 3-15 人工二尖瓣狭窄的诊断标准

项目	正常	可疑狭窄	显著狭窄
峰值速度	$<1.9m/s$	$1.9\sim2.5m/s$	$>2.5m/s$
平均压差	$<5mmHg$	$5\sim10mmHg$	$>10mmHg$
[1]VTI_{MV}/VTI_{LVO}	<2.2	$2.2\sim2.5$	>2.5
有效瓣口面积(EOA)	$\geqslant2.0cm^2$	$1\sim2cm^2$	$<1cm^2$
压力减半时间	$<130ms$	$130\sim200ms$	$>200ms$

[1]VTI:速度时间积分;MV:二尖瓣;LVO:左心室流出道

3. 感染性心内膜炎

超声心动图检查目的:①明确心内是否存在赘生物;②评估瓣膜受累的程度;③周围组织受侵犯的程度和范围;④血流动力学的变化。

超声心动图检查指征:①瓣膜损害的特征和检测,心脏代偿情况和对血流动力学的影响;②怀疑有感染性心内膜炎的先天性心脏病患者,赘生物的检测;③并发症的检测,如脓肿、穿孔等;④血培养阴性,临床高度怀疑心内膜炎的患者;⑤严重心内膜炎的重新评估,如:血流动力学改变的严重程度、主动脉瓣受累、持续的发热和菌血症、临床症状变化等。

超声心动图检查主要异常表现:①心内损害部位独立的、摆动的团块样回声;②合并瓣周脓肿,二维超声心动图可显示瓣环周围的低回声或无回声区;③伴有中度或重度瓣膜反流,房室内径增大。

经胸超声心动图诊断感染性心内膜炎的敏感性为 $60\%\sim70\%$,特异性达 98% 以上,临床高度怀疑感染性心内膜炎时,经胸超声心动图检查阴性患者,建议进行经食管超声心动图检查,经食管超声心动图检查在保持较高特异性的同时,可使其敏感性提高到 95%,而经食管超声心动图检查对感染性心内膜炎的阴性预测值为 92%。

4. 心肌病

超声心动图检查目的:①评价房室腔内径的大小和室壁厚度;②评估左心室收缩功能;③评价瓣膜反流程度;④流出道狭窄的评估;⑤评价收缩期左心室、右心室间和左心室内运动同步性。

超声心动图检查指征：①临床诊断心衰或怀疑心肌病病人的左心室大小和功能的评估；②中心静脉压升高，临床高度怀疑由心脏病所致的患者；③呼吸困难，伴有心脏疾病的临床体征；④不能解释的低血压患者；⑤已经诊断心肌病，临床体征有变化患者的左心室功能的再评价。

超声心动图检查主要异常表现：①房室腔扩大，以左心室扩大为主；②多瓣膜反流；③心室壁变薄，室壁运动弥漫性减低；④左心室伴或不伴右心室收缩功能减低；⑤收缩期左心室、右心室间和左心室内运动不同步；⑥肥厚型心肌病室壁增厚，伴有左心室流出道梗阻时，左心室流出道狭窄，流速增快，压差增大。

5. 高血压

超声心动图检查目的：①心室壁厚度的评价；②左心室收缩功能和舒张功能的评价。

超声心动图检查指征：①静息状态下左心室功能、左室肥厚、或向心性重构对临床决策非常重要的患者；②合并冠心病的患者；③左室功能不全患者，临床症状和体征有变化时左心室大小和功能的随访；④左心室舒张功能异常伴有或不伴有左心室收缩功能异常；⑤心电图无左心室肥厚的临界高血压患者决策时，左心室肥厚的评估。

超声心动图检查主要异常表现：①左心室壁增厚，但≤15mm；②LVEF 可以≤45%；③左心室舒张功能受损表现如舒张松弛障碍、舒张限制障碍等；④如果合并冠心病，二维超声心动图可见节段性室壁运动异常。

6. 心包疾病

超声心动图检查目的：①明确是否有心包积液；②对心包积液量进行半定量评价；③排除或明确是否有心包缩窄；④对心包穿刺进行指导。

超声心动图检查指征：①怀疑心包疾病的患者；②怀疑有心包出血的患者，如创伤、介入治疗等；③难治性心包积液或诊断早期缩窄的随访；④急性心肌梗死伴有持续性胸痛、低血压，而发现心包摩擦音的患者；⑤有心脏压塞征象的患者。

超声心动图检查主要异常表现：①心包脏层与壁层分离，其内可见无回声区；②心包腔内伴有或不伴有条索状或飘带状回声；③心包缩窄时，可见部分心包增厚，与心肌相连，回声增强，后方伴有声影；④继发右房压增高，下腔静脉内径吸气/呼气≤50%。

7. 心脏肿物和肿瘤

超声心动图检查目的：①明确心腔内是否有肿物，肿物的附着部位以及肿物的大小和形态；②初步鉴别肿物的性质，如肿瘤、血栓、赘生物；③明确心内肿物与毗邻组织结构的关系以及受累程度；④了解肿物对血流动力学的影响。

超声心动图检查指征：①心脏肿物所致的临床事件或临床综合征患者；②心脏疾病所致的肿物，需要根据超声心动图进行抗凝或外科治疗的患者；③心脏肿瘤切除术后复发的随访；④心脏转移瘤的随访与监测。

超声心动图检查主要异常表现：①二维超声心动图可探及心腔内固定部位的肿物；②肿物累及毗邻组织结构的特异声像图；③造成心腔内或大血管阻塞的血流动力学特征性声像图。

特别强调如果需要明确心房或心耳内是否存在血栓，建议应用经食管超声心动图进行检查。

8. 大血管疾病

超声心动图检查目的:①明确或除外主动脉夹层、主动脉瘤或主动脉破裂;②明确主动脉病变的大小和累及的范围;③明确主动脉夹层的入口与出口;④明确主动脉夹层的真腔和假腔;⑤了解主动脉瓣受累情况及主动脉关闭不全的程度;⑥了解左心室收缩功能。

超声心动图检查指征:①主动脉夹层;②主动脉瘤;③主动脉破裂;④马方综合征或其他结缔组织疾病所致的主动脉根部扩张;⑤主动脉夹层修补术后的随访。

超声心动图检查主要异常表现:①主动脉显著增宽;②主动脉内可见线状或带状内膜瓣回声;③彩色多普勒可以帮助明确主动脉夹层的入口和出口;④频谱多普勒可以帮助鉴别低速血流血流信号的假腔和高速血流信号的真腔;⑤累及主动脉瓣,彩色多普勒可以探及主动脉瓣反流信号;严重的主动脉瓣反流,可导致左心室扩大、左心室收缩功能减低。

特别强调经胸超声心动图检查不能完全除外,但临床仍高度怀疑主动脉夹层的患者,建议行经食管超声心动图检查。

9. 肺部疾病

超声心动图检查目的:①明确肺动脉高压的程度;②了解右心房、右心室大小;③了解右心室收缩功能;④了解右心室壁厚度。

超声心动图检查指征:①怀疑肺动脉高压的患者;②肺栓塞并怀疑在肺动脉、右心房、右心室有血栓者;③肺动脉高压患者治疗后肺动脉压的随访;④心源性与非心源性呼吸困难病因的鉴别;⑤肺部疾病伴有心脏受累患者。

超声心动图检查主要异常表现:①右心房、右心室扩大;②急性重度肺动脉高压,可见室间隔平直,右心室运动减低;③右心室游离壁可增厚;④三尖瓣反流,连续多普勒测量三尖瓣跨瓣压差增大;⑤继发右房压增高,下腔静脉内径吸气/呼气≤50%。

10. 心律失常

超声心动图检查目的:①了解心脏结构是否正常;②了解房室腔的大小;③明确或除外心腔内血栓。

超声心动图检查指征:①临床怀疑有结构性心脏病的心律失常患者;②家族史伴有遗传性心脏疾病的心律失常患者;③射频消融前总体评估;④需要治疗的心律失常患者;⑤心律转复的患者;⑥既往有脑栓塞事件考虑与心房内血栓有关的患者;⑦抗凝是禁忌证,但根据超声心动图结果决定转复的患者;⑧以前证实有心房内血栓患者;⑨根据预后的因素而考虑转复心律的患者。

超声心动图检查主要异常表现:①心脏结构的异常,如先天性心脏病、右心室发育不良等;②右心房、右心室扩大;③左心耳内血栓形成。

特别强调考虑转复心律或怀疑有心房内血栓的患者,建议行超声心动图或经食管超声检查除外左心耳内血栓。

【如何解读超声心动图报告】

目前国内的超声心动图报告尚无统一的格式和标准,包括文字描述,诊断术语和诊断结论都没有进行规范化定义,尽管一些专业学会正在努力制定规范化的超声心动图报告,但是超声心动图对操作者的依赖性仍然是将来超声心动图规范化培训的一个瓶颈。下面就常见的超声心动图诊断结论进行解读。

1. 瓣膜反流程度 由于超声心动图通过多普勒频移来评价心内血细胞的移动和方向,并对其进行彩色编码,同时以彩色多普勒形式直观地观察到心内血流的方向,根据血流方向的变化和反流面积的大小,对反流程度进行评估。超声心动图报告可以见到关于瓣膜反流程度一些结论性描述,如微量、少量、轻度、中度和重度反流。如果临床上听到反流所致的心脏杂音,超声心动图报告存在中度以上的反流,对临床治疗决策有比较重要的意义。如果临床上没有听到杂音,超声心动图报告有微量、少量和轻度反流,对治疗决策无指导性意义。需要强调的是急性高危肺动脉栓塞,即使是少量或轻度反流,同时伴有肺动脉高压,这对肺动脉栓塞的危险分层有重要的指导意义。

2. **左心室舒张功能**　尽管目前超声心动图是唯一能无创评价左心室舒张功能的手段,但是由于没有一个公认的有效指标,使其在临床应用受到很大的限制,目前主要应用二尖瓣前向血流频谱、左心房容积指数、肺静脉血流和组织多普勒等技术综合评价左心室舒张功能。超声心动图报告诊断性结论提示左心室舒张功能减低,大多数是依据二尖瓣前向血流频谱 E 峰/A峰＜1。如果只用 E/A 比值这个指标评价左心室舒张功能,E/A 比值＜0.75,可以诊断左室松弛功能障碍,也就是舒张功能 I 级,如果需要进一步的分级,则需要综合评价,可以参照专业文献。

3. **左心室射血分数**　左心室射血分数(EF)的计算公式如下:

$$EF(\%) = \frac{LVEDV - LVESV}{LVEDV} \times 100$$

这里,LVEDV＝左心室舒张末容积;LVESV＝左心室收缩末容积。左心室射血分数只是一个容积的相对变化。测量方法包括 M 型和二维的双平面法,假设患者有节段性室壁运动异常(如心肌梗死)或者心脏扩大,M 型测量方法可出现测量误差,建议用二维的双平面法测量相对准确,此法已经成为国际临床试验的标准方法,但在临床上常用 Simpson 模型法测量射血分数。

4. **左心室肥厚与肥厚型心肌病**　左心室肥厚多见于高血压、主动脉瓣狭窄、运动员心脏和肥厚型心肌病。最近 ACC/AHA 关于肥厚型心肌病诊断治疗指南,明确规定在除外引起左心室肥厚的其他心脏病后,超声心动图测量左室壁厚度＞15mm,即可诊断肥厚型心肌病。其心肌肥厚可以发生在左心室的任何部位。

5. **瓣膜退行性病变**　我国老龄化社会的逐步形成,老龄患者的瓣膜退行性病变逐渐增多,常见于二尖瓣和主动脉瓣,刚结束的 2011 AHA 年会宣布,美国 FDA 批准退行性主动脉瓣狭窄可以行经皮主动脉瓣成形术。这说明退行性瓣膜病已经严重危害到老年人的健康。超声心动图多描述为瓣环和瓣体的增厚,回声增强、后伴声影、瓣膜开放受限、瓣口面积减小等。

6. **节段性室壁运动异常**　节段性室壁运动异常在超声心动图描述和结论常可以见到。节段性室壁运动异常可分为运动增强、运动减低、矛盾运动、运动消失或无运动。运动增强多见于甲状腺功能亢进,严重贫血等;运动减低和矛盾运动多见于慢性冠心病心肌缺血;运动消失或无运动多见于急性心肌梗死或心肌梗死之后。但运动减低或矛盾运动并不是冠心病所特有的表现,其他的一些情况也可以出现节段性室壁运动异常,如完全性左束支传导阻滞和右心室起搏治疗都可以出现左心室的矛盾运动;缩窄性心包炎和心脏外科手术后出现的心包心肌粘连,可以导致局部心肌运动消失等。因此在阅读超声心动图报告时,一定需要详细了解患者的病史,才能更好地理解超声心动图。

要点提示

应用目的及要求：全科医师应重点掌握常见心血管疾病进行心脏超声检查的适应证，熟练掌握心脏房室结构的正常值和心功能评价指标，能够综合临床资料准确解读心脏超声心动图报告，为临床诊治提供决策支持。

解释心脏结构改变：要结合导致左右心房和心室增大的血流动力学改变基础病因进行分析和解释，如高血压患者心脏超声出现左心房增大、左心室增大、心肌肥厚、E/A<1等，是心脏克服增高的外周血管阻力所致的心脏结构改变，控制血压可以减轻心脏结构损害的病变进程。

评价心脏功能：左心室射血分数（LVEF）和缩短分数（FS）都是临床评价心脏收缩功能的重要无创指标，LVEF<35%提示心功能不全患者预后差；而等容舒张时间（IVRT）、压力下降时间（DT）和早晚期充盈速度（E/A<1）是评价左心室舒张功能不全最重要的无创检查手段。

辅助诊断心肌缺血：缺血心肌出现心肌运动障碍常先于心电图改变和心肌酶改变，心脏超声心动图发现室壁节段性运动异常是诊断心肌缺血的重要依据。

诊断常见心脏病：对先天性心脏病、各种心肌病、瓣膜性心脏病、心包疾病、动脉夹层、附壁血栓等具有重要的诊断价值。

(二)X线的临床应用

循环系统在X线检查中属于最难观察、诊断的一个系统。这是由于其解剖结构复杂，即四个房室与两个大血管系统交错在一起，而且平片上没有明确界限，只能靠边缘形态变化发现异常。因此X线必须结合循环系统的病理、生理特点进行分析，才能作出正确的诊断。

透视：可以动态的观察心脏、大血管的搏动情况和呼吸运动、体位对其形态的影响等。还可以随意转动患者，从各个不同方向观察心脏和大血管的形态和轮廓，在判断个别房室的大小方面帮助较大。

摄片：可以初步观察心脏形态，估计各房室大小，评价肺血多少，并间接反映心功能情况。由于解剖上左心房和右心室在正位片上恰好居中间，因此在正位片上无法指明左心房与右心室的界限与大小，但在侧位与斜位时恰好显示清楚，故检查心脏应正位、双斜位及左侧位相互结合，共同观察。

(1)心脏异常：X线片上所见的心脏增大通常是由扩张所引起。心胸比率指在充分吸气后摄正位片，心脏最大横径与胸廓最大横径的比率，正常成年人比例为50%以下，未成年人、老年人、运动员等可能≥50%，这是评估心脏大小最简单最常用的方法。心肌肥厚引起的心脏增大不显著，对整个心容积的改变不大，不容易引起平片可察觉的心脏增大，它只引起心脏形态改变，X线很难诊断。

(2)肺血流异常：肺血流受右心排血量、肺血管阻力、肺弹力、肺泡内压与肺动、静脉压关系等因素的影响。临床医师了解肺血流异常的X线表现对肺、心功能与疾病的诊断、疗效评估及预后有重要价值。

肺动脉高压：肺动脉压升高，收缩压和平均压分别超过30mmHg和20mmHg，肺静脉和毛细血管压力可正常，称肺动脉高压或毛细血管前高压。由于肺血流量增加引起者称高流量性肺动脉高压，见于左向右分流的先天性心脏病等，这时肺动脉血流量增多，也称肺充血；由于肺小血管和毛细血管痉挛、狭窄所致肺循环阻力增高而引起者称阻塞性肺动脉高压,常见于慢性阻塞性肺病、肺栓塞等。X 线表现:肺动脉高压表现为肺动脉段膨隆,肺门影增大,肺动脉及其分支扩张,右下肺动脉干增粗超出右中间段支气管宽度(15mm),扩张血管边缘清楚。肺门处透视下见搏动增强,常伴有右心室增大。高流量性肺动脉高压远侧分支扩张,肺动脉及其分支保持正常的扩张比例。阻塞性肺动脉高压的远侧肺野血管纹理突然较少,形成残根样表现。

肺静脉高压:由于静脉回流受阻,肺静脉压力升高,血液滞留在肺静脉系统内,也称肺淤血,其与肺充血同为肺多血。肺静脉高压时上肺野的静脉扩张,而下肺野的静脉收缩;随着液体的渗出,出现肺水肿。静脉压的缓慢升高主要表现为间质性肺水肿;静脉压的急剧升高主要表现为肺泡性肺水肿,常见于急性左侧心力衰竭。间质性肺水肿和肺泡性肺水肿 X 线影像各具特征,但二者常同时存在。间质性肺水肿 X 线表现:肺间质渗出性改变,肺门部包绕大血管与支气管的肺间质有水肿积聚,表现为肺纹理边界不清,呈磨玻璃样改变。典型者可见周围间隔线,又称 KerleyB 线,在肺下叶近胸膜处长 2～3cm,宽 1mm 的横行线影。肺泡性肺水肿 X 线表现:肺野内边缘不清的斑片状均匀高密度影,典型者呈两肺门区周围蝶翼样分布的雾状高密度影,病灶分布与患者体位有关,因低垂部位的肺静脉压最高,所以多见于肺底及背部。水肿的分布具有易变性,最初发生在肺下部、内侧及后部,很快向肺上部、肋面及前部发展,病变常在数小时内有显著变化。

肺血减少:常见于右心室流出道受阻;X 线可见肺血管纹理纤细,肺门影变小,肺动脉段平直或凹陷,当肺动脉瓣狭窄时,由于瓣后血液涡流,导致肺动脉段直立性凸出。当侧支循环开放,表现为血管纹理粗细不均,上叶肺血管纹理比下叶粗大。

含铁血黄素沉着和骨化:见于二尖瓣型心脏病及多发性肺出血病变,X 线片上可见肺内大小不等结节影。

(3)主动脉异常:平片上可以观察到主动脉纡曲、扩张及钙化等动脉硬化的表现,还可看到主动脉狭窄或扩张,如果 X 线描述弓部与降部边缘不规则则提示主动脉夹层。

X 线现仍为评估多数心脏疾病的基本方法。尤其在没有心脏超声等其他影像学检查时,X 线仍可为临床提供很多有价值的诊断信息。它的优势是评价肺血流异常,并间接反映心功能情况;另一优势是操作简便,容易与以往检查对比,方便了解疾病进展情况或手术后的改变等。但因心脏大血管异常在 X 线上往往反映的是大血管、肺循环及各房室大小和形态的改变,不能直接显示病变本身(如不能仅据 X 线平片鉴别心肌肥厚或心腔扩大、房间隔或室间隔缺损、瓣膜的狭窄或关闭不全),只能通过观察这些病变引起的房室大小和形态的变化及肺血管的改变,再结合病理生理特点,才能推测可能存在的病变。另外,由于透视检查时间长,辐射剂量大,影像清晰度较差,故只应作为其他检查的补充应用。

(三)MRI 的临床应用

作为影像医学发展前沿之一的磁共振成像(MRI)以其无创性、无辐射、不使用含碘对比剂、可任意方位扫描、高软组织分辨率和三维立体成像等特点,在心血管领域应用愈加广泛,可对心脏和瓣膜形态、运动功能、心肌灌注和心肌活性、室壁运动等进行一站式检查,磁共振血管造影还可对血管解剖形态和功能进行全面的评价,达到 X 线血管造影的效果。

1. 心力衰竭方面　常规 MRI 成像结合 MRI 技术可直接显示心室大小和室壁形态学改变,计算射血分数、心室舒张/收缩末期容积、心搏量、心排血量、心排血指数和心室节段室壁增厚率等各种心脏功能参数,定量分析心室容积和心肌质量,结合静脉注射多巴酚丁胺负荷试验可检测心肌收缩功能储备。其中相位对比磁共振技术通过测量血液相位位移鉴别流动血液和静态组织,能够测量心流量和心排血量,评价心肌运动功能,有效评估心脏功能。近年来右心功能评价日益受到重视,MRI可清楚显示右心室心肌,精确测量右心室收缩末期和舒张末期容积、每搏输出量、射血分数和右心室质量,准确评价右心功能。MRI已成为检测心室容积、心肌体积和心脏功能的金标准。

2. 冠心病方面　MRI通过一次检查可得到心脏形态、功能、心肌灌注和心肌活性等多项综合信息。急性心肌缺血时可显示心肌局部信号异常、室壁运动减弱、心腔扩大和室壁瘤形成等。MRI灌注是评估心肌活性的有效方法,其能敏感的反映心肌细胞缺血或梗死的范围和程度,通过延迟增强法和小剂量多巴酚丁胺负荷试验等方法区分存活心肌(包括顿抑心肌和冬眠心肌)还是坏死心肌,对治疗方案的选择有重要价值。

3. 大血管病变方面　MRI是大血管疾病理想的影像诊断方法,其能显示腔静脉的狭窄和梗阻、主动脉夹层、动脉瘤、壁间血肿、主动脉瘤、先天性主动脉及其分支畸形等。磁共振技术对肺梗死和肺动脉高压的诊断有很高价值。对一些复杂的先天性心脏病,MRI能够任意方位、多角度成像,全面显示心血管解剖结构、空间位置和连接关系。不仅可以克服超声诊断的操作者依赖性,还能够对心血管造影无法克服的心内结构重叠等细节进行补充。MRI可直接显示房、室间隔缺损、主动脉骑跨、转位等复杂畸形,同时显示心腔大小和心壁厚度的改变;MRI还可显示血液的异常分流和反流信号。通过显示心脏位置、心房、心室和大血管的关系和血流动力学变化,有助于复杂先心病的诊断。

4. 心肌炎和心肌病方面　对心肌炎和心肌病的诊断,MRI具有优势。MRI通过灌注成像来鉴别心肌炎和心肌梗死患者;在MRI的指导下,可大大提高心肌活检的诊断敏感度。MRI能够准确和动态地观察心室形态和容积、室壁运动和心室功能等信息,其可直接显示心肌厚度,根据心腔大小、室壁厚度和心肌信号的改变,有助于诊断各种类型心肌病。对继发性心肌病,如心肌梗死、室壁瘤、附壁血栓形成等,亦可根据原发病的特点、心肌信号的改变作出诊断。

5. 心脏瓣膜病方面　MRI可显示瓣膜形态、厚度、有无赘生物等。通过MRI电影能够显示瓣膜运动情况和开放、关闭程度。相位对比磁共振技术可通过测量血流程度和反流程度计算跨瓣压差。MRI还能显示由于瓣膜病引起的心脏结构改变。

6. 心脏肿瘤方面　MRI可显示肿瘤形态、大小和范围,并能显示心包及心肌受侵,大血管受累,管腔狭窄或阻塞等继发性改变。

MRI可观察心脏结构、心功能、室壁运动状态、心肌缺血和心肌活力等方面全面评估心脏,加之具有较高的安全性,在心血管疾病的临床应用上越来越重要。但冠状动脉磁共振成像因导航准确性有限,扫描时间长,且仅能显示冠状动脉及其主要分支形态,目前仍处于临床研究阶段。对于安装心脏起搏器患者和少数有精神异常如幽闭恐惧症的患者也不宜进行MRI检查。此外,MRI增强所用的含钆对比剂有产生肾源性系统性纤维化的危险,肾功能受损患者要慎用。

(四)CT的临床应用

近年来,随着多层螺旋CT检查技术不断发展,同时辅以对比增强和心电门控技术,较好地反映了心动周期内心脏形态学的改变和心脏功能状况,现已广泛应用于心血管系统检查。它可直观的反映心内畸形、瓣膜病变及血管改变,适合于复杂的心血管畸形、一些后天性心脏病及冠心病的诊断,对于心包疾病和心脏肿瘤等诊断亦有很大价值。

1. 心脏　多层螺旋 CT 增强扫描可以良好评估心脏情况,它可直观显示心腔内径的变化,如心腔扩大(扩张型心肌病)、心腔缩小(肥厚型心肌病);还可清楚显示肥厚型心肌病的心肌非对称性肥厚和肌小梁肥大等特点。多层螺旋 CT 增强扫描后行多平面重建可显示房、室间隔缺损,甚至复杂心脏畸形等。此外,多层螺旋 CT 增强扫描还可显示心肌原发或继发性肿瘤,表现为正常心肌不同的增强表现,心腔内肿块或血栓可表现为心腔内低密度的充盈缺损。CT 扫描对心包积液情况敏感,50ml 以下的心包积液即可检出,CT 还可以发现各种原因引起的心包增厚,对心包钙化尤为敏感。另外,多层螺旋 CT 增强扫描还可显示冠状动脉病变所导致心肌血供的异常,如心肌梗死的心肌局部变薄及室壁瘤的形成等。

2. 大血管　多层螺旋 CT 可通过二维、三维重建技术直观地显示大血管及其变异、病变(如右位主动脉弓、主动脉瘤和主动脉缩窄等),还可以发现血管壁的不规则增厚,甚至可以根据 CT 值的大小辨别粥样硬化斑块性质,但在辨别斑块性质方面仍需要结合超声、MRI 的相关信息。CT 增强可显示主动脉夹层动脉瘤,可区分其真、假腔及内膜片,而 CT 肺血管成像对肺梗死有重要诊断价值。对有栓子脱落条件的患者:若临床表现起病急、咯血和剧烈胸痛,CT 血管成像显示肺动脉或其分支内有充盈缺损即可确诊,扫描同时也可与其他引起胸痛的疾病鉴别,如主动脉夹层、肺炎、肺癌、气胸等。

3. 冠状动脉　随着设备和扫描技术的不断完善,冠状动脉 CT 血管造影术(冠状动脉 CTA)对筛查冠心病和已知冠心病患者的评估得到广泛的应用。通过冠状动脉增强扫描的三维重建技术及曲面重建技术可良好地显示冠状动脉内腔是否有狭窄和闭塞,通过测量冠状动脉的内径来评估狭窄程度。目前通过专业斑块分析软件可区分非钙化性斑块是稳定性纤维斑块还是易碎性脂质斑块,对冠心病患者选择临床治疗方法具有一定意义;但需要指出的是,由于非钙化斑块中不同组织学成分的 CT 值范围存在重叠,目前对脂质和纤维成分进行准确可靠的定量分析仍比较困难。CTA 可评估粗大血管内支架的再狭窄情况,而对远端细小血管内支架的再狭窄情况评估价值有限。在冠状动脉旁路移植术后的随访方面,CTA 能够显示搭桥血管的通畅或狭窄情况,但对于固有冠状动脉的狭窄进展情况以及经桥血管的逆行灌注的评估价值有限。

目前,以 320 排 CT、双源 CT 为代表的高端 CT 由于检查时间明显缩短,明显降低了扫描辐射剂量,现已广泛应用于心脏大血管领域。如冠状动脉 CTA 技术已逐步成为冠心病筛查及术后随访的主要手段。但冠状动脉 CTA 在冠脉狭窄率的精确诊断上仍有一定限度,往往过高估计冠脉狭窄的比率较大。尽管碘对比剂的安全性在逐步提高,多层螺旋 CT 扫描剂量在逐步降低,但碘对比剂毒性反应和较大的辐射损害仍是 CT 检查的主要缺陷。

各种成像技术的综合应用:心血管疾病影像检查的目的是为准确的诊断和合理的治疗提供决策依据。心血管影像技术经历了从普通二维影像到三维立体影像,从单纯显示形态到提供功能信息的发展历程。随着影像技术不断更新换代,现代心血管影像学已可为临床提供越来越直观、完善的诊断信息。现阶段,在心血管检查中,透视作为常规检查已不再重要;摄片可初步判断心脏形态,估计各房室大小,并主要通过评价肺血多少间接反映心功能情况;CT 的重要价值在于无创性评估冠状动脉情况;而 MRI 对心脏结构和功能的全面准确评估有很高的价值。综上所述,全科医师了解各种心血管影像检查方法的价值和限度,结合各医院和患者的具体情况,综合考虑不同疾病、病情、检查费用和创伤性、安全性等情况,遵循简单、有效、经济、少创的原则,合理选择心血管影像检查方法。例如先天性心脏病,常以 X 线平片检查为基础,再辅以超声心动图,大部分简单的先天性心血管畸形均可明确诊断;如果是复杂畸形,则需选择 MRI 或多层螺旋 CT 增强扫描等,必要时再行心血管造影。

(五)冠状动脉 CT 造影

冠状动脉 CT 血管造影(computed tomographic angiography,CTA)采用≥64 排的螺旋 CT,在静脉注射造影剂的情况下进行冠状动脉的血管造影,可以清晰地显示冠状动脉解剖和病变,用于冠心病的诊断。由于其无创且清晰度接近冠状动脉造影,因此很快在临床上得以普及,已经部分地代替冠状动脉造影。

由于多排螺旋 CT 时间分辨率相对较低,故无法进行实时成像,需要在多个心脏周期里进行多相位成像,因此对心率和心律的要求比较严格。为了减少心脏的运动伪影,需要保持足够低的心率,最好是 55～65 次/min,必要时需服用 β 受体阻滞剂。心律失常时(如心房颤动),成像质量难以保证。CTA 的特点是阴性预测值高,也就是说结果正常,造影基本也会是正常的。

【CTA 主要临床应用】

1. CTA 在疑似冠心病患者诊断中的应用 CTA 的最大优势在于阴性预测值高,即 CTA 阴性结果(冠状动脉正常)能够排除冠状动脉异常,但 CTA 阳性结果则有更多变化。例如,平均每位患者有狭窄性 CAD 判定的敏感度是 98%,特异性则是 88%。CTA 显示冠状动脉病变的阴性预测值高,平均为 96%;阳性预测值变动 64%～100%。而且阳性预测值低的原因是由于钙化或高估了疾病的严重程度等。目前,CTA 主要用于可疑冠心病的筛查或者出于健康检查目的的筛查。

2. CTA 在非冠心病心脏外科手术前评估中的应用 非冠状动脉疾病的心脏病患者在进行心脏手术前常需要评估冠状动脉有无病变。过去,这种评估通过冠状动脉造影进行。对于诸如主动脉狭窄或关闭不全的患者,实施 CTA 检查可使 70% 的患者避免有创的冠状动脉造影检查。如果 CTA 检查阳性的患者仍需要进行冠状动脉造影来制定旁路的手术方案。同样,CTA 也可用于心脏移植患者评估或随访,减少冠状动脉造影的机会。

3. CTA 在冠状动脉搭桥术后的应用 CTA 可以清楚显示桥血管的起源、走行以及有几根桥血管,是评价搭桥血管的很好工具。一般而言,所显示的静脉移植血管图像较自身的冠状动脉血管图像更好,因为此类血管直径更大(一般直径为 3～4mm),并且较冠状动脉更固定。但是,CTA 对乳内动脉血管桥的评估具有很大的困难,因为金属夹及它们较小的尺寸(1～2mm 直径)易造成假象。另一方面,由于远端旁路吻合口经常存在钙化和(或)夹子以及更明显的运动,故评价移植血管远端吻合口较困难。

4. CTA 在冠状动脉支架随访中的应用 目前,CTA 已用于评价冠状动脉支架的通畅性。如果结合患者的临床表现,在成像质量较好的情况下,CTA 检查可以用于评价支架的通畅性,即有无明显的再狭窄,尤其是大直径支架。但是,多数情况下,CTA 可通过支架远端血流来推断其通畅性,用 CTA 检查评价冠状动脉支架的通畅性仍然面临一些重大的技术挑战,因为金属支架可能造成几种类型的图像伪影(如容积重叠伪影和射线硬化伪影),从而影响图像的判断,尤其是较小的血管支架。

5. 诊断冠状动脉畸形或起源异常 由于 CTA 为整个心脏扫描,因此冠状动脉的开口及起源可清晰地显示出来,比冠状动脉造影更简单。对于部分需要介入治疗的患者,意义更大。

6. 评估左心室的整体及局部功能　CTA成像时间分辨率明显低于超声心动图和有创左心室造影。心率在55~65次/min，与其他的侵入性和非侵入性评估左心室功能方法相比，64排CTA也可以提供较准确的评估左心室功能参数。对于心率较快的患者，因为捕捉收缩和舒张末期阶段有困难，其准确性会大大降低。

7. 急性胸痛的鉴别　目前，CTA对于急性胸痛具有重要的鉴别诊断价值，尤其是冠状动脉闭塞、主动脉夹层和肺动脉栓塞，即所谓急性"胸痛三联"。有些64排CT还可以同时进行肺动脉、主动脉和冠状动脉造影，同时一次性完成这三个部位病变的诊断，以便明确诊断。但实际上，基于冠状动脉、肺动脉以及主动脉疾患的扫描方法、层厚和长度等均不同，对比剂剂量、扫描时间和辐射剂量也不尽相同。因此，在临床实际工作中，急诊内科医师更应当重视"胸痛三联"常伴随的典型症状和临床背景，从而有针对性的分别选择靶血管扫描更为实际和合理。

【禁忌证】

1. 绝对禁忌证

(1)对造影剂或碘过敏。

(2)明显的心律失常，如心房颤动。

2. 相对禁忌证

(1)心率较快(≥80次/min)且难以控制，会影响图像质量和诊断。

(2)冠状动脉钙化明显。

(3)严重的心功能不全。

(4)严重肾功能不全。

(5)呼吸、行为不能自控的患者，包括使用人工呼吸机患者。

(6)严重的甲状腺功能亢进。

(7)孕妇或准备受孕者。

【结果的解释】

1. 了解冠状动脉的分布、走行，有无畸形(起源异常)　这就要求读片医师对冠状动脉的解剖也有详细的了解。

2. 了解有无钙化　钙化计分与冠脉狭窄程度呈正相关，钙化是冠心病的标志，无钙化者97%以上冠状脉无狭窄。钙化并非意味着严重狭窄(正性重构)，但年轻人少量钙化常意味着严重狭窄。钙化易受累的冠状动脉顺序：左前降支(LAD)37%，右冠状动脉(RCA)25%，左回旋支(LCX)22%，左主干(LM)16%。

3. 冠状动脉狭窄

(1)狭窄是最常见的冠状动脉病变：根据狭窄的形态分向心性和偏心性，以长度10mm和20mm为界，可分为局限性、管状和弥漫性。报告分：正常、轻度狭窄、显著狭窄、重度狭窄、完全闭塞。狭窄多用目测，也可用工作站软件测量。

(2)狭窄程度的评价：分级：Ⅰ级<25%，Ⅱ级25~50%，Ⅲ级51~75%，Ⅳ级>76%，完全闭塞100%。

(3)评估不准确的原因：总体上说CTA对大于50%的狭窄敏感性和特异性较高；易高估狭窄程度。

①不易鉴别重度狭窄和完全闭塞。

②分支开口闭塞时,易误认为该血管分支不存在。

③若局限性狭窄发生在弥漫性粥样硬化基础上,易低估其狭窄程度。

④长段弥漫性狭窄,易误认为细支轻度狭窄;中间正常血管,易误认为扩张血管;其中较重的狭窄,易低估。

⑤大分支后狭窄因参考管径常忽然变细,而不正确评估。

(4)狭窄的意义:大于50%的狭窄为有意义的狭窄。长而多发的轻度狭窄可产生与短而重度的狭窄同样的缺血效果。完全狭窄的远端常由于侧支循环而产生逆灌注,在 VCT 上可显影,这是其优于冠状动脉造影的地方。

4. **冠状动脉扩张和动脉瘤** 冠状动脉直径超过邻近直径1.5倍,诊断为动脉瘤。病因中动脉瘤粥样硬化最常见,其他如川崎病、结节性动脉周围炎、红斑狼疮、硬皮病、梅毒、马方(Marfan)综合征、大动脉炎、外伤、先天性心脏病等。

【CTA 评价注意事项】

1. CTA 的阴性预测价值高:即结果阴性者多正常,结果(+)不一定就有病变。

2. 长段轻度扩张易误认为正常。

3. 长段扩张中间正常血管易误认为狭窄。

4. 长段扩张中间狭窄易高估狭窄程度。

【CTA 的辐射剂量问题】

随着64排CT在临床上的普及,冠状动脉CT成像检查也越来越普及,其所引发的放射性辐射也成为一个公共问题。

1. **X 线辐射对人体的影响** 根据美国的研究表明,X 射线对健康有一定影响。据估计,早年的 CT 检查(1991—1996 年)与美国 0.4% 的各种肿瘤的发生有关,现在 CT 检查(CTA)可能相关性达到 1.5%~2%。牛津大学和英国癌症研究中心的科学家在对 15 个国家的统计数据进行分析后发现:英国每年诊断出的癌症病例中有 0.6% 是由 X 线检查所致。在 X 线和CT 检查更为普遍的日本,每年新增癌症病例中有 3.2% 是由这两种检查造成的。

尽管还没有确切的资料显示,肿瘤的发生与诊断性 X 线检查直接相关,但 CT 检查所受到的辐射可能会增加致癌的风险是大家所认可的。以现在的螺旋 CT 扫描剂量水平致癌风险极小,但患者在短期内多次扫描,甚至 1 天内 CT 检查几个部位所累积的剂量是不可忽视的,尤其是现在的冠状动脉 CT 扫描的剂量当量更大,增加了不确定的风险。

X 线辐射产生的危害因人群而异。每单位辐射剂量引起终身癌症死亡风险随年龄而变化。美国科学研究院电离辐射生物效应委员会(BEIR)Ⅶ报告书指出,对于同一种医疗照射,在儿童时期接受医疗照射而致癌的风险是 20—50 岁成年人的 3~4 倍。此外,女童的致癌风险几乎是男童的 2 倍。

2007 年出版的美国医学协会杂志(JAMA)刊登的一项研究称,64 层 CT 冠状动脉血管成像(CTA)检查对不同人群带来的致癌危险性存在很大差异,以年轻女性的癌症危险性最大。对年轻女性而言,乳腺则首当其冲,因为女性乳腺对辐射最敏感,而且年龄越小,这种敏感性越大。经过计算,20 岁女性的风险值是 1/143,而对一名 80 岁的男性,这个值下降为 1/3261。

2. **CTA 检查的辐射剂量** 2007 年在 50 个不同站点(学院和公众)进行的一项有代表性的国际研究,将现行的冠状动脉 CTA 的中等有效辐射剂量值规定为 12mSv,在研究中各个站点的中值为 5～30mSv 不等。2007 年在密歇根州进行的一项 15 个医院的注册研究中,最佳预期实用辐射剂量的降低使得在图像质量不变的情况下平均有效辐射剂量从 21mSv 降至 10 mSv。一次正侧位胸片所接受的剂量为 0.04～0.06mSv,因此做一次冠状动脉 CTA 检查相当于拍摄 400～600 张胸片,而最高剂量相当于 1 500 张胸片。因此,冠状动脉 CT 检查所接受的 X 线辐射越来越受到重视。

3. **需要注意的问题**　由于 CTA 在临床上应用的广泛,甚至已经成为部分体检项目,因此社会应重视对高风险人群的防护。

(1)严格控制适应证

①在临床上,建议对有上述适应证、没有禁忌证的患者进行 CTA 检查。

②不建议用于常规的体检,尤其是大规模的人群体检。

③对于有典型心绞痛症状或心肌梗死病史的患者,尤其是拟同时进行冠状动脉介入治疗的患者,建议直接做冠状动脉造影检查。

④控制检查的次数:原则上,冠状动脉 CTA 检查的频率应低于每年 2 次,尽量避免在短时间内重复检查冠状动脉的 CTA。

(2)检查手段的改进:原则上,在保证扫描质量的前提下采用最少 X 线剂量的扫描方式。

①采用心电图前触发模式有助于降低 X 线辐射剂量,但为了保证图像质量,可能仅有少部分患者适用。

②根据体重进行检查参数的调整。

③其他改进技术。

(陈琦玲　徐国斌　郭继鸿　朱天刚　陈　雷　王　斌)

第 **4** 章

心血管急症的识别与处理

一、胸　痛

胸痛是急诊内科多发的病症,特别是老年人群中最常见的主诉。据统计,胸痛占急诊内科患者 5%～20%,在三级医院更是高达 20%～30%。而胸痛的病因复杂、临床症状各异、明确诊断的难度大,胸痛的危险性也有较大的差异性。多数情况下胸痛可能预示严重的不良预后,特别是心源性胸痛,漏诊可能造成严重的后果。而预后较好的非心源性胸痛误诊为心源性胸痛则会造成不必要的资源浪费和心理影响,影响患者的生活质量。社区医院是医疗战线的第一道防线,全科医师迅速有效的诊断胸痛,剔除低危患者、筛查出高危患者,给予及时、正确的处置,是降低风险的关键。

胸痛是由于胸壁组织结构和胸腔内的脏器、组织以及膈肌、膈下部分脏器在炎症、缺血、外伤、肿瘤、机械压迫、不良理化刺激等因素的作用下,引起疼痛的主观感觉。因此,胸痛的病因主要包括胸腔脏器、胸壁组织、膈下脏器和功能性疾病等几个方面。按照危险程度可以分为两类,一类是高危胸痛,可能为致命的疾病,主要包括急性冠状动脉综合征、主动脉夹层、肺栓塞;这类胸痛的自然预后差,病死率高,应及早采取积极干预措施以改善预后。另一类是低危胸痛,一般情况下不会威胁生命的疾病,如反流性食管炎、肋软骨炎、带状疱疹、胸膜炎、心脏神经征等。因此,对于胸痛患者的处理应注意的以下原则:一要快速排除或确诊高危胸痛,如急性冠状动脉综合征、主动脉夹层、肺栓塞、张力性气胸等;其二,对不能明确诊断的患者应尽量留院观察或者转诊至综合医院进一步完善检查,观察病情演变,防止离院后发生严重心脏事件。

胸痛可以按照以下流程处理:首先,判断病情严重性,对生命体征不稳定的患者,应立即给予稳定生命体征的治疗,并积极准备转诊;其次,对生命体征稳定的患者,必要的询问病史和体格检查,进行有针对性的辅助检查;如能明确病因,立即转诊或者给予相应治疗;对于不能明确病因的患者,建议留观 6h 左右。本节主要介绍高危胸痛的识别及处理。

(一)急性冠状动脉综合征(ACS)

急性冠状动脉综合征是由于冠状动脉粥样硬化斑块不稳定导致急性血栓形成,相应供血区域心肌细胞缺血、坏死为共同特征的一组综合征,包括不稳定型心绞痛(UA)、非 ST 段抬高型心肌梗死(NSTEMI)和 ST 段抬高型心肌梗死(STEMI)。此类胸痛病情危重,需及时干预。

心血管疾病史及相关危险因素、典型的胸痛症状和相关体征、特征性的心电图和心脏生物标志物改变及动态演变等是急性冠状动脉综合征的主要依据。所以，接诊胸痛患者时必须采集详细病史、必要的体格检查及辅助检查。采集病史包括既往史、年龄、疼痛的部位、疼痛的性质、疼痛的时间及影响因素、缓解因素，以及疼痛的伴随症状。ACS 的危险因素包括高血压病、高脂血症、糖尿病、肥胖、吸烟、酗酒、缺乏体育锻炼及冠心病家族史，这些危险因素有助于鉴别高危胸痛。对于怀疑 ACS 患者，应该在患者到达诊室 10min 内完成初步评价，包括采集病史及体检、完成 18 导联心电图检查，结合这些结果判断患者是否有 ACS。

心绞痛的临床特点：胸痛常因用力、劳累、饱餐、气候变化、情绪激动而诱发，疼痛部位在胸骨上、中段，少数在心前区或剑突下，可伴有放射痛，放射至背部、左肩部及左上臂；疼痛性质为紧缩压榨感、闷胀窒息感、刺痛、锐痛、灼痛甚至刀割样疼痛，偶有濒死样恐惧，迫使患者立即停止活动，疼痛持续时间 1~5min，休息或含服硝酸甘油后 1~3min 可缓解症状；体征无特异性，可有一过性第三心音或者第四心音，或者发作时低血压；发作时心电图检查可见 ST 段压低和 T 波改变，并且和既往或未发作时的心电图比较更有意义。

急性心肌梗死的临床特点：包括非 ST 段抬高型心肌梗死（NSTEMI）和 ST 段抬高型心肌梗死（STEMI）。胸痛的性质和部位与心绞痛相似，但疼痛性质较剧烈，时间持久，持续时间达数小时至数日，休息或含服硝酸甘油不能完全缓解，常伴有发热、恶心、呕吐、面色苍白、呼吸困难、心律失常、血压降低、心力衰竭、休克；体征无特异性，因乳头肌功能失调导致二尖瓣关闭不全时，可闻及收缩期杂音，还可闻及第四心音奔马律，常伴有血压下降；心电图有相应的特异性演变，ST 段抬高型心肌梗死患者心电图可有病理性 Q 波形成，ST 段抬高，并且心电图有动态演变。非 ST 段抬高型心肌梗死患者的心电图可出现 ST 段普遍压低，T 波倒置。

> **要点提示**
>
> 1. 在完成病史采集、查体及心电图检查后，高度怀疑 ACS 的患者，有条件者行快速心脏生物标志物检查（肌红蛋白、肌钙蛋白 I 或者肌钙蛋白 T、肌酸激酶及同工酶）以明确诊断。
>
> 2. 对于拟诊为 ACS 的患者，若无禁忌证，可给予抗凝和抗血小板治疗，并监测生命体征及可能发生的恶性心律失常，并建议将患者转至上级医院诊治。
>
> 3. 对于 STEMI 一旦确诊，建议转至上级医院行再灌注治疗，这是改善心室功能和提高生存率的关键。治疗的目标是在数小时内开通闭塞的冠状动脉，实现血流再灌注。
>
> 4. 所有 ACS 患者应该积极抗凝抗血小板及相应二级预防治疗，以改善长期预后。
>
> 5. ACS 需要和张力性气胸、急性心包炎、急腹症、肺栓塞、主动脉夹层相鉴别。

（二）肺栓塞

急性肺动脉血栓栓塞是指全身静脉系统内的栓子及右心腔内血栓脱落或游离后堵塞肺血管引起的急性肺动脉血循环障碍。最常见的血栓来自下肢深静脉或者盆腔静脉。

肺栓塞为内科急症之一，病情凶险，死亡风险高，临床表现各异。肺栓塞常见危险因素为长期卧床、老年人、局部血栓性静脉炎、静脉曲张、房颤伴心力衰竭者、创伤、肿瘤、孕产妇、口服避孕药、糖尿病、肥胖及凝血与纤溶功能异常者。肺栓塞常见临床表现为低氧血症、突然发生的呼吸困难，可伴有胸痛、咯血，甚至以晕厥为首发症状。体征可有严重的呼吸困难、呼吸增快、发绀、甚至休克、心动过速、奔马律、肺动脉第二心音亢进、右心扩大及右侧心力衰竭的表现；下肢可有肿胀或者压痛。临床类型可分为：猝死型、急性肺源性心脏病型、急性心源性休克型、肺梗死型和呼吸困难型。

根据危险因素及临床表现，对高度怀疑肺栓塞的患者，行心电图检查可有完全性或者不完全性右束支传导阻滞，电轴右偏及典型的 $S_I Q_{III} T_{III}$；胸片可有肺部实质阴影、肺动脉扩张、肺纹理纤细或终止、右心扩大、膈肌抬高。有条件行血气分析及 D-二聚体检验有助于鉴别诊断。血 FDP 升高，D-二聚体升高，有助于诊断肺栓塞，如果 D-二聚体阴性，可排除肺栓塞。血气分析示低氧血症或低二氧化碳血症也有助于诊断肺栓塞。

肺栓塞急性期发病率、误诊率及病死率颇高。正确的诊断和及时有效的治疗是降低急性期死亡率的关键。根据临床表现怀疑急性肺栓塞时要及时做心电图，查 D-二聚体及血气分析；建议患者转至综合医院行超声心动图、肺动脉 CTA 或肺通气/灌注扫描等检查以明确诊断，并给予抗凝和（或）静脉溶栓治疗，必要时可行外科或者介入治疗。

要点提示

全科医师处理要点

1. 根据危险因素及临床表现、心电图检查、胸片，有条件行血气分析及 D-二聚体检验，有助于诊断肺栓塞。

2. 拟诊肺栓塞的患者，建议转至综合医院行超声心动图、肺动脉 CTA 或肺通气/灌注扫描等检查以明确诊断，并给予抗凝和（或）静脉溶栓治疗，必要时可行外科或者介入治疗。

（三）主动脉夹层

主动脉夹层是指血液通过主动脉内膜裂口，进入主动脉壁并造成正常动脉壁的分离，形成夹层血肿，并沿主动脉壁延展剥离的急危重症，是最常见的主动脉疾病之一。主动脉夹层多发于 40 岁以上男性患者，绝大多数伴有高血压病或者 Marfan 综合征。

主动脉夹层根据病变部位及扩展范围分为 3 型。主动脉夹层的病因较多，主要有高血压、遗传性疾病如 Marfan 综合征、Ehlers-Danlos 综合征、Tuner 综合征等，还包括主动脉中层退变、先天性主动脉畸形及创伤。由于基础病变、部位及扩展范围不同，导致临床表现差异很大。典型的急性主动脉夹层患者表现为突发的、剧烈的、胸背部撕裂样疼痛，并放射至腰部及下肢，严重的可以出现心力衰竭、晕厥，甚至突然死亡；多数患者同时伴有难以控制的高血压；累及主动脉分支动脉导致分支动脉闭塞可导致相应的脑、肢体、肾、腹腔脏器缺血症状，如神志模糊、偏瘫、截瘫甚至昏迷、少尿、腹部疼痛、便血、血尿、肾衰竭等。体格检查可发现面色苍白、大汗淋漓、皮肤湿冷、痛苦病容，90％患者伴有难以控制的高血压，外周动脉搏动减弱或消失，双上肢血压明显差别（>20mmHg），上下肢血压差距减小（<10mmHg）。累及动脉分支可出现相应体征，如腹痛、恶心、呕吐、血便、腰痛、血尿及神经系统体征等。心电图检查呈非特异的改变，除非累及冠状动脉开口或者破入心包导致心包积液时心电图有相应典型改变。X 线胸片可出现纵隔增宽，主动脉内膜钙化影与外膜间距增宽。超声心动图可见主动脉内径增宽（>40mm）、主动脉壁回声间距增宽>15mm、主动脉腔内可见分离的内膜片、真假双腔。

要点提示

1. 由于主动脉夹层病情凶险,死亡风险大,临床表现差异大,需根据诱因、临床表现、相关检查及时鉴别。对高度怀疑主动脉夹层的患者,要稳定患者情绪,监测生命体征,可立即给予镇痛、控制血压、减慢心率治疗;而对血流动力学不稳定的患者,给予稳定生命体征治疗;禁忌给予抗凝抗血小板药物和溶栓治疗。

2. 建议立即转至综合医院行胸腹部大血管 CTA、超声心动图或 MRI 检查以明确诊断。内科治疗给予镇痛、控制血压、降低心肌收缩力;并积极准备急诊外科手术治疗。

二、呼吸困难

呼吸困难是指当患者主观上感觉空气不足、呼吸费力,客观上患者有用力呼吸、呼吸肌和辅助呼吸肌均参与呼吸运动,通气增加,呼吸频率、深度与节律都发生改变。

(一)呼吸困难的分类

呼吸困难可根据病情急缓可分为急性呼吸困难和慢性呼吸困难;根据病因可分为肺源性呼吸困难、心源性呼吸困难、中毒性呼吸困难和神经精神性呼吸困难。临床上引起呼吸困难的病因主要为呼吸系统及心血管系统疾病。明确呼吸困难的类型,是及早得到准确有效治疗的关键。

1. 肺源性呼吸困难

(1)上呼吸道及气管疾病:喉及气管疾病,如肿瘤、异物、气管受压,气管疾病,如支气管哮喘、慢性支气管炎、支气管肺癌等。

(2)肺部疾病:肺实质疾病,如肺炎、肺脓肿、肺不张、间质性肺病及急性呼吸窘迫综合征。

(3)肺血管疾病:肺水肿、肺栓塞。

(4)胸廓及胸膜疾病:气胸、胸腔积液、胸膜增厚、外伤,胸廓及脊柱畸形。

(5)肌肉-神经系统疾病:重症肌无力、脊髓灰质炎、运动神经元病、神经根炎、药物等导致的呼吸肌麻痹。

(6)纵隔疾病:纵隔炎症、气肿、疝、主动脉瘤、淋巴瘤、畸胎瘤、胸内甲状腺瘤、胸腺瘤等。

2. 心源性呼吸困难 心源性呼吸困难是由于各种原因所致的心力衰竭、心脏压塞、肺动脉高压和肺栓塞疾病所致,常见于高血压性心脏病、冠心病、风湿性心脏病、心肌炎、心肌病及输液过多过快。心源性呼吸困难其实质是左心功能不全,心源性肺水肿的临床表现,其临床特点为:有严重的心脏病史;呼吸困难呈混合性,卧位及夜间明显;查体肺底部可出现中、小湿啰音,并随体位而变化;X 线检查可见心影有异常改变;肺门及其附近充血或兼有肺水肿征;超声心动检查及 B 型钠尿肽(BNP)可鉴别心源性呼吸困难和肺源性呼吸困难。

3. 中毒性呼吸困难 见于酸中毒、急性感染及传染病、药物及化学物品中毒。

4. 神经精神性呼吸困难 见于器质性颅脑疾病、精神及心理疾病。

(二)临床特点

1. 起病方式 突然发作的呼吸困难多见于自发性气胸、肺水肿、哮喘、急性心肌梗死和肺栓塞。夜间阵发性呼吸困难见于急性左侧心力衰竭导致的急性肺水肿。COPD 的患者夜间可因咳嗽、痰液聚积而坐起。

2. 伴随症状 呼吸困难伴随的症状有助于病因诊断。其中,伴咳嗽咳痰,多见于气管及肺部疾病;发作性喘鸣,多见于哮喘,心源性呼吸困难;伴发热多见于肺部感染性疾病;伴一侧胸痛,多见于大叶性肺炎、胸膜炎、肺栓塞、自发性气胸和急性心肌梗死等。

3. 体位和体征 端坐呼吸,即平卧时呼吸困难加重,坐起后缓解,见于急性左侧心力衰竭、重症哮喘、COPD急性加重期;平卧呼吸,即坐起时呼吸困难加重,见于COPD、肺间质纤维化;端坐位或者前倾位可使急性心包炎的呼吸困难症状减轻。

(三)辅助检查

1. 心电图、超声心动图检查有助于明确心肺血管疾病。

2. X线胸片,可发现心肺及胸腔疾病。

3. 动脉血气分析可判断病情。

4. 血常规及生化检查,作为常规检查。

5. BNP及超声心动图检查有助于鉴别心源性和肺源性呼吸困难。

本章介绍心源性呼吸困难、肺栓塞所致呼吸困难,见相关章节。

要点提示

急性心力衰竭其实质是由于急性心血管疾病引起心排血量急剧降低,导致组织器官灌注不足和急性肺淤血的临床综合征,包括急性心源性肺水肿、心源性休克和慢性心力衰竭急性失代偿。

心源性呼吸困难

(一)呼吸困难的机制

左心功能不全造成的呼吸困难,是由于肺淤血导致肺循环毛细血管压升高,组织液聚集在肺泡和肺组织间隙中而形成肺水肿。肺水肿影响肺泡壁毛细血管的气体交换,妨碍肺的扩张和收缩,引起通气和换气功能异常,致使肺泡内氧分压降低和二氧化碳分压升高,刺激和兴奋呼吸中枢,使患者感觉呼吸费力。

(二)发病原因

急性左心衰竭发生呼吸困难的主要原因是肺淤血和肺泡弹性降低。风湿性心脏瓣膜病(二尖瓣狭窄及关闭不全、主动脉瓣狭窄及关闭不全等)、高血压性心脏病、冠心病急性心肌梗死、心肌炎、急性心包炎、缩窄性心包炎等疾病,在发生重度左、右心功能不全时,可出现呼吸困难。先天性心脏病导致严重肺动脉高压及严重心律失常也可以引起呼吸困难。

(三)临床表现

心源性呼吸困难按严重程度表现为:劳力性呼吸困难、端坐呼吸、阵发性夜间呼吸困难、急性肺水肿。

1. **劳力性呼吸困难** 多为首发症状,是指在体力活动时发生呼吸困难,休息后即缓解。其症状产生是由于体力活动时,回心血量增加,加重肺淤血的结果。

2. **端坐呼吸** 平卧时气促,坐起后缓解,称端坐呼吸。平卧时回流至右心及肺循环的血量增加,肺淤血加重;平卧时膈肌抬高,肺容量减少,肺淤血加重;坐位时膈肌下降,回心血量减少,肺淤血程度减轻,可缓解症状。端坐呼吸是左心衰竭的典型表现,也可以根据坐起的程度,判断心力衰竭的严重程度,患者采取的坐位越高,反映患者左心衰竭的程度越严重。

3. **阵发性夜间呼吸困难**　常发生在夜间睡眠后1～2h,患者憋醒,胸闷气短。患者平卧时膈肌上抬,回心血量增加,且夜晚时迷走神经兴奋,心率减慢,均使肺淤血加重。所以,患者可于睡眠中突然憋醒,被迫坐起,轻者经数分钟至数十分钟,重者经数小时后症状缓解。患者伴有咳嗽、咳痰,部分患者伴支气管痉挛,双肺干啰音,严重者可出现哮鸣音,与支气管哮喘类似,又称心源性哮喘。重症者可咳粉红色泡沫样痰,发展成急性肺水肿。

4. **急性肺水肿**　是急性左心衰竭的严重表现,患者极度烦躁不安、端坐呼吸、发绀、大汗淋漓,伴有频繁咳嗽、咯泡沫样特别是血沫样痰。

5. **体征**　听诊时可闻及双肺湿啰音和(或)哮鸣音,心尖部可闻及舒张期奔马律,肺动脉第二心音亢进,心率增快,严重心力衰竭时外周可触及交替脉;另外,还可伴有原发病的体征,如风湿性心脏病可以闻及瓣膜杂音。

(四)辅助检查

1. **心电图**　对于明确有无急性心肌梗死的诊断有重要意义,还可以发现心律失常。

2. **X线胸片**　显示肺间质水肿(Kerley线),双肺可见云雾状蝶翼形阴影;并可发现心影增大,或者风湿性心脏病、先天性心脏病的表现。另外,胸片也可与肺部疾病所致的呼吸困难鉴别。

3. **超声心动图**　对于明确病因诊断可提供有意义的线索。超声心动图可发现心包积液、心脏扩大、心肌肥厚、瓣膜狭窄或反流、腱索或者乳头肌断裂等,还可以评判室壁运动情况,提供心肌收缩及舒张功能方面的信息,有助于病因诊断。

4. **BNP**　床旁BNP测定可快速判断心源性和非心源性呼吸困难,对呼吸困难的鉴别诊断具有重要意义。

(五)诊断要点

1. 原有心脏病,如风湿性心脏瓣膜病、高血压性心脏病、急性心肌梗死、心肌炎、急性心包炎、缩窄性心包炎等,也可无明确心脏病史。

2. 突发呼吸困难,端坐呼吸,咳嗽,咯粉红色泡沫痰。

3. 体征表现为面色灰白、口唇发绀、大汗淋漓、双肺可闻及湿啰音或哮鸣音,心尖部可闻及舒张期奔马律。

4. X线检查:心影异常改变、肺间质水肿和肺门阴影。

(六)鉴别诊断

1. **支气管哮喘**　反复发作,出汗及发绀不明显,肺部可闻及哮鸣音,呈高调、乐音、湿啰音较少;咯粉红色泡沫痰及心尖部可闻及舒张期奔马律有助于肺水肿的诊断。

2. **急性呼吸窘迫综合征**　呼吸困难和体位无关,血痰为稀水样而非泡沫样血痰,常规吸氧后氧分压进行性下降,肺部啰音广泛,高调爆破音,胸片随病情进展,可表现为双肺野普遍密度增高、透亮度减低、弥漫性肺浸润影。

(七)紧急处理

急性左心衰竭病情危重,危及生命,应积极、迅速、稳妥地抢救。建议患者立即转至上级医院给予治疗。在等待转院期间,立即给予力所能及的治疗,以最大限度的挽救患者生命。

1. **体位**　患者取坐位或半卧位,双腿下垂,以减少静脉回流,减低心脏负荷。

2. **吸氧**　给予2～3L/min氧流量,并逐渐调至6～8L/min;必要时给予面罩吸氧或者双通道吸氧,改善氧供。

3. **镇静药**　吗啡通过抑制中枢性交感神经而反射性的降低外周静脉及动脉张力,减轻心脏负荷;降低呼吸中枢兴奋性,减低呼吸频率;并具有中枢镇静作用。吗啡 3～5mg 静脉推注,必要时可重复,共 2～3 次;也可给予皮下或者肌内注射。对于伴低血压、休克、肺部疾病、呼吸抑制、神志障碍的患者禁用。

4. 利尿药　快速利尿可扩张静脉,减少循环血量,降低心脏前负荷。

5. 血管扩张药　可以降低心脏前后负荷,降低心肌耗氧。可给予硝酸酯类或者硝普钠,给予起始剂量,再根据血压及治疗反应调整剂量。

6. 正性肌力药　可增加心肌收缩力,增加心肌做功。可给予洋地黄类或者多巴酚丁胺、米力农等药物。

7. 氨茶碱　解除支气管痉挛,具有正性肌力、扩张血管,加强利尿的作用。

对于心源性呼吸困难的患者建议转至上级医院后行胸片、超声心动图、血气分析、BNP、心脏生物标志物、肝肾功能、电解质等检查,以明确诊断及评估病情;对于严重顽固的肺水肿或心源性休克患者,可给予主动脉内球囊反搏(IABP)治疗;对于利尿药效果不佳或伴急性肾功能不全的患者,可建议床旁血滤;对于因急性冠状动脉综合征导致的急性左心衰竭,可行再灌注治疗,以改善预后;其次,对于乳头肌断裂合并急性明显二尖瓣反流、急性主动脉夹层并近端冠状动脉阻塞和(或)主动脉瓣关闭不全,可急诊行外科手术治疗;积极治疗原发病,消除诱因。

三、血压改变

动脉血压是指血液对单位面积动脉管壁的侧压力(压强),一般是指主动脉内的血压,简称血压。动脉血压的形成与心脏射血、外周阻力、主动脉和大动脉管壁的可扩张性和弹性以及血管系统内有足够的血液充盈量等因素有关,凡改变上述因素,动脉血压将会受到影响。正常成年人的血压范围是收缩压在 90～140mmHg(12.0～18.7kPa),舒张压在 60～90mmHg(8.0～12.0kPa),高于这个范围就可能是高血压或临界高血压,低于这个范围就可能是低血压。

血压测值受多种因素的影响,如情绪激动、紧张、运动等因素影响;若在安静、清醒的条件下采用标准测量方法测量血压,至少 3 次非同日血压值达到或超过收缩压 140mmHg 和(或)舒张压 90mmHg,可考虑有高血压,需连续监测,控制血压;如果仅收缩压达到标准则称为单纯收缩期高血压。其中,高血压绝大多数是原发性高血压,原因未明,5% 继发于其他疾病,称为继发性高血压,如慢性肾炎、大动脉炎、内分泌疾病等。高血压是动脉粥样硬化和冠心病的重要危险因素,也是心力衰竭的重要原因。对于血压降低,凡血压低于 90/60mmHg 时称低血压。持续的低血压状态多见于病情危重者,如休克、心肌梗死、急性心脏压塞等。低血压也可能一贯血压偏低。无论血压过低或过高(低血压或高血压)都会造成严重后果。本节主要介绍急性血压升高及血压降低的识别与处理。

低 血 压

低血压是指体循环动脉压力低于正常的状态,血压降低引起的一系列症状,可以为如头晕和晕厥等,甚至病情危重的表现之一。低血压的诊断尚无统一标准,一般认为成年人上肢动脉血压低于 90/60mmHg 即为低血压。低血压可以分为急性低血压和慢性低血压。平时我们讨论的低血压大多为慢性低血压。慢性低血压据统计发病率为 4%,老年人群中可高达 10%。

(一)低血压根据其产生的原因不同,大致上可分为两种

1. 生理性低血压状态　生理性低血压状态是指健康人群中,血压已达到低血压标准,但无任何自觉症状,多见于年轻女性。长期随访中,除血压偏低外,人体各系统器官无缺血和缺氧等异常。

2. 病理性低血压病　除血压降低外,常伴有不同程度的症状以及某些疾病。低血压病可分为两种。

(1)原发性低血压病:指无明显原因的低血压状态,如生理性低血压(体质性低血压)和病理性低血压(低血压病)。

(2)继发性低血压病:是指人体某一器官或系统的疾病所引起的血压降低,这种低血压可在短期内迅速发生,以致出现虚脱和休克的征象,称为急性低血压。多见于病情危重的患者,如大出血、急性心肌梗死、严重创伤、感染、过敏等原因所致血压急剧降低;大多数情况下,低血压为缓慢发生,可逐渐加重,如继发于严重的肺结核、恶性肿瘤、营养不良、恶病质等所致低血压。

(二)根据低血压的起病形式将其分为急性和慢性两大类

1. 急性低血压指患者血压由正常或较高的水平突然而明显下降,临床上常因脑、心、肾等重要器官缺血出现头晕、黑矇、肢软、冷汗、心悸、少尿等症状,严重者表现为晕厥或休克。

2. 慢性低血压是指血压持续低于正常范围的状态,其中多数与患者体质、年龄或遗传等因素有关,临床称之为体质性低血压;部分患者的低血压发生与体位变化(尤其直立位)有关,称为直立性低血压;而与神经、内分泌、心血管等系统疾病有关的低血压称之为继发性低血压。

(三)临床诊断与识别

对于就诊患者,血压测量值低于正常,并伴有头晕、黑矇、心悸、出汗、面色苍白,甚至晕厥休克的患者,需要仔细询问病史。询问内容中除低血压外,有无其他血管症状,有无其他系统疾病;询问有无急重症造成急性血容量不足或急性心功能减低、心排血功能障碍,如黑粪、呕血、咯血、腹泻、大出血、感染、外伤、急性心肌梗死、急性心力衰竭等疾病;询问有无引起低血压症的心血管系统疾病及外周血管疾病,有无高原居住史;有无引起低血压的内分泌系统疾病及临床表现,有无代谢性疾病、脊髓病变;询问低血压状态的发生有无诱因,与临床上出现的症状体位有无明显关系;有无外科手术、外伤而导致自主神经损害的原因;询问长期服药的情况,尤其是镇静药、降压药、抗心律失常药物的应用史,明确低血压与药物过量的关系。

通过详细询问病史及伴随症状,能迅速判断低血压是原发性或继发性,是否为急性低血压,结合检查可明确原发病因并给予紧急处理。

(四)体格检查

低血压患者必须分别测量卧位与立位血压,还要比较测量双上肢以及上、下肢的血压,以排除多发性大动脉炎所致的动脉狭窄;心脏查体特别要注意心音和杂音的变化;神经系统检查注意肢体的感觉、运动以及共济运动功能等;除此之外,还应注意患者面容、皮肤色泽、毛发分布、胖瘦、水肿等一般表现,也能提供帮助。

(五)辅助检查

根据病史和查体可以获得低血压病因的线索,必要的辅助检查可以提供更明确的信息。根据社区医院的实际情况,进行必要的辅助检查或者建议转至上级医院完成。如疑诊糖尿病者需进行血、尿糖测定、心血管疾病需心电图、动态血压监测、超声心动图甚至心血管造影检查;内分泌疾病的诊断需有垂体、肾上腺或甲状腺等腺体功能测定的证据。

1.12 导联心电图　可明确心律失常、传导异常、心室肥厚、预激综合征、起搏器电池耗尽、或心肌缺血及心肌梗死。必要时应做 24h 动态心电图检查。

2. 动态血压监测　可以明确患者 24h 血压变化曲线,明确发生血压变化的时段和症状出现的关系。

3. 超声心动图　可明确心脏瓣膜、室壁运动、心室收缩等情况,可以明确病因诊断。超声心动图也能诊断心包渗出并可提示心脏压塞。

4. 常规检验　血常规、粪常规及隐血、生化、心肌标志物等检查有助于明确诊断。

(六)处理要点

对于急性低血压,因血压急剧下降,导致主要器官供血不足而出现症状,甚至危及生命,需紧急处理,而对于慢性低血压,无伴随症状,可建议患者到上级医院进一步检查,以明确病因。

1. 接诊低血压患者,如果测量血压低于正常值,建议患者平卧,再次测量仍低于正常,询问病史、体格检查、行心电图检查,给予静脉补充生理盐水或者给予多巴胺维持血压,建议立即转至上级医院。

2. 患者血压偏低,并出现头晕、黑矇、肢软、冷汗、心悸、少尿等症状,甚至出现晕厥或休克,立即转至上级医院。给予监护,快速静脉补液,多巴胺维持血压,以争取时间。

3. 根据临床表现、既往病史和简单的检查结果,初步判断可能的病因。如患者低血压伴有胸痛、心电图异常变化,考虑急性心肌梗死,或患者伴胸闷,既往心脏病病史,考虑急性心功能不全,建议转心内科救治,行心脏生物标志物、超声心动图检查,并根据病情可能给予IABP、行急诊 PCI;或患者胸痛剧烈伴背痛,心电图无变化,考虑主动脉夹层,建议转心内科行超声心动图或主动脉 CTA 检查以明确诊断,必要时外科手术治疗;患者低血压并出现呼吸困难、奇脉等心脏压塞症状者,建议心内科行心包穿刺;患者低血压伴便血、黑粪,呕血,考虑消化道出血,建议转消化内科行急诊胃镜检查;患者低血压伴咯血,考虑肺部肿瘤、炎症、支气管扩张,建议转呼吸内科治疗。如果患者近期发热,出现感染性休克的症状,建议转至重症监护治疗。

高血压急症

高血压急症是发生在原发性或者继发性高血压患者病程中的一种特殊临床现象,某些诱因使周围小动脉发生暂时性强烈痉挛,引起血压进一步的急剧升高,测量血压时收缩压显著升高为主,也可伴舒张压升高,临床表现有神志变化、剧烈头痛、恶心呕吐、心动过速、面色苍白、呼吸困难等,并出现靶器官损害的表现,其病情凶险,如救治不及时,可导致死亡。高血压危象可发生在缓进型高血压患者,也可见于各种急进型高血压。

(一)临床分类

1. 高血压急症是指原发性或继发性高血压患者,因存在某些诱因作用下导致血压突然和显著升高(超过 180/120mmHg),同时伴有进行性心、脑、肾等重要靶器官功能损害的表现。高血压急症包括高血压脑病、颅内出血(脑出血和蛛网膜下腔出血)、脑梗死、急性心力衰竭、肺水肿、急性冠脉综合征、主动脉夹层、子痫等,这些患者同时血压明显升高。另外,临床上还有一部分高血压急症并不伴有血压明显升高,如并发于妊娠期或急性肾小球肾炎的患者,也是高血压急症。

2. 高血压亚急症是指血压显著升高但不伴靶器官损害。患者血压明显升高,伴有头痛、胸闷、心悸和烦躁不安等不典型症状。

高血压急症和高血压亚急症曾被称为高血压危象。血压升高的程度不是区别高血压急症与高血压亚急症的标准,而区别两者的唯一标准是有无新近发生的急性进行性的严重靶器官损害。

(二)诊断

对于社区医院的高血压患者,测量血压明显升高,需要迅速了解病史、诱发因素、服药情况及靶器官损害的临床表现,并注意鉴别继发性高血压因素。此外,应迅速完成测量双上肢血压、心电图、血、尿的化验检查,必要时建议患者到上级医院完成头颅 CT、超声心动图、动态血压监测等检查项目。诊断要点包括:

1. 患者多在服药不规律、停药、过度紧张、疲劳过度等情况下诱发。

2. 血压明显升高,收缩压大于 200mmHg,舒张压大于 120mmHg。

3. 除血压升高外,还伴有紧张、兴奋、烦躁不安、出汗、面色苍白、心悸、胸闷、头晕等症状。

4. 可出现靶器官损害的表现,如高血压脑病、肾衰竭、心绞痛、心力衰竭等。

5. 化验检查无特异改变,肾功能不全时可出现肌酐、尿素氮升高,尿蛋白阳性。

(三)处理

由于高血压急症病情变化快、危害大,及时正确的处理显得十分重要,可在短时间内缓解病情,预防进行性或不可逆性靶器官损害及降低病死率。当高血压急症患者来到社区医院,需要持续监测血压;尽快给予适合的降压药;稳定情绪;处理靶器官损害出现的临床表现;积极转至上级医院进一步诊治。起始的降压目标是渐进控制血压,最大程度地防止或减轻心、脑、肾等靶器官损害。治疗过程中,严密监测血压变化、尿量和生命体征,严密观察靶器官功能状况,如神经系统症状和体征的变化、胸痛是否加重、意识障碍有无加重等。

1. 血压控制的目标　高血压急症的主要治疗在于降低血压,解除小血管痉挛,改善器官灌注,但如果血压降低过快过低,又会影响器官灌注,诱发靶器官损害加重,所以要根据靶器官损害的情况,掌握降压的目标值。降压时要充分考虑患者的年龄、病程、血压升高的程度、靶器官损害和合并的临床症状,制定个体化的降压方案。高血压急诊患者初始阶段(数分钟到 1h 内)血压控制的目标为平均动脉压的降低幅度不超过治疗前水平的 25%;随后的 2～6h 将血压降至较安全水平(160/100mmHg 左右)。如果临床症状稳定,随后 24～48h 逐步降低血压达到正常水平。如果患者为急性冠脉综合征或既往无高血压病史的高血压脑病,初始目标血压水平可适当降低。若患者为主动脉夹层,降压的目标应该低至收缩压 100～110mmHg,并给予足量 β 受体阻滞剂。如果患者为脑血管病,超急性期(6h)可以严密观察血压,暂不给予积极降压,如果血压超过 200/120mmHg,可以慎重降压。肾功能不全的患者,血压维持在 150/90mmHg 左右,平均动脉压不低于 100mmHg。一旦达到初始靶目标血压,可以开始口服药物,静脉用药逐渐减量至停用。

对于高血压亚急症患者,可在 24～48h 将血压缓慢降至 160/100mmHg,并可通过口服药来控制血压,完全可以在社区医院监测血压并控制好血压,如果有病情变化,或者具有高危因素的高血压亚急症如伴有心血管疾病的患者,可转至上级医院住院治疗。血压初步控制后,应建议调整口服药物,并建议患者定期去高血压门诊调整治疗。对于高血压亚急症患者,静脉或大剂量口服负荷量降压药可产生不良反应或低血压,并可能造成靶器官损害,应该避免这种情况。

2. 药物选择　治疗高血压急症的药物需要有以下特点,即起效快、作用强、易于停药,能降低外周阻力,但不影响心排血量及靶器官灌注,治疗前要明确用药种类、用药途径、血压目标水平和降压速度等。所以选择药物是必须考虑药理学和药代动力学作用,以及可能发生的不良反应。常用的静脉降压药物有硝普钠、硝酸甘油、尼卡地平、地尔硫䓬、乌拉地尔等。此类药物必须在监测血压下使用,并根据血压随时调整剂量。

高血压亚急症患者可以口服降压药来控制,如钙通道阻滞剂、血管紧张素转化酶抑制剂、血管紧张素受体阻滞剂、α受体阻滞剂、β受体阻滞剂、硝苯地平(心痛定)、卡托普利(开博通)、美托洛乐(倍他乐克)都是临床常用的口服降压药。在社区医院完成初始治疗后,可观察5~6h。血压平稳后可给予长效制剂控制至最终的靶目标血压,并建议患者定期去高血压门诊调整治疗。

四、意识丧失

晕 厥

晕厥是突发的一时性大脑缺血而出现短暂意识丧失,伴肌张力消失而倒地的一种临床综合征。其特点是突然发作,持续时间短(一般1~2min),意识丧失,常伴有晕倒,可自行苏醒。

(一)病因分类

晕厥中神经因素、心律失常、直立性低血压是最常见的病因。晕厥的病因分类及常见疾病如下:

1. 血管反射性晕厥 常见于血管迷走性晕厥、颈动脉窦性晕厥、直立性低血压性晕厥(体位性低血压)、排尿性晕厥、吞咽性晕厥、咳嗽性晕厥、仰卧位低血压性晕厥。

2. 心源性晕厥 常见于心律失常如阵发性快速心动过速、心动过缓-过速综合征;病态窦房结合征及传导阻滞;心力衰竭(急性大面积心肌梗死或急性心肌炎);严重心脏瓣膜病(重度主动脉瓣狭窄、肺动脉狭窄、重度二尖瓣狭窄);肥厚型梗阻性心肌病;急性心脏压塞;先天性心脏病如法洛四联症、肺动脉高压、动脉导管未闭等;原发性肺动脉高压;左心房黏液瘤及左心房血栓形成等。

3. 脑源性晕厥 因脑血管病变、痉挛、被挤压而引起一过性脑供血不足,或延髓心血管中枢病变引起的晕厥称为脑源性晕厥。常见于脑血管疾病;癫痫;神经组织本身病变、颅内损伤、中毒等;小儿应注意新生儿缺氧缺血性脑病。

4. 血源性晕厥 如过度换气综合征、低血糖、严重贫血、高原性或缺氧性晕厥、哭泣性晕厥等。

5. 精神疾病所致晕厥 癔症等。一部分患者也可由于过度通气引起晕厥。

(二)临床表现

1. 临床特点 包括前驱期、发作期和恢复期。

前驱期:晕厥发作前部分患者可有头晕、全身不适、耳鸣、面色苍白、出汗等症状。

发作期:大多数患者突然发作意识丧失,发作时间短暂。部分患者可有四肢抽搐、瞳孔散大等症状。

恢复期:患者迅速苏醒,部分老年人可出现意识障碍,恶心呕吐和大小便失禁,出汗持续数分钟。少部分患者因摔倒而受伤,以头部多见。

2. 病史特点 患者就诊时多已恢复,故目击者或患者回忆的发作状态有重要参考价值。询问病史时应注意晕厥发生年龄、性别;诱因、发作与体位关系、与咳嗽及排尿关系、与用药关系;晕厥发作持续时间、发作时面色、血压及脉搏情况;晕厥伴随的症状;心、脑血管病史;既往有无相同发作史及家族史。

3. **体格检查**　体格检查应注意患者的精神状态、神志、皮肤颜色等,还需要注意心率、心律、血压、心脏杂音、病理反射及神经系统体征,这些对于诊断及鉴别诊断有意义。

4. **辅助检查**　有条件的社区医院可行心电图检查,可发现束支传导阻滞,室内阻滞,二度Ⅱ型房室传导阻滞,窦性心动过缓,长 QT 综合征,右心室心肌病或者急性心肌梗死的改变;对于怀疑因快速心律失常引起的晕厥,可建议行心脏电生理检查。必要的血常规、生化检查,有助于确定贫血或者低血糖引起的晕厥;建议患者转诊至上级医院进一步检查,其中超声心动图检查有助于发现扩张型心肌病、右心室心肌病、肥厚梗阻性心肌病、心肌收缩功能异常、急性心肌梗死引起的晕厥;直立倾斜试验有助于血管迷走性晕厥的诊断;脑电图、头颅 CT 或 MRI 有助于神经源性晕厥的诊断;电生理检查可以诊断心理失常导致的晕厥。

(三)诊断

详细了解病史、仔细体格检查(包括测量血压)和心电图检查是诊断晕厥的 3 个基本要素。根据突然发作的意识丧失,可自行恢复的临床表现,以及病史、体征、心电图检查,可对于晕厥作出初步诊断。但需和眩晕、癫痫、昏迷鉴别诊断。

要点提示

1. 晕厥发作时的紧急处理:晕厥发作时立即置于平卧位,检查心率、心律、血压、呼吸、血氧、神志等。积极联系急救系统,准备转至上级医院治疗。

2. 药物治疗:生命体征不稳定者,首先要维持生命体征。患者血压下降者应快速补充血容量,酌情使用多巴胺等升压药;对于明显的心动过缓者可给予阿托品、异丙肾上腺素治疗;晕厥因快速心律失常导致,可给予药物复律或者电复律。

3. 病因治疗:多在明确晕厥的病因后针对性的治疗,一般在上级医院完成。治疗目标是预防晕厥再次发作,减低死亡的危险性。

(四)常见的晕厥

1. **血管迷走神经性晕厥**　多见于青年女性,激动、恐惧、焦虑、创伤、疼痛诱发。可有前驱症状,包括头晕、恶心、出汗、心悸、如能平卧可缓解。上述症状后,突然发生意识丧失、血压下降、心率减慢,少数患者可出现尿失禁,大多数患者在数秒或数分钟清醒。直立倾斜试验阳性。治疗措施包括加强锻炼、避免或减少扩血管药物的使用,可给予 β 受体阻滞剂、钙离子拮抗剂、丙吡胺等药物。如果发作频率＞5 次/年,年龄＞40 岁可置入起搏器(双腔起搏器)。

2. **颈动脉窦性晕厥**　多见于老年人,因颈动脉窦过敏,患者转头时或衣领过紧使颈动脉窦刺激后引起血压下降、心率减慢而发生晕厥。颈动脉窦按摩试验阳性。治疗时尽量避免刺激颈动脉窦,可给予阿托品、苯丙胺等药物治疗。对于心脏抑制型的颈动脉窦性晕厥,起搏治疗是预防晕厥的有效方法。

3. **情景性晕厥**　在特定情况下由相关神经介导的晕厥,如排尿、排便、咳嗽、站立情况下,多见于青年男性,发病前多无先兆,1~2min 后可自行清醒。

4. **心源性晕厥**　心律失常所致的晕厥是心源性晕厥的常见原因,多见于心动过缓或者心动过速导致急性脑供血不足而发生。临床表现为突然晕厥、心音消失、心律失常恢复后可自行清醒。

昏 迷

昏迷是指中枢神经系统对内外环境中刺激的应答能力减退或者消失,是意识障碍的严重阶段,表现为意识持续中断或者完全丧失的病理状态。

（一）病因

1. 全身性原因

(1)缺血缺氧性脑病:常见于心肌梗死、心律失常、大出血、休克、窒息、中毒、麻醉及呼吸衰竭。

(2)多发性弥散性代谢性脑病:包括各种代谢异常、离子异常、渗透压异常、血糖异常、营养缺乏、体温异常、药物过量或中毒、外伤、内分泌异常,均可以引起脑细胞功能异常,导致昏迷。

2. 局部原因

(1)弥散性的中枢神经系统疾病:炎症、血管病、出血、梗死、肿瘤、中毒、外伤、脱髓鞘病变。

(2)脑干或者小脑病变:梗死、炎症、出血等因素导致脑干上行网状系统功能异常。

（二）临床表现

昏迷的初期呈嗜睡状态,进而呈昏睡,更严重时为昏迷状态(表 4-1)。

表 4-1　昏迷临床表现及时鉴别诊断

分类	临床表现
嗜睡	持续睡眠状态,可被唤醒,能正确回答问题,并做出各种反应,觉醒状态维持时间短,停止刺激会进入睡眠状态
昏睡	介于昏迷和嗜睡之间,需要较强的刺激才能唤醒,无自主言语或者含混不清,对于时间、地点、人物、定向力障碍,常见自发性肢体运动,对痛觉呈防御性回避动作
轻度昏迷	意识大部分丧失,无自主运动,对声光刺激无反应,对疼痛刺激可出现痛苦的表情或防御反应,角膜反射、瞳孔反射、吞咽反射存在,可有病理反射
中度昏迷	对周围事物及各种刺激无反应,对于剧烈刺激可出现防御反射,角膜反射弱,瞳孔对光反射迟钝,眼球无转动。生命体征不平稳
深昏迷	全身肌肉松弛,对各种刺激均无反应,深浅反射均消失。生命体征不平稳

（三）诊断要点

1. 病史　询问病史,注意患者昏迷发生的急缓、既往史、外伤史及长期服药情况;突发昏迷注意脑出血、脑栓死或高血压脑病的可能。昏迷前出现头痛,呕吐,应考虑肿瘤、脑膜炎的可能。

2. 症状　可伴有呕吐、大小便失禁、抽搐、高热、不自主运动、呼吸异常、神经系统体征及脑膜刺激征,这些对于诊断及鉴别诊断有重要意义。

3. 体格检查　详细检查皮肤黏膜,观察皮肤颜色、湿度、皮疹、出血点及全身检查。注意患者体温、呼吸、脉搏、血压、血氧饱和度及神经系统检查,包括瞳孔大小、对光反射、眼球运动、各种反射及脑膜刺激征的检查。

4. 辅助检查　必要的血常规、尿常规、血糖、肝肾功能及电解质、血气分析检查,有助于判断病情及病因诊断。全身检查包括头颈部有无外伤;胸部检查有助于诊断心肺疾病导致的神经系统并发症;脊柱四肢检查可发现肿瘤等疾病。建议转至上级医院行脑脊液、脑电图、脑血流图及头部 CT、MRI 等检查。

(四)鉴别诊断

1. **晕厥**　是最需要和昏迷鉴别的临床表现,晕厥表现为短暂的意识丧失,伴有身体姿势不能保持,并能很快恢复,多数由大脑血液灌注不足引起。

2. **精神抑制状态**　常见于癔症或者严重精神打击后,起病急,对外界刺激无反应,呼吸急促或屏气,双目紧闭或者睁眼凝视,双眼睑急速眨动,翻开双眼睑可见眼球运动,神经系统查体正常。

3. **木僵状态**　常见于精神分裂症,对于外界刺激无反应、四肢不动、不语、身体屈曲、常伴有自主神经紊乱、流涎、尿潴留、低体温等表现。

(五)处理要点

1. 对于昏迷的患者首先注意生命体征、意识状态、呼吸、血压、脉搏及血氧饱和度,采取措施保持呼吸道畅通、吸氧、维持生命体征、尽可能做出病因诊断。

2. 采集病史、查体、及体征,评估昏迷程度,比如格拉斯哥昏迷量表(表 4-2)。

表 4-2　格拉斯哥昏迷量表

项目	患者反应	评分
睁眼反射	自动睁眼	4
	语言刺激睁眼	3
	疼痛刺激睁眼	2
	任何刺激不睁眼	1
语言反应	正确	5
	回答错误	4
	能理解,不连贯	3
	难以理解	2
	不能言语	1
运动反应 (非瘫痪侧)	按照指令动作	6
	刺激能定位	5
	刺激有逃避反应	4
	刺激有屈曲反应	3
	刺激有过伸反应	2
	肢体无活动	1

正常:15 分;轻度昏迷:14~12 分;中度昏迷:11~9 分;重度昏迷:8 分以下。其中 4~7 分预后极差,3 分以下者多不能存活

3. 维持呼吸和循环功能,纠正休克、电解质酸碱平衡紊乱等。此外,控制体温,颅内压高的患者给予降颅压,预防或者控制感染。

4. 及时处理并发症,比如呼吸衰竭、休克、心力衰竭、颅内压升高、脑水肿,做出相应的处

理;找出昏迷的病因,针对主要疾病的病因治疗,加强护理和保护,防止并发症及意外发生,这些措施有赖于转至综合医院完成。

5. 根据病情及病因诊断,建议患者转至综合医院 ICU 或者 CCU 等相关科室继续治疗。

猝 死

猝死是指自然发生而出乎意料的死亡,按照 WHO 规定的标准,猝死是 6h 内发生的非创伤、无法预期的自然死亡。多数猝死发生在症状出现 1h 内,故也有学者认为发病 1h 的死亡为猝死。心脏性猝死是指急性症状发作后 1h 内发生的、由心脏原因引起的自然死亡,无论是否知道患者有无心脏病,死亡的时间和形式未能预料。心脏性猝死是最常见的猝死原因。心脏停搏是指心脏射血功能的突然终止,心脏停搏发生后因脑血流突然中断,10s 左右患者即可出现意识丧失,如果经及时救治可获存活,否则将发生生物学死亡。心脏停搏常是心脏性猝死的直接原因。

(一)病因

绝大多数心脏性猝死发生在有器质性心脏病的患者。在西方国家,心脏性猝死中 80% 由冠心病及其并发症引起。心肌梗死后左室射血分数降低是心脏性猝死的主要预测因素;心肌病引起的心脏性猝死占 5%~15%;心律失常也可以导致猝死,包括先天性与获得性长 QT 综合征、Brugada 综合征、房颤伴预激综合征等;先天性心脏病、电解质酸碱平衡紊乱、中毒及过敏、肺栓塞、心脏压塞均可以导致猝死。

(二)临床表现

心脏性猝死的临床经过 4 个时期,即:前驱期、发病期、心脏停搏期与生物学死亡期。

前驱期:猝死前数天至数月,有些患者可以出现胸痛、气促、疲乏、心悸、头晕、晕厥等前驱症状;但这些症状均为非特异。

发病期:是指心脏状态出现急剧变化出现疾病状态到心脏骤停发生前的一段时间,自瞬间至持续 1h 不等。典型的表现包括:严重胸痛、急性呼吸困难、突发心悸或眩晕等。若心脏停搏瞬间发生,发病前无预兆,则绝大部分是心源性。此期动态心电图可以发现心律失常、如严重缓慢型心律失常、心率加快及室性异位搏动增加,持续性室性心动过速等。

心脏停搏期:突然的呼吸心脏停搏,可导致意识突然丧失,伴有局部或全身性抽搐;伴随有呼吸断续,呈叹息样,随后呼吸停止;皮肤苍白或发绀,瞳孔散大,由于尿道括约肌和肛门括约肌松弛,可出现大小便失禁。心脏停搏的临床指征包括:突然意识丧失伴有短阵抽搐;大动脉搏动消失;叹息样呼吸或呼吸停止;心音消失;心脏停搏后 30~60s 瞳孔散大。心脏停搏的心电图表现:心室颤动,占 90%;电机械分离;心室停搏。

生物学死亡期:心脏停搏发生后,大部分患者将在 5min 左右发生不可逆脑损害,数分钟后过渡到生物学死亡。

(三)紧急处理

心脏停搏的存活率很低,根据不同的情况,其生存率在 5%~60%。心脏停搏发生后立即进行心肺复苏和尽早进行复律治疗。实施心肺复苏和尽早除颤,是避免发生生物学死亡的关键。心脏复苏成功后死亡的最常见原因是中枢神经系统的损伤。心肺复苏又分初级心肺复苏和高级心肺复苏,初级心肺复苏多在现场抢救,而高级复苏在综合医院里完成。当发现猝死患者时,在现场进行心肺复苏的同时,呼救急救系统,准备转运患者到综合医院。

1. 识别心脏骤停　当患者突然发生意识丧失时,首先判断是否由心脏停搏引起。可先呼叫患者判断有无反应、观察呼吸运动,同时立即触诊大动脉有无搏动。

2. 呼救　在不延误实施心肺复苏的同时,呼叫急救系统。

3. 初级心肺复苏　即基础生命活动的支持,经判断确立患者心脏停搏,应立即进行。其主要措施包括人工胸外按压、开放气道和人工呼吸,被简称 CAB(circulation, airway, breathing)。

胸外按压是建立人工循环的主要方法,通过胸外按压可维持一定的血液流动,配合人工呼吸可为心和脑等重要器官提供一定的含氧血流,为进一步复苏创造条件。人工胸外按压时,患者应置于水平位,按压的正确部位是胸骨中下 1/3 交界处。用一只手的掌根部放在胸骨的下半部,另一只手掌重叠放在这只手背上,手掌根部横轴与胸骨长轴确保方向一致,按压时肘关节伸直,依靠肩部和背部的力量垂直向下按压至少 5cm,按压频率不低于 100 次/min。胸外按压前,可先尝试拳击复律,方法是从 20~25cm 高度向胸骨中下 1/3 交界处拳击 1~2 次,部分患者可瞬即复律。若患者未能立即恢复脉搏与呼吸,不应继续拳击。

开通气道可采用仰头抬颏法开放气道。清除患者口中的异物和呕吐物,取下义齿。将一只手置于患者前额用力加压,使头后仰,另一只手的示、中两指抬起下颏,使下颌尖、耳垂的连线与地面呈垂直状态,以通畅气道。

人工呼吸:开放气道后,可行口对口人工呼吸或者简易呼吸器辅助呼吸,争取气管插管是最好的通气方法。

4. 在社区医院行心肺复苏时,有条件者可给予电除颤、肾上腺素、胺碘酮等药物,积极争取时间。

5. 缓慢性心律失常、心室停搏导致的心脏停搏,给予基础生命支持外,稳定自主心律,可给予肾上腺素及阿托品静脉注射,可转诊至有条件的医院争取施行临时人工心脏起搏。

(四)预防

心脏性猝死的预防,关键在于识别出高危人群,及早干预。冠心病患者可改变生活方式、血运重建、抗凝抗血小板治疗、以及 β 受体阻滞剂、血管紧张素转化酶抑制剂,减少心脏性猝死的发生。对于扩张型心肌病、长 QT 综合征、儿茶酚胺依赖性多形性室速,β 受体阻滞剂可以预防心脏性猝死的作用。血管紧张素转化酶抑制剂还可以减少充血性心力衰竭猝死的发生。通过动态心电图、临床电生理检查发现的高危或潜在的恶性心律失常,应及早治疗。埋藏式心律复律除颤器(implantable cardioverter defibrillator,ICD) 能改善持续室颤或室速发生猝死的危险。

五、致命性心律失常

致命性心律失常是指可以导致心脏骤停或血流动力学不稳定的严重心律失常。

(一)病因

导致致命性心律失常的常见病因:急性冠脉综合征;陈旧性心肌梗死;心力衰竭(EF<40%);心肌病;先天性心脏病;遗传性与获得性长 QT 综合征;Brugada 综合征;房颤伴预激综合征等;电解质失衡或酸碱平衡紊乱等。

(二)临床分类

1. 快速性心律失常　包括室性心动过速、心室扑动和心室纤颤、快速颤动、房颤伴预激、因心室率快导致心脏有效前向射血降低,血流动力学不稳定,危及生命。血流动力学不稳定者临床表现为意识丧失、面色苍白、发绀、抽搐、呼吸停止;血流动力学稳定者表现为原有疾病的表现,如低血压、晕厥、心悸、胸闷等。

2. 缓慢性心律失常 包括病态窦房结综合征、窦性停搏、严重房室传导阻滞。患者可出现头晕、晕厥、黑蒙,甚至阿-斯综合征。

(三)治疗原则

1. 快速性血流动力学不稳定者,立即给予电复律;血流动力学稳定的患者,可给予药物转复;缓慢性心律失常并出现严重症状的患者,给予阿托品或者异丙肾上腺素,并建议置入临时起搏器。

2. 明确病因,治疗原发病。

3. 根据不同类型心律失常给予相应治疗。

4. 对症治疗。

(四)常用辅助检查

1. 心电图和动态心电图 是最为重要的检查方法,可分析心律失常的类型。

2. 胸片 通过影像学检查可判断有无器质性心脏病。

3. 超声心动图 可观察心脏形态、心腔大小、室壁厚度、运动及瓣膜情况,有助于确定有无器质性心脏病。

快速性心律失常

(一)室性心律失常

1. 心室扑动与心室颤动是由于心脏多处心电兴奋,导致心脏射血功能丧失,常见于缺血性心脏病、长 QT 综合征、酸碱平衡及电解质紊乱、预激综合征合并房颤与极快的心室率可引起。临床症状包括意识丧失、抽搐、呼吸停止甚至死亡,听诊心音消失、脉搏触不到、血压测不到。心电图表现:心室扑动呈正弦图形,波幅大而规则,频率 150~300 次/min;心室颤动的波形、振幅与频率均极不规则,无法辨认 QRS 波群、ST 段与 T 波。

2. 室性心动过速常见于器质性心脏病患者,最常见为冠心病,心肌梗死的患者,还见于心肌病、心力衰竭、二尖瓣脱垂、心瓣膜病等、电解质紊乱、长 QT 综合征等。非持续性室速常无症状。持续性室速常伴有明显血流动力学异常。尖端扭转型室速是特殊类型,发作时 QRS 波群振幅和波峰呈周期性改变,Q-T 间期超过 0.5s,可发展为室颤。听诊心律轻度不规则,第一、二心音分裂,发生完全性房室分离,第一心音强度经常变化。

3. 急诊处理 室颤患者立即给予电复律,须行心肺复苏;持续性室速和多形性室速可给予电复律,复律无效可给予胺碘酮静脉注射;尖端扭转型室速注意补充钾、镁;治疗时给予心电监护,并记录心电图变化;建议患者转至上级医院心内科继续治疗并进一步检查。

(二)室上性心律失常

快速性室上性心动过速由于起源或者发生于心房、房室结的心动过速,使心室率过快,导致心脏有效射血功能不全,出现血流动力学不稳定的患者,需要紧急处理。

1. 宽 QRS 波心动过速 可见于室上性心动过速伴差异性传导,如房颤、房扑、预激综合征。心电图表现为:心室率>100 次/min,伴 QRS 波群>120ms。如果诊断不明确,伴有血流动力学改变的,可以按照室速处理。

2. **窄 QRS 波心动过速**　见于窦性心动过速、房性心动过速、心房颤动，心房扑动、交界性心动过速、房室结折返性心动过速、房室折返性心动过速。心电图特征：心室率＞100 次/min，伴 QRS 波群＜120ms，相应类型心律失常的表现，如心房颤动、阵发性室上性心动过速的表现。

3. **急诊处理**　给予吸氧，心电监测，呼叫急救系统转至上级医院。血流动力学不稳定的患者，可考虑给予同步直流电复律，同时纠正电解质酸碱平衡紊乱。血流动力学稳定的患者，可给予胺碘酮、腺苷或者普罗帕酮转复。

(三)心房颤动

1. 心房颤动简称房颤，是临床上常见的心律失常。房颤常发生于原有心血管疾病者，常见于风湿性心脏病、冠心病、高血压性心脏病、甲状腺功能亢进、缩窄性心包炎、心肌病、感染性心内膜炎以及慢性肺源性心脏病等。也可发生急性缺氧、高碳酸血症、代谢或血流动力学紊乱时。

2. 房颤患者的心室率超过 150 次/min 时，可出现心绞痛与充血性心力衰竭。心室率不快时，患者可无症状。房颤发生体循环栓塞的危险性很高。心电图表现包括：①P 波消失，代之以小而不规则的基线波动，形态与振幅均变化不定，称为 f 波；频率 350～600 次/min。②心室律极不规则，心室率通常在 100～160 次/min。③通常 QRS 波群形态正常，当发生室内差异性传导，QRS 波群增宽变形。心脏听诊第一心音强弱不等，心律绝对不规则。

要点提示

　　初次发作的房颤且在 24～48h，称为急性房颤。多数患者发作可自行终止。对于症状明显的患者，应迅速给予减慢快速心室率的治疗。给予心电监护、吸氧、静脉注射洋地黄、β受体阻滞剂或钙通道阻滞剂。心力衰竭与低血压者忌用 β受体阻滞剂与维拉帕米，预激综合征合并房颤禁用洋地黄与钙通道阻滞剂。如果患者房颤48h 以上未转复，建议转至上级医院给予药物或电击复律。如患者来就诊时已出现急性心力衰竭或血压下降明显等临床表现，应紧急施行电复律。也可给予药物(普罗帕酮或胺碘酮)转复房颤，并积极联系急救系统转至上级医院继续治疗，建议患者必要时华法林抗凝治疗。

六、缓慢性心律失常

如果患者出现 2s 以上窦性停搏或者心率降至 40 次/min，出现黑矇；患者出现 5s 以上停搏，可出现晕厥；出现 10s 以上的停搏则会出现阿-斯综合征。

(一)病态窦房结综合征

病态窦房结综合征是由窦房结病变导致功能减退，产生多种心律失常的综合表现。多见于心脏起搏传导系统退行性改变、甲状腺功能减退，以及心肌炎、冠心病、心肌病。患者可以出现发作性头晕、黑矇、乏力等，严重者可发生晕厥。如有心动过速发作，可有心悸、胸闷等症状。心电图主要表现包括的窦性心动过缓(50 次/min 以下)；窦性停搏与窦房阻滞；窦房传导阻滞与房室传导阻滞同时并存；心动过缓-心动过速综合征。

(二)窦性停搏

窦性停搏是指窦房结不能产生冲动，多见于迷走神经张力增高或颈动脉窦过敏、急性心肌梗死、窦房结变性与纤维化,应用洋地黄类药物等。患者出现黑矇、短暂意识障碍或晕厥,严重者可发生阿-斯综合征。心电图表现为正常 P-P 间期内 P 波发生脱落,或 P 波与 QRS 波群均不出现,长的 P-P 间期与基本的窦性 P-P 间期无倍数关系。

(三)严重房室传导阻滞

房室传导阻滞是指房室交界区脱离了生理不应期后,心房冲动传导延迟或不能传导至心室,可以发生在房室结、希氏束以及束支等不同的部位。临床上多见于急性心肌梗死、病毒性心肌炎、心内膜炎、心肌病、急性风湿热、主动脉瓣狭窄、先天性心血管病、电解质紊乱。临床表现包括疲倦、乏力、头晕、晕厥等。完全性房室传导阻滞时,可出现暂时性意识丧失,甚至阿-斯综合征。心电图表现为完全性房室阻滞,心房与心室活动各自独立、互不相关;心房率快于心室率,QRS 波群正常,也可变宽。

(四)双分支阻滞与三分支阻滞

双分支阻滞是指室内传导系统三分支中的任何两分支同时发生阻滞。三分支阻滞是指三分支同时发生阻滞,实质上表现为完全性房室阻滞。当右束支阻滞与左束支阻滞两者交替出现时,即为双侧束支阻滞。完全性三分支阻滞的临床表现与完全性房室阻滞相同。

(五)急诊处理

血流动力学紊乱的患者,建议给予临时起搏器,也可给予阿托品或者异丙肾上腺素;转诊至上级医院继续治疗。血流动力学稳定的患者,留院监测,去除药物、电解质紊乱等因素,进一步完善检查,必要时给予阿托品或者异丙肾上腺素,观察是否应行起搏器治疗。

(段小春)

第 **5** 章

高血压

一、中国高血压流行特征

高血压在我国发病率呈持续上升趋势,2002年调查数据显示,我国18岁以上成年人高血压患病率为18.8%,全国高血压患者有1.6亿,估计目前我国约有2亿高血压患者,每10个成年人中就有2人患有高血压,占全球的1/5。血压正常高值水平人群的比例不断增长,尤其是中青年,已成为我国高血压患病率持续升高和患病人数剧增的主要来源。从南方到北方,我国高血压患病率呈递增趋势。

(一)我国人群高血压发病的主要危险因素

1. 高钠低钾膳食　是导致我国人群高血压发病的最重要的危险因素,我国大部分人群钠盐摄入量>12g/d,远高于世界卫生组织(WHO)推荐的每人摄入食盐<5g/d标准。

2. 超重和肥胖　体质量指数(BMI)≥24kg/m²,腰围≥90cm(男性)或≥85cm(女性)。我国人群中超重和肥胖的比例与人数均明显增加,超重和肥胖将成为我国高血压患病率增长的又一重要危险因素。

3. 饮酒　长期少量饮酒可使血压轻度升高,过量饮酒则可使血压明显升高。我国饮酒人数众多,部分男性高血压患者有长期饮酒嗜好和饮烈性酒的习惯。

4. 社会心理因素　工作压力、生活压力、病态心理等,导致长期精神紧张。

5. 其他危险因素

(1) 不可改变的危险因素:年龄(男性≥55岁,更年期后的女性)、高血压家族史、早发心血管病家族史(一级亲属发病年龄<50岁)。

(2) 可改变的危险因素:缺乏体力活动、心血管病危险因素,如吸烟、高脂血症、糖耐量受损和糖尿病等,2010年中国高血压防治指南将心血管危险因素中的C反应蛋白去掉,增加同型半胱氨酸升高为危险因素。睡眠呼吸暂停综合征也是高血压危险因素之一。

(二)高血压在我国流行特点

"三高"和"三低",即高发病率、高并发症率、高病死率、低知晓率、低治疗率、低控制率。2002年调查数据显示高血压知晓率为30.2%、治疗率为24.7%、控制率仅为6.1%。

二、高血压的诊断与评估

(一)高血压定义和血压水平分级

1. **高血压定义** 在未用抗高血压药的情况下,非同日 3 次测量血压,收缩压≥140mmHg 和(或)舒张压 ≥90mmHg 可诊断为高血压。正在服用抗高血压药,血压低于 140/90mm Hg 也诊断为高血压。收缩压≥140mmHg 而舒张压＜90mmHg 则为单纯收缩期高血压(ISH)。

2. **血压水平分级** 18 岁以上成年人的血压按不同水平进行分级(表 5-1)。

表 5-1 血压水平定义和分级

级别	收缩压(mmHg)		舒张压(mmHg)
正常血压	＜120	和	＜80
正常高值	120～139	和(或)	80～89
高血压	≥140	和(或)	≥90
1 级高血压(轻度)	140～159	和(或)	90～99
2 级高血压(中度)	160～179	和(或)	100～109
3 级高血压(重度)	≥180	和(或)	≥110
单纯收缩期高血压	≥140	和	＜90

注:①当收缩压和舒张压分属不同级别时,以较高的级别为准;②单纯收缩期高血压可按照收缩压水平分为 1、2、3 级

(二)高血压的评估和危险分层

高血压患者的预后不仅与血压水平有关,还与并存的其他危险因素、靶器官损害及伴发的临床疾病有关。2010 年《中国高血压防治指南》中指出,高血压是一种"心血管综合征",应根据心血管总体风险决定治疗措施,关注对多种心血管危险因素综合干预。因此对每个高血压患者均应评估这些影响预后的因素(表 5-3),进行危险分层,将患者分为低危、中危和高危。

1. **高血压亚临床靶器官损害** (表 5-2)。

表 5-2 高血压亚临床靶器官损害

靶器官	损害形式	筛查方法及意义
心脏	左心室肥厚	(1)心电图:Sokolow-Lyon 指数(R_{V5} 或 R_{V6} ＋S_{V1})＞38mm 或 Cornell 乘积 ＝[S_{V3}＋(R_{aVL}＋8mV)]×QRS 波时限 ＞2 440mm·ms
		(2)超声心动图:计算左心室质量指数(LVMI),LVMI≥125g/m² (男性),≥120g/m² (女性)
血管	动脉内膜中层厚度 (IMT)增厚 粥样斑块形成 大动脉僵硬度的增加	(1)血管超声检查:①测量颈动脉 IMT,IMT≥0.9mm 为增厚;②可发现颈动脉粥样斑块形成
		(2)踝/臂血压指数(ABI)测量:评价下肢动脉开放情况的检查,测量采用专用测量仪自动测定或手工测量[A]。ABI 0.9～1.3 为正常;ABI≥1.3,考虑动脉硬化;ABI＜0.9 提示下肢动脉闭塞,ABI 值越低,下肢动脉闭塞越严重
		(3)颈股动脉脉搏波传导速度(PWV)测定:评估大动脉弹性检查指标 PWV≥12m/s 时提示动脉脉搏波传导速度加快,大动脉僵硬度增加

（续 表）

靶器官	损害形式	筛查方法及意义
肾脏	血清肌酐升高 估算的肾小球滤过率 （eGFR）降低 出现微量白蛋白尿	(1)肌酐影响因素多,现多采用 eGFR^{B}反映肾功能。可采用"简化的肾脏病膳食改善试验(MDRD)"公式,或我国学者提出的 MDRD 改良公式计算。eGFR<60ml/(min·1.73m^2)为降低 (2)测定晨尿白蛋白/肌酐比值为最佳,随机尿白蛋白/肌酐比值也可接受,白蛋白/肌酐比值 30～300mg/g 为微量蛋白尿

注：^{A}ABI 手工测量方法：水银柱血压计测量双侧上肢肱动脉和下肢胫后动脉血压,下肢血压／上肢血压＝ABI 值,记录双侧 ABI 值,取最低值。^{B}eGFR 计算：简化 MDRD 公式：eGFR[ml/(min·1.73m^2)]＝186×[血肌酐(mg/dl)]$^{-1.154}$×年龄$^{-0.203}$×0.742(女性)；改良 MDRD 公式：eGFR[ml/(min·1.73m^2)]＝175×[血肌酐(mg/dl)]$^{-1.234}$×年龄$^{-0.179}$×0.79(女性)

表 5-3　影响高血压患者心血管预后的重要因素

心血管危险因素	靶器官损害（TOD）	伴临床疾病
血压水平(1～3 级) 男性＞55 岁；女性＞65 岁 吸烟 糖耐量受损(餐后 2h 血糖 7.8～11.0mmol/L)和(或)空腹血糖受损(6.1～6.9mmol/L) 血脂异常 　TC≥5.7mmol/L(220mg/dl) 　或 　LDL-C＞3.3mmol/L(130mg/dl)或 　HDL-C＜1.0mmol/L(40mg/dl) 早发心血管病家族史 　(一级亲属发病年龄<50 岁) 腹型肥胖 　(腰围：男性≥90cm　女性≥85cm) 或肥胖(BMI≥28kg/m^2)	左心室肥厚 　心电图和超声心动图检查 颈动脉超声内中膜增厚或动脉粥样斑块 颈-股动脉 PWV＞12m/s ABI＜0.90 eGFR<60ml/(min·1.73m^2) 或肌酐轻度升高,男性115～133μmol/L(1.3～1.5mg/dl),女性 107～124μmol/L(1.2～1.4mg/dl) 尿微量白蛋白 30～300mg/24h 或白蛋白/肌酐≥30mg/g	脑血管病： 　脑出血 　缺血性脑卒中 　短暂性脑缺血发作 心脏疾病： 　心肌梗死史 　心绞痛 　冠状动脉血运重建史 　慢性心力衰竭 肾脏疾病： 　糖尿病肾病 　肾功能受损 　血肌酐： 　　男性＞133μmol/L(1.5mg/dl) 　　女性＞124μmol/L(1.4mg/dl) 　尿蛋白(＞300mg/24h) 外周血管疾病 视网膜病变： 　出血或渗出 　视盘水肿 糖尿病 　空腹血糖：≥7.0mmol/L(126mg/dl) 　餐后 2h 血糖≥11.1mmol/L(200mg/dl) 　糖化血红蛋白：(HbA$_1$c)≥6.5%

注：TC：总胆固醇；LDL-C：低密度脂蛋白胆固醇；HDL-C：高密度脂蛋白胆固醇；BMI：体质量指数；PWV：脉搏波传导速度；ABI：踝臂指数；eGFR：估算的肾小球滤过率

2. **伴发临床疾病** 包括脑血管病、心脏疾病、肾脏疾病、外周血管疾病、视网膜病变和糖尿病。

3. **高血压患者评估需要检查的项目**

(1)病史采集:高血压病史、服药情况、个人史(生活方式、嗜好和心理状况)、心血管疾病史、糖尿病、高脂血症、家族史等。

(2)体检:双侧血压,老年患者测量坐位和立位血压;测量身高体重,计算 BMI;测量腰围、心率、心律、大动脉及血管杂音。

(3)辅助检查:①实验室:血肌酐、尿酸、血脂(总胆固醇、低密度脂蛋白胆固醇、高密度脂蛋白胆固醇、三酰甘油)、血糖、糖化血红蛋白、糖耐量试验、尿蛋白、尿微量白蛋白、血钾等;②超声影像:心脏和大动脉(特别是颈动脉);③心电图;④24h 动态血压;⑤眼底视网膜检查;⑥PWV/ABI 大动脉仪测量 PWV 和 ABI 值;⑦睡眠呼吸监测(有条件)。

4. **指南中评估预后指标的改变** 2010 年《中国高血压防治指南》将糖耐量受损、空腹血糖异常列为心血管疾病危险因素,将 eGFR、ABI 和 PWV 列为靶器官损害指标,将腹型肥胖的腰围切点改为男性≥90cmm(原≥85cm),女性≥85cm(原≥80cm),2005 年中国高血压防治指南中,糖尿病作为单独列项,新版指南将糖尿病(其中包括糖化血红蛋白≥6.5%)列为临床疾病(表 5-3)。

5. **高血压心血管风险分层** 根据高血压患者血压水平、危险因素、靶器官损害和临床并发症进行危险分层(表 5-4)。

表 5-4　高血压患者心血管风险水平分层

其他危险因素和病史	血压(mmHg)		
	1 级高血压	2 级高血压	3 级高血压
无	低危	中危	高危
1 或 2 个其他危险因素	中危	中危	很高危
≥3 个其他危险因素,或靶器官损害	高危	高危	很高危
临床并发症或合并糖尿病	很高危	很高危	很高危

三、高血压预防、教育和管理

高血压是社区医疗机构慢病管理之一,同综合医院以药物治疗高血压为主的医疗模式不同,社区医生工作重点应关注高血压预防、教育和管理,在提高高血压的知晓率、治疗率和控制率方面起着关键作用。

(一)高血压的预防

针对不同人群,实施高血压的三级预防措施,目的是降低高血压发病,使高血压患者血压达标,延缓和减轻靶器官损害,预防心脑肾并发症,延缓并发症进展,降低致残率和病死率。

1. **一级预防** 又称病因预防,是指针对存在高血压危险因素但尚未发生高血压的个体和人群(高危人群),采取有效措施干预危险因素,是降低高血压的发病率和患病率最积极的预防措施。

(1)高危人群:具有下列一项者为高血压高危人群。

①血压高值,收缩压 120~139mmHg 和(或)舒张压 80~89mmHg;

②超重或肥胖（BMI≥24kg/m² 和（或）腰围男性≥90cm，女性≥85cm）；

③长期高盐饮食；

④长期过量饮酒（饮白酒≥100ml/d，且每周饮酒≥4 次）；

⑤有高血压家族史（一、二级亲属）；

⑥男性≥55 岁，更年期后的女性。

（2）预防措施：参见高血压非药物治疗措施。

2. 二级预防 针对已确诊的高血压人群，早发现、早诊断、早治疗，采取积极有效的治疗措施，努力使血压达标，延缓靶器官损害，预防心、脑、肾并发症的出现。

预防措施：①继续采用一级预防措施；②坚持系统正规抗高血压治疗：根据个体制定达标值，参照指南个体化确定药物治疗方案，督促患者坚持定期门诊随诊，不擅自停药和改药；③控制其他并存的危险因素；④家庭、诊室血压和 24h 动态血压相结合，定期调整患者管理级别并制定治疗方案；⑤定期进行相关辅助检查，了解危险因素控制情况及有无靶器官损害。

3. 三级预防 目的是降低高血压的致残率和病死率，采取各种积极有效的措施，防止高血压进一步恶化或产生严重的并发症。三级预防需要与专科医师合作，社区医师与专科医师共同制定个体化方案。对于血压控制困难、临床并发症复杂或病情较重的高血压患者，及时专科转诊或会诊。

（二）健康教育

1. 健康教育方式 可采用各种渠道，形式多样化，如大众媒体、宣传册、宣传栏、专题讲座等，宣传高血压防治知识，健康教育是提高患者治疗依从性非常有效的方法之一。

（1）集中教育：在社区成立健康教育大课堂，定期对高血压高危人群及高血压患者进行集体健康教育，应采取分期连续性教育。

（2）个体教育：对社区初次就诊的高血压高危个体或患者进行个别指导，评估患者总体心血管风险，制订具体的个体教育计划，突出重点，目标明确。

（3）随机性教育：在患者就诊时，根据患者存在的问题，进行针对性教育和指导。

2. 健康教育内容 针对不同人群侧重不同教育内容（表 5-5）。

表 5-5 不同人群健康教育内容参考

正常人群	高血压易患人群	已确诊高血压人群
什么是高血压	（同左侧内容）	（同左侧内容）
高血压危害	哪些人是高血压易患人群	高血压如何分级
高血压是不良生活方式疾病	什么是高血压心血管危险因素	什么是靶器官损害和并存临床情况
高血压是可以预防的	高血压伴心血管危险因素危害	高血压为何分低危、中危、高危层管理
哪些人易患高血压	如何纠正不良生活方式或习惯	高血压非药物治疗内容
什么是健康生活方式	如何降低心血管疾病危险因素	常用降压药物种类、用法、注意事项、不良反应
定期检测血压意义	特别关注自己血压	为何高血压病人要终身服药
注意检测自己血压	至少 6 个月监测 1 次血压	如何配合社区医务人员做好高血压分级管理、定期随访
成人每年测一次血压	鼓励家庭自测血压	如何正确测量血压
		至少每 2 个月监测血压 1 次
		积极提倡自测血压

(三)社区高血压规范化管理

高血压社区规范化管理内容包括:规范化健康教育,规范化检出、评估、危险分层,规范化分级管理,规范化治疗(非药物疗法和药物治疗),规范化测量血压等。下面重点介绍规范化分级管理。

根据患者危险分层,实行三级管理,分级管理标准及内容(表 5-6 和图 5-1)。

表 5-6 社区高血压分级管理内容

项目	一级管理	二级管理	三级管理
管理对象	低危患者	中危患者	高危/很高危患者
建立健康档案	立即	立即	立即
非药物治疗	立即开始	立即开始	立即开始
药物治疗 (初诊者)	随访观察 3 个月血压 仍≥140/90mmHg 即开始药物治疗	随访观察 1 个月血压 仍≥140/90mmHg 即开始药物治疗	立即开始药物治疗
血压未达标或不稳定,随访测血压	3 周 1 次	2 周 1 次	1 周 1 次
血压达标且稳定后,常规随访测血压	3 个月 1 次	2 个月 1 次	1 个月 1 次
测 BMI、腰围	2 年 1 次	1 年 1 次	6 个月 1 次
检测血脂	1 年 1 次	6 个月 1 次	3~6 个月 1 次
检测血糖	1 年 1 次	6 个月 1 次	3~6 个月 1 次
检测尿常规	1 年 1 次	6 个月 1 次	3~6 个月 1 次
检测肾功能	1 年 1 次	6 个月 1 次	3~6 个月 1 次
心电图检查	1 年 1 次	6 个月 1 次	3~6 个月 1 次
眼底检查	选做	选做	3~6 个月 1 次
超声心动图检查	选做	选做	1 年 1 次
转诊	必要时	必要时	必要时

注:随访监测记录说明:①血压监测:医院、社区站(中心)测量或患者自测血压均可;血压不稳定者增加随访和测压次数;鼓励患者自测血压。②其他检测项目:社区站(中心)或医院检测均可。③辅助检测的频率为基本要求,根据需要可增加监测次数

1. 三级管理过程中需进行年度评估与管理级别调整　患者血压水平和可控危险因素经治疗可以改善,不治疗可能进展或恶化,患者危险分层不是固定不变。中国高血压防治指南 2009 基层版中进行了说明,社区医师对分级管理的患者应进行年度评估,根据随访记录情况确定新的管理级别。患者出现病情变化、发生高血压相关疾病时,应及时对患者进行临床评估,重新确定管理级别,并按照新的级别进行管理。

2. 注意点　伴有靶器官损害,伴有心脑肾疾病及糖尿病的高危患者,管理级别长期保持不变;对仅根据血压水平或 1~2 可改变的危险因素而分为中危或少数很高危的分级管理者,在管理一年后视患者实际情况调整管理级别;对血压长期(连续 6 个月)控制好的,可谨慎降低管理级别,对新发生心脑肾疾病和糖尿病患者,及时升高管理级别。

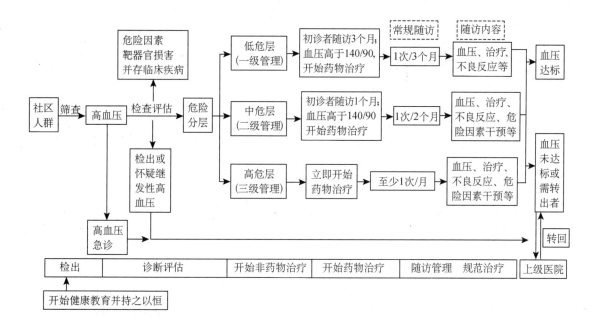

图 5-1　基层高血压防治管理流程图（血压以"mmHg"为单位）

四、全科医师高血压处理要点

(一)治疗目标

无论采取何种方式和药物治疗高血压,血压达标是首要任务。

1. 使用指南推荐并国家食品与药品监督管理局审核批准的任何安全有效的抗高血压药物。

2. 尽量使用长效药物,也可选用中效和短效药物。

3. 尽可能控制其他可逆性危险因素,并干预亚临床靶器官损害和临床疾病。

具体目标　不同高血压人群采用不同控制目标(表 5-7)。

表 5-7　高血压治疗目标

患者人群	血压控制目标(mmHg)
一般人群	＜140/90
糖尿病	＜130/80
冠心病	＜130/80
慢性肾疾病	＜130/80
老年患者(≥65 岁)	＜150/80

降压目标热点问题

(1)J 形曲线:既往认为控制血压"越低越好",然而近年来一些临床研究和资料分析显示,血压降到一定程度后,反而增加心血管事件的危险,出现所谓的"J形曲线",特别是在糖尿病、冠心病和老年患者中出现。有关J形曲线还有很多争议,但降压治疗不是"越低越好"得到重视。原则上任何年龄患者,舒张压不应低于60mmHg。

(2)J形曲线与降压治疗策略:不同人群可能存在不同"J点",指南中也尚未规定最低降压阈值。因此高血压治疗应强调个体化原则,对年龄较小、高血压病史较短、全身动脉硬化趋势不明显的高血压患者,尽可能将血压降至120/80mmHg以下。而对于高龄、高血压病史较长、合并糖尿病和冠心病的高血压患者,不盲目过度降压。对于社区医师来说指南给出的是原则,具体处理有一定难度,建议专科转诊治疗。总之,降压治疗不应再强调"越低越好",而应掌握"早期治疗,适度降压,个体化处理"的原则。

(二)高血压非药物治疗-治疗性生活方式干预

高血压患者,无论血压水平如何,均要采取非药物治疗,并贯穿始终。切忌仅关注患者血压数值先考虑降压药物的治疗。

1. 减少钠盐摄入　食盐量6g/d,肾功能良好者增加钾盐摄入。

2. 合理膳食　平衡膳食,减少高热量食物,如高脂肪食物、糖类、含糖饮料等。

3. 规律运动　采取规律中等强度的有氧运动,3～5次/周,30min/次。

4. 控制体重　通过合理膳食和规律运动,使体质量指数[BMI体重(kg)/身高^2(m^2)]<24kg/m^2。

5. 戒烟　督促和指导患者科学戒烟,如采用药物辅助戒烟和戒烟门诊就诊等。

6. 限制饮酒　提倡不饮酒,乙醇摄入量男性<25g/d,女性<15g/d;白酒<50ml/d、葡萄酒<100ml/d、啤酒<300ml/d。

7. 保持心理平衡　帮助患者减轻精神压力、纠正和治疗病态心理,必要时专科心理辅导和治疗。

(三)高血压的药物治疗

在非药物治疗基础上,根据患者危险分层决定药物治疗开始时间和策略(图5-2)。

1. 常用降压药物及选择　临床常用5大类降压药物:钙离子拮抗剂、β受体阻滞剂、血管紧张素转化酶抑制剂(ACEI)、血管紧张素受体拮抗剂(ARB)及利尿剂,这5类降压药物及固定复方制剂均可作为起始和维持治疗。少部分情况需要使用α、β受体阻滞剂或α受体阻滞剂。

常用降压药物种类、适应证、禁忌证、用法和不良反应(表5-8和表5-9)。

2. 降压药物的联合应用　75%以上的高血压患者需要应用≥2种降压药物,目前联合应用降压药物已成为降压治疗的基本方法。

联合用药原则:作用机制不同的降压药物小剂量联合应用,降压作用机制应具有互补性,具有相加的降压作用,并可互相抵消或减轻不良反应。

(1)联合用药方案原则(图5-3)。

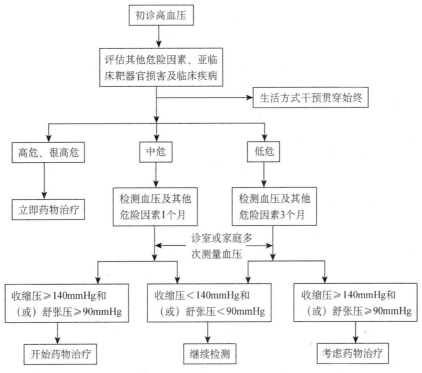

图 5-2 初诊高血压患者的评估与干预流程

注:监测血压方法包括诊室、家庭或 24h 动态血压

表 5-8 常用降压药种类的临床选择

分 类	适应证	禁忌证	
		绝对禁忌证	相对禁忌证
钙通道阻滞剂(二氢吡啶类)	老年高血压 周围血管病 单纯收缩期高血压 稳定型心绞痛 颈动脉粥样硬化 冠状动脉粥样硬化	无	快速型心律失常 心力衰竭
钙通道阻滞剂(非二氢吡啶类)	心绞痛 颈动脉粥样硬化 室上性心动过速	二~三度房室传导阻滞	心力衰竭
血管紧张素转化酶抑制剂(ACEI)	心力衰竭 心肌梗死后 左心室肥厚 左心室功能不全 颈动脉粥样硬化 非糖尿病肾病 糖尿病肾病 蛋白尿/微量白蛋白尿 代谢综合征	妊娠 高血钾 双侧肾动脉狭窄	

（续　表）

分　类	适应证	禁忌证	
		绝对禁忌证	相对禁忌证
血管紧张素Ⅱ受体阻滞剂（ARB）	糖尿病肾病 蛋白尿/微量白蛋白尿 心力衰竭 左心室肥厚 心房颤动预防 ACEI引起的咳嗽 代谢综合征	妊娠 高血钾 双侧肾动脉狭窄	
噻嗪类利尿药	心力衰竭 老年高血压 高龄老年高血压 单纯收缩期高血压	痛风	妊娠
襻利尿药	肾功能不全 心力衰竭		
利尿药(醛固酮拮抗剂)	心力衰竭 心肌梗死后	肾衰竭 高血钾	
β受体阻滞剂	心绞痛 心肌梗死后 快速性心律失常 稳定型充血性心力衰竭	二～三度房室阻滞 哮喘	慢性阻塞性肺病 周围血管病 糖耐量低减 运动员
α受体阻滞剂	前列腺增生 高血脂	直立性低血压	心力衰竭

表 5-9　常用的各种降压药用法和不良反应

口服降压药物	每天剂量(mg)	分服次数	主要不良反应
钙拮抗剂			
二氢吡啶类：			踝部水肿,头痛,潮红
氨氯地平	2.5～10.0	1	
硝苯地平	10～30	2 或 3	
缓释片	10～20	2	
控释片	30～60	1 或 2	
左旋氨氯地平	1.25～5.00	1	
非洛地平缓释片	2.5～10.0	1	
拉西地平	4～8	1	
尼卡地平	40～80	2	
尼群地平	20～60	2 或 3	
贝尼地平	4～8	1	
乐卡地平	10～20	1	
非二氢吡啶类：			房室传导阻滞,心功能抑制
维拉帕米	80～240	2 或 3	
维拉帕米缓释片	120～480	1 或 2	
地尔硫䓬缓释片	90～360	1 或 2	

（续　表）

口服降压药物	每天剂量(mg)	分服次数	主要不良反应
利尿药			
噻嗪类利尿药:			血钾减低,血钠减低,血尿酸升高
氢氯噻嗪	6.25~25.00	1	
氯噻酮	12.5~25.0	1	
吲哒帕胺	0.625~2.500	1	
吲哒帕胺缓释片	1.5	1	
襻利尿药:			血钾减低
呋塞米	20~80	1或2	
保钾利尿药:			血钾增高
阿米洛利	5~10	1或2	
氨苯蝶啶	25~100	1或2	
醛固酮拮抗剂:			
螺内酯	20~40	1或3	血钾增高,男性乳房发育
依普利酮	50~100	1或2	血钾增高
β阻滞剂			支气管痉挛,心功能抑制
比索洛尔	2.5~10.0	1	
美托洛尔平片	50~100	2	
美托洛尔缓释片	47.5~190.0	1	
阿替洛尔	12.5~50	1或2	
普萘洛尔	20~90	2或3	
倍他洛尔	5~20	1	
α、β阻滞剂			直立性低血压,支气管痉挛
拉贝洛尔	200~600	2	
卡维地洛	12.5~50.0	2	
阿罗洛尔	10~20	1或2	
血管紧张素转化酶抑制剂			咳嗽,血钾升高,血管神经性水肿
卡托普利	25~300	2或3	
依那普利	2.5~40.0	2	
贝那普利	5~40	1或2	
赖诺普利	2.5~40.0	1	
雷米普利	1.25~20.00	1	
福辛普利	10~40	1	
西拉普利	1.25~5.00	1	
培哚普利	4~8	1	
咪哒普利	2.5~10.0	1	
血管紧张素Ⅱ受体拮抗剂			血钾升高,血管性水肿(罕见)
氯沙坦	25~100	1	
缬沙坦	80~160	1	
厄贝沙坦	150~300	1	
替米沙坦	20~80	1	
坎地沙坦	4~32	1	
奥美沙坦	20~40	1	
α受体阻滞剂			直立性低血压
多沙唑嗪	1~16	1	
哌唑嗪	1~10	2或3	
特拉唑嗪	1~20	1或2	

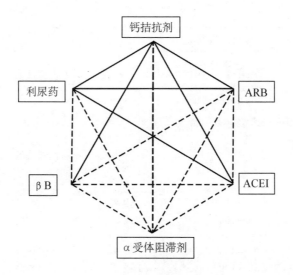

图 5-3 降血压药物联合方案

注：ARB - 血管紧张素受体拮抗剂；βB-β受体阻滞剂；ACEI-血管
紧张素转化酶抑制剂。图中实线示推荐联合使用，虚线示不推荐或
慎用的联合

（2）5 大类常用降压药物联合治疗推荐方案（表 5-10）。

表 5-10 联合治疗方案推荐参考

主要推荐优化联合	次要推荐联合	不常规推荐联合
D-CCB＋ARB	利尿药＋β受体阻滞剂	ACEI＋β受体阻滞剂
D-CCB＋ACEI	α受体阻滞剂＋β受体阻滞剂	ARB＋β受体阻滞剂
ARB＋噻嗪类利尿药	D-CCB＋保钾利尿约	ACEI＋ARB
ACEI＋噻嗪类利尿药	噻嗪类利尿药＋保钾利尿药	中枢作用药＋β受体阻滞剂
D-CCB＋噻嗪类利尿药		
D-CCB＋β阻滞药		

注：D-CCB,二氢吡啶类钙通道阻滞剂；ACEI,血管紧张素转化酶抑制剂；ARB,血管紧张素受体拮抗剂

（3）固定复方制剂：固定复方制剂已成为高血压现代治疗的趋势，其优于两药的配伍，具有
降压疗效肯定、治疗策略简化、服药方便和效益费用比高等优点，利于提高患者依从性，使血压
达标。

复方降压片、北京降压 0 号和珍菊降压片等是我国自主研发的固定复方制剂，这些复方制
剂组成成分的合理性存在争议，但降压效果肯定、经济、目前仍应用于临床。近年来相继开发
出新型单片固定复方制剂，由上述 5 大类两种不同作用机制的药物组成，主要固定复方制剂
（表 5-11），应注意相应组成成分不良反应和禁忌证。

表 5-11 固定配比复方制剂

主要组分与每片剂量	每天剂量 (mg)	分服 次数	相应组分的不良反应
复方利舍平片 (利舍平 0.032mg/氢氯噻嗪 3.1mg/双 肼屈嗪 4.2mg/异丙嗪 2.1mg)	1~3 片	2 或 3	消化性溃疡;困倦
复方利血平氨苯蝶啶片 (利血平 0.1mg/氨苯蝶啶 12.5mg/氢氯 噻嗪 12.5mg/双肼屈嗪 12.5mg)	1~2 片	1	消化性溃疡;头痛;血钾异常
珍菊降压片 (可乐宁 0.03mg/氢氯噻嗪 5mg)	1~2 片	2 或 3	低血压;血钾异常
氯沙坦钾/氢氯噻嗪 (氯沙坦钾 50mg/氢氯噻嗪 12.5mg) (氯沙坦钾 100mg/氢氯噻嗪 12.5mg)	1 片 1 片	1 1	偶见血管神经性水肿,血钾异常
缬沙坦/氢氯噻嗪 (缬沙坦 80mg/氢氯噻嗪 12.5mg)	1~2 片	1	偶见血管神经性水肿,血钾异常
厄贝沙坦/氢氯噻嗪 (厄贝沙坦 150mg/氢氯噻嗪 12.5mg)	1 片	1	偶见血管神经性水肿,血钾异常
替米沙坦/氢氯噻嗪 (替米沙坦 40mg/氢氯噻嗪 12.5mg)	1 片	1	偶见血管神经性水肿,血钾异常
氨氯地平/缬沙坦 (氨氯地平 5mg/缬沙坦 80mg)	1 片	1	头痛,踝部水肿,偶见血管神经性水肿

3. 降压药物选用流程 根据患者血压水平和危险分层进行如下选用降压药物流程(图 5-4)。

4. 特殊人群高血压处理 特殊人群用药选择性强、复杂,建议专科确定治疗方案,病情不稳定或加重及时转诊。

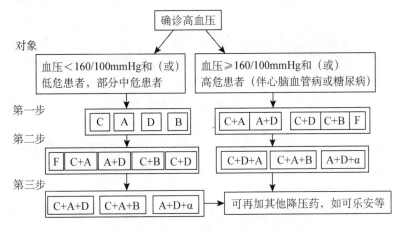

图 5-4 降压药物选择流程

A:ACEI 或 ARB;B:β受体阻滞剂;C:钙拮抗剂;D:噻嗪类利尿药;α:α受体阻滞剂;F:固定复方制剂

(1)老年人:大于80岁如能耐受可降至140/90mmHg;5类降压药物均可起始和维持治疗,老年人常有多种危险因素、靶器官损害和临床疾病,须结合考虑药物选择,合并前列腺增生可选用α受体阻滞剂;小剂量起步逐渐增加药物剂量。

注意事项:①避免过快和过度降压,老年人易出现直立性低血压;②避免舒张压过低。舒张压<60mmHg,收缩压<150mmHg,观察暂不用药。

(2)高血压合并冠心病:降压目标<130/80mmHg,稳定型心绞痛首选β受体阻滞药或ACEI或ARB或CCB;心肌梗死后患者选用β受体阻滞剂、ACEI或ARB、醛固酮抑制剂。

(3)高血压合并心力衰竭:稳定无症状患者选用ACEI或ARB和β受体阻滞剂,水钠潴留加用利尿药;有症状患者选用ACEI或ARB,醛固酮拮抗剂与利尿药合用。病情稳定后可小剂量加用β受体阻滞剂,逐渐缓慢增加剂量。

(4)高血压合并糖尿病:降压目标<130/80mmHg,首选ACEI或ARB,不达标联合钙离子拮抗剂,β受体阻滞剂和利尿药对糖代谢有不良影响,不常规选用,合并高血压、心力衰竭或血压难以达标,再考虑加用。

(5)慢性肾脏疾病:目标血压<130/80mmHg,选择ACEI或ARB(降压+降低蛋白尿),不达标联合钙离子拮抗剂和利尿药。血肌酐>265.2μmol/L(3mg/dl)或肾小球滤过率<30ml/(min·1.73m^2),不使用ACEI或ARB,首选钙离子拮抗剂和呋塞米。

(6)脑血管病后:病情稳定时,目标血压<140/90mmHg,5类降压药均可选用。急性脑卒中24h内慎重降压,除非收缩压≥180mmHg或舒张压≥100mmHg,降压合理目标是24h内血压降低15%,应及时转诊。

(7)妊娠高血压:①慢性高血压:妊娠前存在高血压;②妊娠高血压:妊娠20周后孕妇血压≥140/90mmHg,或血压较孕前或孕早期升高≥25/15mmHg;③先兆子痫:妊娠20周后血压升高伴临床蛋白尿。无论何种情况均转诊专科治疗。

要点提示

1. 首先确定高血压的诊断:不同日、同一时间3次血压≥140/90mmHg者,根据血压水平、心血管危险因素、亚临床靶器官损害和伴发临床疾病(包括糖尿病),对患者进行危险分层,分为低危、中危、高危和很高危(表5-4)。

2. 对血压≥140/90mmHg的1、2级,低危、中危高血压患者,可在社区查尿蛋白、血肌酐水平、血钾水平,如无异常首先进行生活方式干预,也可同时进行药物干预。由于95%高血压为原发性高血压,因此仅对难治性高血压需排除继发性高血压可能时,建议患者到上级医院专科诊治。

难治性高血压是指血压大于150/90mmHg,3种降压药(其中一种为利尿药)治疗6周,血压仍大于140/90mmHg者。

3. 对高危和很高危患者立即进行药物治疗(图5-2)。

4. 对于低中危患者可起始采用单一药治疗,大多数患者需联合用药,尽量选择长效制剂以平稳降压(图5-4)。降压达标值:一般患者血压<140/90mmHg,有糖尿病、冠心病患者血压<130/80mmHg,老年患者(≥65岁)<150/80mmHg。

(王 青)

第 **6** 章

冠 心 病

　　冠状动脉粥样硬化性心脏病(简称冠心病),是指由于冠状动脉粥样硬化引起血管结构和(或)功能改变而导致心肌血液供应减少或中断,从而产生一组临床综合征,包括心绞痛、心肌梗死、无症状心肌缺血、心力衰竭或猝死。动脉粥样硬化的危险因素分为不可干预的危险因素和可以干预的危险因素,前者包括年龄、性别、遗传,后者包括高脂血症、高血压、吸烟、糖尿病、肥胖、不良饮食习惯、缺乏体育运动、高同型半胱氨酸血症等。

　　冠心病在临床上主要分为5型:稳定型心绞痛、急性冠状动脉综合征(acute coronary syndrome,ACS)、无症状性心肌缺血、缺血性心肌病及猝死。

　　ACS是一大类包含不同临床特征、临床危险性及预后的临床综合征,它们有共同的病理机制,即冠状动脉硬化斑块破裂、血栓形成,并导致病变血管不同程度的阻塞。根据心电图ST段的改变,可将ACS区分为ST段抬高和非ST段抬高两大类,前者主要为ST段抬高型心肌梗死(STEMI),后者包括不稳定型心绞痛(UAP)和非ST段抬高型心肌梗死(NSTEMI)。NSTEMI大多数演化为非Q波心肌梗死,少数为Q波心肌梗死。

　　为了便于理解,我们将按照稳定型心绞痛、急性心肌梗死和不稳定型心绞痛来讨论。

一、稳定型心绞痛

稳定型心绞痛是指心绞痛发作的程度、频度、性质及诱发因素在数周内无显著变化。

(一)临床表现

1. 症状　心绞痛以发作性胸痛为主要临床表现,疼痛的特点为:

(1)部位:主要在胸骨体中段或上段之后,可波及前胸、颈部,范围如手掌大小,可放射至左后背、左肩、左臂内侧、颈、咽或下颌部。

(2)性质:胸痛常为压迫、胸闷或紧缩性,也可有烧灼感、极度奔跑后心跳不适,偶伴濒死的恐惧感觉,患者往往被迫停止活动。

(3)诱因:发作常由体力劳动或情绪激动(如愤怒、焦急、过度兴奋等)所诱发,疼痛多发生于劳力或激动时,而不是在劳累之后。饱餐、寒冷、吸烟、心动过速、休克等亦可诱发。一些患者是在进餐后活动容易发作。

(4)持续时间:疼痛出现后常逐步加重,持续数分钟至十余分钟,然后逐渐消失。心绞痛很少超过0.5h。

(5)缓解方式:停止原来活动或舌下含硝酸甘油可在几分钟内缓解。

2. 体征　多为非特异性体征。心绞痛发作时常见心率增快、血压升高、表情焦虑、皮肤湿冷或出汗。有时可出现暂时性第四或第三心音奔马律、心尖部收缩期杂音,对提示诊断有很大价值。

(二)辅助检查

1. 实验室检查　目前缺乏与心绞痛直接诊断相关的实验室检查项目。心肌损伤标记物(肌钙蛋白、肌酸激酶及同工酶)有助于与急性心肌梗死鉴别;血糖、血脂(包括 TC、TG、LDL-C、HDL-C)与冠心病的危险因素有关,应该常规检查。此外,应完善肝肾功能、三大常规、甲状腺功能的检查。

2. 心电图检查　心电图检查是诊断心绞痛最常用的检查方法。需要强调的是,心电图的 ST 段、T 波的动态改变更有意义。

(1)静息时心电图:1/2 患者在正常范围,也可能有陈旧性心肌梗死的改变或非特异性改变,如 ST 段和 T 波异常、心律失常等。

(2)心绞痛发作时心电图:

①ST 段压低,见于大多数心肌缺血发作,缓解后恢复。

②ST 段一过性抬高,见于少数患者。

③T 波倒置,在平时 T 波持续倒置的患者,发作时可变为直立("假性正常化")。

(3)心电图负荷试验:最常用的是运动负荷试验,运动中出现典型心绞痛,心电图改变主要以 ST 段水平型或下斜型压低≥0.1mV(J 点后 60~80ms)持续 2min 为运动试验阳性标准。

(4)心电图连续动态监测:可从中发现心电图 ST-T 改变和各种心律失常,出现时间可与患者的活动和症状相对照。胸痛发作时相应时间的缺血性 ST-T 改变有助于确定心绞痛的诊断。

3. 放射性核素检查

(1)负荷 ^{201}Tl/^{99m}Tc-MIBI 心肌显像:Tl(铊)/^{99m}Tc-MIBI 随冠状动脉血流很快被正常心肌细胞所摄取,静息时成像所示灌注缺损主要见于心肌梗死区(瘢痕部位),而仅在结合运动试验、药物负荷(双嘧达莫、多巴酚丁胺)试验时出现的灌注缺损提示心肌缺血。

(2)正电子发射断层心肌显像(PET):利用发射正电子的核素示踪剂如 ^{18}F、^{11}C、^{13}N 等进行心肌显像。除可判断心肌的血流灌注情况外,尚可了解心肌的代谢情况,用于准确评估心肌的存活力。

4. 超声心动图

(1)超声心动图可以显示各室腔的大小、瓣膜的结构和功能,室壁的运动,在心绞痛不发作时,心功能多正常。

(2)心肌梗死后或严重的缺血状态下,室壁可以呈现局限性或弥漫性运动障碍。

(3)运动或药物负荷时,或心肌缺血发作时,超声心动图检查可以评价心肌灌注和室壁运动情况,有助于诊断。

5. 冠状动脉多层螺旋 CT 成像　冠状动脉多层螺旋 CT 成像用于判断冠状动脉管腔狭窄程度和管壁钙化,对判断斑块性质也有一定意义,见相关内容。

6. 冠状动脉造影　对心绞痛或可疑心绞痛患者,冠状动脉造影可以明确诊断及血管病变情况并决定治疗策略及预后。

(三)诊断及鉴别诊断

1. **诊断标准**　主要根据以下几点。

(1)典型心绞痛的发作特点。

(2)冠心病危险因素。

(3)心肌缺血的客观依据,包括发作时心电图改变、放射性核素心肌显像的缺血表现。

(4)冠状动脉病变的影像学检查,包括多层螺旋 CT 造影和冠状动脉造影,可以明确冠状动脉病变的严重程度、范围,有助于决定进一步治疗。

以上 4 条,第(1)、(2)条即可作出初步诊断,结合第(3)条和(或)第(4)条即可明确诊断。第(4)条中的冠状动脉造影有助于决定治疗方案:药物治疗、介入治疗还是冠状动脉搭桥手术。

2. **劳力性心绞痛严重度的分级**　根据加拿大心血管病学会(CCS)分级分为 4 级。

Ⅰ级:一般体力活动(如步行和登楼)不受限,仅在强、快或持续用力时发生心绞痛。

Ⅱ级:一般体力活动轻度受限。快步、餐后、寒冷、精神应激或醒后数小时内发作心绞痛。一般情况下平地步行 200m 以上或登楼一层以上受限。

Ⅲ级:一般体力活动明显受限,一般情况下步行 200m,或登楼一层引起心绞痛。

Ⅳ级:轻微活动或休息时即可发生心绞痛。

3. **鉴别诊断**

(1)急性心肌梗死:疼痛剧烈、持续时间长,结合心电图(ST 段抬高及异常 Q 波)和实验室检查可鉴别。

(2)肋间神经痛和肋软骨炎:疼痛常累及 1～2 个肋间,多为持续性刺痛或灼痛,沿神经行径处有压痛。

(3)心脏神经症:患者常诉胸痛部位多在左胸乳房下心尖部附近,或经常变动,含硝酸甘油无效或在 10 多分钟后才"见效",常伴有心悸、疲乏、头晕、失眠及其他神经症的症状。

(4)不典型疼痛还需与反流性食管炎等食管疾病、膈疝、消化性溃疡、肠道疾病、颈椎病等相鉴别。

(四)危险分层

危险分层可根据临床评估、对负荷试验的反应、左心室功能及冠状动脉造影显示的病变情况综合判断。危险分层有助于决定治疗策略。

1. **临床评估**　有外周血管疾病、心力衰竭、心电图有改变(陈旧性心肌梗死、左心室肥厚、心房颤动、二度或以上房室阻滞、束支或分支阻滞)、运动耐量降低者,发生心血管事件的危险性增高,预后不良。

2. **负荷试验**　运动心电图可以用 Duke 活动平板评分来评估其危险性。运动早期出现阳性(ST 段压低>1mm)、ST 段压低明显者预示高危患者。

3. **左心室功能**　心功能可以作为稳定性心绞痛患者危险分层的评估指标。LVEF<35%的患者死亡率每年>3%。男性稳定型心绞痛及有三支血管病变、心功能正常者 5 年存活率 93%;心功能减退者则是 58%。

4. **冠状动脉造影**　CASS 注册登记资料显示,正常冠状动脉 12 年的存活率 91%,单支病变 74%、双支病变 59%、三支病变 50%,左主干病变预后更差。血管重建术(介入治疗、搭桥手术)可以降低病死率。

(五)全科医师处理

1. 出现下列症状应高度怀疑劳力性心绞痛发生:

(1)胸痛、胸闷、心慌多与运动或情绪激动有关。

(2)持续时间比较短,多为几分钟,很少超过 15min。

(3)休息或含化硝酸甘油、速效救心丸可以缓解,往往含化硝酸甘油更有效。

(4)多有冠心病危险因素,如高血压、高血脂、糖尿病、肥胖、吸烟等。

2. 发作时处理

(1)让患者休息,有条件坐下或躺下更好。

(2)如果在医院或门诊部,应尽可能做发作时的心电图,并在发作停止后复查心电图。

(3)含化硝酸甘油或速效救心丸等。

3. 缓解期治疗

(1)药物治疗:常用的治疗药物包括阿司匹林(100mg/d)、β 受体阻滞剂、他汀类降脂药、硝酸酯类药物。

(2)杜绝不良生活方式:如戒烟、减肥、限酒;适量活动,以不出现症状或不适为原则。

(3)积极控制其他相关疾病:如高血压病、糖尿病、高脂血症等。

(4)进行宣教,让坚持服药、定期复查。

4. 转上级医院诊治指征

(1)如果本次发作持续时间超过 10～15min 不缓解,应立即转上级医院进一步诊治。

(2)近期发作频繁、持续时间较前延长、运动耐量降低,建议患者尽快转院治疗。

(3)患者需要调整药物治疗方案时。

(4)患者考虑血运重建手术,如冠状动脉介入治疗(PCI)、冠状动脉旁路移植手术。

(六)专科治疗

主要在于预防动脉粥样硬化的发生和治疗已存在的动脉粥样硬化。针对心绞痛的治疗原则是改善冠状动脉的血供和降低心肌的耗氧,改善患者症状,降低不稳定型心绞痛和心肌梗死的发生。

1. 药物治疗

(1)发作时的治疗

①休息:发作时立刻休息,一般患者在停止活动后症状即可消除。

②药物治疗:较重的发作,可舌下含化硝酸酯制剂(表 6-1)。

表 6-1　常用的硝酸酯制剂和不良反应

药物	剂量(mg)	起效时间(min)	维持时间(h)	不良反应
硝酸甘油	0.5	1～2	0.5	头晕、头胀痛、面红、心悸、血压下降
硝酸异山梨酯	5～10	2～5	2～3	

(2)缓解期的治疗

①生活方式的调整:宜尽量避免各种确知足以诱致发作的因素。如:调节饮食,特别是一次进食不应过饱;杜绝烟酒;调整日常生活与工作量;减轻精神负担;保持适当的体力活动,但以不致发生胸痛症状为度;一般不需卧床休息。

②药物治疗

改善预后的药物：

阿司匹林：所有患者只要没有用药禁忌证都应该服用。阿司匹林的最佳剂量范围为 75～150mg/d。不能耐受阿司匹林的患者，可改用氯吡格雷作为替代治疗。

氯吡格雷：属于血小板 ADP 受体抑制剂，主要用于支架置入以后有阿司匹林禁忌证的患者。常用维持剂量为 75mg/d，1 次口服，至少维持治疗 1 年。

β受体阻滞剂：心肌梗死后患者长期接受 β 受体阻滞剂二级预防治疗，可降低相对病死率。推荐使用无内在拟交感活性的 β 受体阻滞剂。β 受体阻滞剂的使用剂量应个体化，从较小剂量开始，逐级增加剂量，以能缓解症状、心率不低于 50 次/min 为宜。

调脂药物：他汀类药物能有效降低 TC 和 LDL-C，还有延缓斑块进展，使斑块稳定和抗炎等调脂以外的作用。所有冠心病患者，无论其血脂水平如何，均应给予他汀类药物。冠心病患者 LDL-C 的目标值应＜2.60mmol/L(100mg/dl)，对于极高危患者(确诊冠心病合并糖尿病或急性冠状动脉综合征)，治疗目标为 LDL-C＜2.07mmol/L(80mg/dl)也是合理的。在应用他汀类药物时，应严密监测转氨酶及肌酸激酶等生化指标，及时发现药物可能引起的肝损害和肌病。强化降脂治疗时，应注意监测药物的安全性。

血管紧张素转化酶抑制剂(ACEI)：在稳定型心绞痛患者中，合并糖尿病、心力衰竭或左心室收缩功能不全的高危患者应该使用 ACEI。所有冠心病患者均能从 ACEI 治疗中获益，但低危患者获益可能较小。

减轻症状、改善缺血的药物：

硝酸酯类药：为内皮依赖性血管扩张药，能减少心肌需氧和改善心肌灌注，从而改善心绞痛症状。使用时应注意以下几点：

舌下含服或喷雾用硝酸甘油仅作为心绞痛发作时缓解症状用药，也可在运动前数分钟使用，以减少或避免心绞痛发作。

长效硝酸酯制剂用于减低心绞痛发作的频率和程度，并可能增加运动耐量；长效硝酸酯类不适宜用于心绞痛急性发作的治疗，而适宜用于慢性长期治疗。

每天用药时应注意给予足够的无药间期，以减少耐药性的发生。

不良反应包括头痛、面色潮红、心率反射性加快和低血压，以上不良反应以给予短效硝酸甘油更明显。第 1 次含用硝酸甘油时，应注意可能发生直立性低血压。

对由严重主动脉瓣狭窄或肥厚型梗阻性心肌病引起的心绞痛，不宜用硝酸酯制剂，因其可降低心脏前负荷和减少左心室容量，进一步加重左心室流出道梗阻程度，使心排血量减少，有发生晕厥的危险。

钙拮抗剂：钙拮抗剂通过改善冠状动脉血流和减少心肌耗氧起缓解心绞痛作用，对变异型心绞痛或以冠状动脉痉挛为主的心绞痛，钙拮抗剂是一线药物。地尔硫䓬和维拉帕米能减慢房室传导，常用于伴有心房颤动或心房扑动的心绞痛患者，这两种药不应用于已有严重心动过缓、高度房室传导阻滞和病态窦房结综合征的患者。

钙拮抗剂常见的不良反应有外周水肿、便秘、心悸、面部潮红等，低血压也时有发生，其他不良反应还包括头痛、头晕、虚弱无力等。

其他药物：

曲美他嗪：通过抑制脂肪酸氧化和增加葡萄糖代谢，改善心肌氧的供需平衡而治疗心肌缺血。

尼可地尔:是一种钾通道开放药,与硝酸酯类制剂具有相似药理特性,对稳定型心绞痛治疗可能有效。

中医中药治疗:目前以"活血化瘀""芳香温通"和"祛痰通络"法最为常用。

2. 血管重建治疗

(1)经皮冠状动脉介入治疗(PCI):由于PCI手术创伤小、恢复快、危险性相对较低,易于被医师和患者所接受。对于低危的稳定型心绞痛患者,包括强化降脂治疗在内的药物治疗在减少缺血事件方面与PCI一样有效。对于相对高危险患者及多支血管病变的稳定型心绞痛患者,PCI缓解症状更为显著,生存率获益尚不明确。

(2)冠状动脉旁路移植术(CABG):CABG可改善中危至高危患者的预后。某些特定的冠状动脉病变解剖类型手术预后优于药物治疗,这些情况包括:①左主干的明显狭窄;②3支主要冠状动脉近段的明显狭窄;③2支主要冠状动脉的明显狭窄,其中包括左前降支(LAD)近段的高度狭窄。

CABG总的手术死亡率在1%~4%,血栓阻塞可在术后早期发生,10%在术后1年发生,5年以后静脉桥自身会发生粥样硬化改变。静脉桥10年通畅率为50%~60%。

(七)随访及预防

参照急性心肌梗死的"二级预防、康复治疗与随访"部分。

要点提示

稳定型心绞痛全科医师处理要点

稳定型心绞痛是冠心病最常见的临床类型之一,患者出现心绞痛发作的程度、持续时间、频次、性质及诱发因素在数周甚至数月内无显著不同,病变性质稳定。

典型心绞痛特点:胸痛或胸闷时感到胸部发紧,有压迫感和濒死感,伴有出汗和左上肢、颈部、肩背部等放射痛,阵发性发作一般持续3~5min,很少超过15min,常因体力劳动、饱餐和情绪激动等诱因引起发作,休息可缓解或含服硝酸甘油缓解。

心电图特点:代表室壁节段性导联的ST段一过性下移大于0.05mV,极少数出现ST段一过性抬高,症状缓解后ST段可恢复。

重要检查:尽快心电监测,做心电图,化验心肌酶、肌钙蛋白、BNP、凝血功能、血常规和电解质检查,X线胸片检查、心脏超声和冠状动脉造影。

处理要点:静脉滴注硝酸甘油,口服阿司匹林、β受体阻滞剂、他汀类降脂药、硝酸酯类药物,强调健康教育,改变生活方式,控制高血压、糖尿病和高血脂等病因治疗的重要性,坚持冠心病二级预防。

转院:心绞痛发作频繁,持续时间长,心肌酶升高或需要做冠状动脉介入治疗或外科手术治疗者,要及时转诊。

二、急性心肌梗死

急性心肌梗死又可分为急性ST段抬高型心肌梗死(STEMI)和非ST段抬高型心肌梗死(NSTEMI)。STEMI通常指急性ST段抬高型急性冠脉综合征,是由于冠状动脉粥样硬化及其血栓形成,造成一支或多支冠状动脉管腔狭窄、闭塞,长时间缺血导致心肌细胞死亡,心电图表现以 ST 段抬高为特征,属 ACS 的严重类型。NSTEMI 也是由于冠状动脉斑块破裂并发血栓形成,但冠状动脉管腔多没有完全闭塞,其发病机制和处理原则与不稳定型心绞痛更为相似,参照不稳定型心绞痛部分。

(一)临床表现

患者发生急性心肌梗死后出现的症状和体征与梗死范围、部位、侧支循环情况以及就诊时间密切相关。

1. 症状

(1)先兆:部分患者在发病前数日有新发生心绞痛(初发型心绞痛)或原有心绞痛加重(恶化型心绞痛),有时为非特异性症状,如乏力、胸部不适、活动时心悸、气急、烦躁等。

(2)胸痛

①最主要、最先出现的症状。多发生于清晨,无明显诱因。疼痛部位和性质与心绞痛相同,但程度更重,持续时间常大于 30min、数小时或更长,休息和含用硝酸甘油片多不能缓解。

②部分患者疼痛位于上腹部,被误认为胃穿孔、急性胰腺炎等急腹症;部分患者疼痛放射至下颌、颈部、背部上方,被误认为骨关节痛。

③少数患者无疼痛,一开始即表现为休克或急性心力衰竭。

(3)全身症状:除疼痛外,患者常出现烦躁不安、出汗、恐惧、胸闷或有濒死感。少部分患者可有发热、心动过速、白细胞增高和红细胞沉降率增快等。

(4)胃肠道症状:疼痛剧烈时常伴有频繁的恶心、呕吐和上腹胀痛,下壁心肌梗死时更为常见。

(5)心律失常:见于 75%～95% 的患者,多发生在起病 1～2d,而以 24h 内最多见。可出现各种心律失常,包括室性心律失常(室性期前收缩、室性心动过速、心室颤动,最多见)、传导阻滞(房室阻滞、束支阻滞)。

(6)低血压和休克:疼痛期间血压下降常见。如收缩压低于 80mmHg,伴随烦躁不安、面色苍白、皮肤湿冷、脉细而快、大汗淋漓、尿量减少(<20ml/h)、反应迟钝等表现则提示休克。休克多在起病后数小时至数日内发生,见于前壁大面积心肌梗死患者,占心肌梗死患者的20%。

(7)心力衰竭:主要是急性左心衰竭,可在起病最初几天内发生,或在疼痛、休克好转阶段出现,表现为呼吸困难、咳嗽、发绀、烦躁等症状,严重者可发生肺水肿,随后可有颈静脉怒张、肝大、水肿等右心衰竭表现。对出现右心室梗死者可一开始即出现右心衰竭表现,伴血压下降。

2. 体征

(1)心脏体征

①心脏浊音界可正常也可有轻度至中度增大。

②心率多增快,少数也可减慢。

③心尖区第一心音减弱;可出现第四心音(心房性)奔马律,少数有第三心音(心室性)奔马律。

④10%～20% 患者在起病第 2～3d 出现心包摩擦音,为反应性纤维性心包炎所致。

⑤心尖区出现粗糙的收缩期杂音或伴收缩中晚期喀喇音,为二尖瓣乳头肌功能失调或

断裂所致。

⑥可有各种心律失常。

(2)血压:除极早期血压可增高外,几乎所有患者都有血压降低。起病前有高血压者,血压可降至正常,且可能不再恢复到起病前的水平。

(3)其他:可有与心律失常、休克或心力衰竭相关的其他体征。

(二)辅助检查

1. 心电图(见第3章心电图检查中的心肌梗死部分)

(1)特征性改变:STEMI心电图表现特点为(图6-1):

①ST段抬高:多呈弓背向上形。新的诊断标准为:新发生的$V_2 \sim V_3$导联ST段抬高≥0.2mV(男性)或≥0.15mV(女性),其他导联ST段抬高≥0.1mV。

②宽而深的Q波(病理性Q波):在面向透壁心肌坏死区的导联上出现,多在ST段抬高以后或同时出现。新的诊断标准为:$V_2 \sim V_3$导联的Q波宽度≥0.02s,或呈QS型;Ⅰ、Ⅱ、aVL、aVF或$V_4 \sim V_6$导联Q波或QS波宽度≥0.03s和深度≥0.1mV。

③T波改变:在心肌梗死超急期,部分患者首先出现T波高尖或高耸,随后出现T波低平、倒置。T波的早期倒置是闭塞冠状动脉部分再通的标志之一。

在背向梗死区的导联则出现相反的改变,即R波增高、ST段压低和T波直立并增高。

(2)动态性演变:高大两肢不对称的T波(数小时)→ST段明显抬高,可与直立T波形成单相曲线→R波减低,Q波出现(数小时至数天)→抬高ST段回落、T波平坦或倒置。

(3)梗死定位:STEMI的定位和范围可根据出现特征性改变的导联数来判断,分为前壁、下壁、侧壁、前间壁等(详见心电图检查相关部分)。

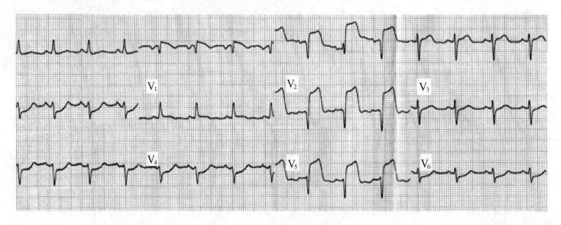

图6-1 急性前壁心肌梗死3h,前壁导联ST段抬高,病理性Q波形成,对应导联ST段压低

2. 实验室检查

(1)血心肌损伤标记物:呈现升高、降低的动态变化,且其增高水平与心肌梗死范围及预后明显相关。

①肌红蛋白起病后2~3h升高,12h内达高峰;24~48h内复正常。如果患者胸痛3h内没有升高,则不支持心肌梗死的诊断;反之,如果升高,则支持心肌梗死诊断,但不能确定(特异性差)。

②肌钙蛋白 I(cTnI)或 T(cTnT)起病 3～4h 后升高,cTnI 于 11～24h 达高峰,7～10d 降至正常,cTnT 于 24～48h 达高峰,10～14d 降至正常。胸痛后 6h 后没有 cTnI/cTnT 的升高,基本可除外急性心肌梗死。如果患者入院时 cTnI/cTnT 不升高,则应在 6～12h 再次复查,升高提示急性心肌梗死诊断,如果仍然不高,则可除外诊断。

③肌酸激酶同工酶(CK-MB)升高。在起病后 4h 内增高,16～24h 达高峰,3～4d 恢复正常,其增高的程度能较准确地反映梗死的范围。静脉溶栓成功或介入治疗血管再通者,其高峰出现在发病后的 14h 以内(以胸痛开始时间计算)。

单纯 CK、天门冬氨酸氨基转移酶(AST)、乳酸脱氢酶(LDH)及其同工酶诊断 STEMI 的特异性差,不再推荐用于诊断。

(2)其他:白细胞及中性粒细胞升高、嗜酸性粒细胞减少或消失、血沉(ESR)增快;C 反应蛋白(CRP)增高。

3. 心脏超声　二维和 M 型超声心动图可以显示:①节段性心室壁运动异常(减低、无运动和反向运动);②左心室功能可降低;③心肌梗死合并症,如室壁瘤、乳头肌功能失调、室间隔穿孔、心脏破裂等。

(三)诊断和鉴别诊断

1. 诊断标准　根据"心肌梗死全球统一定义",存在下列任何一项时,可以诊断心肌梗死。

(1)心肌标志物(最好是肌钙蛋白)增高≥正常上限 2 倍或增高后降低,并有以下至少一项心肌缺血的证据。

①心肌缺血临床症状。

②心电图出现新的心肌缺血变化,如 ST 段改变或左束支阻滞(又分为急性 STEMI 和 NTEMI)。

③心电图出现病理性 Q 波。

④影像学证据显示新的心肌活力丧失或区域性室壁运动异常。

(2)突发、未预料的心脏性死亡,涉及心脏停搏,常伴有提示心肌缺血的症状、推测为新的 ST 段抬高或左束支传导阻滞、冠状动脉造影或尸体检验显示新鲜血栓的证据,死亡发生在可取得血标本之前,或心脏生物标志物在血中出现之前。

(3)在基线肌钙蛋白正常,接受经皮冠状动脉介入治疗(PCI)的患者其肌钙蛋白超过正常上限的 3 倍,定义为与 PCI 相关的心肌梗死。

(4)在基线肌钙蛋白值正常,行冠状动脉旁路移植术(CABG)患者,肌钙蛋白升高超过正常上限的 5 倍并发生新的病理性 Q 波或新的左束支阻滞,或有冠脉造影或其他心肌活力丧失的影像学证据,定义为与 CABG 相关的心肌梗死。

(5)有急性心肌梗死的病理学发现:随着急性心肌梗死诊断标准的修订,心肌损伤标记物的地位更加重要。值得指出的是,尽管国内有多项心肌损伤标记物检测,包括心肌酶、TnI/TnT、肌红蛋白等,越来越多的诊断使用 TnI/TnT,因为其敏感性和特异性均很高。仅在早期 TnI/TnT 尚未升高时,可采用肌红蛋白检测。

2. 鉴别诊断

(1)心绞痛:胸痛反复发作、每次发作时间≤15min,结合心电图、心肌标志物检测可鉴别。

(2)主动脉夹层:胸痛一开始即达高峰,常放射到背、肋、腹、腰和下肢,双上肢的血压和脉搏可有明显差别,但无心肌损伤标记物升高。

(3)急性肺动脉栓塞:可发生胸痛、咯血、呼吸困难和休克,但有右心负荷急剧增加的表现。心电图示Ⅰ导联S波加深,Ⅲ导联Q波出现或加深,T波倒置,右胸导联T波倒置等改变,肺血管CT造影可以鉴别。

(4)急腹症:急性胰腺炎、消化性溃疡穿孔、急性胆囊炎、胆石症等均有上腹部疼痛、压痛,一些患者有反跳痛,可能伴休克。结合病史、体格检查、心电图检查、肌钙蛋白测定可协助鉴别。

(5)急性心包炎:心包炎的心前区疼痛与发热同时出现,呼吸和咳嗽时加重,早期即有心包摩擦音。心电图除aVR外,其余导联均有ST段弓背向下的抬高,T波倒置,无异常Q波出现。

(四)全科医师处理

1. 急性ST段抬高型急性心肌梗死的识别　患者如果有典型的胸痛比较容易识别,但症状不典型者,则容易忽略诊断。对出现以下症状者,尤其是患者有冠心病的危险因素时,要考虑到本诊断。

(1)突然发生的不明原因的持续胸痛。

(2)突然发生的不明原因的持续上腹痛,可伴恶心、呕吐,服用制酸药无效者,尤其是既往无明显消化道疾病者。

(3)突然发生的不明原因的颈部疼痛、压迫感。

(4)突然发生的呼吸困难等急性心力衰竭表现。

2. 进一步检查　出现上述情况后,要立刻进行以下检查。

(1)12导联心电图,必要时做18导联心电图,如果出现典型ST段抬高则提示急性心肌梗死诊断,如果为不典型诊断,需要进一步观察、检测TnI/TnT。

(2)TnI或TnT检测,有条件者应尽早检测。升高支持急性心肌梗死诊断,但胸痛时间<6h者可不升高,应在6~12h后再次复查。

3. 一般处理

(1)绝对卧床或静止休息,做好心理疏导,保持安静,通知家属。

(2)阿司匹林300mg嚼服;不适合用阿司匹林的患者,可用氯吡格雷300~600mg口服。

(3)建立静脉通路,有条件可进行吸氧、心电监护。

(4)准备好基本的急救措施,如除颤。

(5)联系上级医院专科或急诊120,并通知做好急诊介入的准备。

(6)有条件的可就地溶栓,同时联系转院。

4. 转院的指征　对于确诊、高度疑似的以及不能除外的急性心肌梗死患者,都应转上级医院专科或急诊科进一步检查或留观,包括以下几个方面。

(1)高度可能急性心肌梗死患者:症状、心电图或心肌损伤标记物支持急性心肌梗死诊断,尤其是心电图提示ST段抬高的患者。

(2)疑似急性心肌梗死患者:①有症状,心电图有改变,但不典型;②症状不明显,但心电图有改变者;③心肌损伤标记物,尤其是TnI/TnT升高者;④有比较典型症状,但心电图、心肌损伤标记物正常。

(3)转院时,准备好相应的资料和心电图。

(五)专科治疗

STEMI的治疗原则是尽快开通闭塞的冠状动脉,恢复心肌的血流灌注,以挽救濒死的心肌,防止梗死扩大或缩小心肌缺血范围,保护和维持心功能。"时间就是心肌,时间就是生命"。

这是与非 ST 段抬高型 ACS 处理的不同点。所以,有条件应尽早实施介入治疗开通闭塞血管。对发病 3h 以内又没有条件进行介入治疗者,应考虑尽早静脉溶栓治疗。

1. 一般治疗

(1)休息:急性期 12h 内卧床休息,保持环境安静,减少探视,防止不良刺激,解除焦虑。若无并发症,24h 内应鼓励患者在床上行肢体活动,若无低血压,第 3 日就可在病房内走动。

(2)心电监护:在冠心病监护室进行心电图、血压和呼吸的监测,对于严重心力衰竭者还应监测肺毛细血管压和静脉压。除颤仪应随时处于备用状态。

(3)吸氧:适合于有呼吸困难症状、血氧饱和度降低者。

(4)建立静脉通道,保持给药途径畅通。

(5)解除疼痛:除舌下含服或静脉滴注硝酸甘油外,可以使用镇痛药缓解疼痛。

(6)其他:清淡饮食,有心力衰竭者,控制饮水;保持大便通畅,必要时给予通便药。

2. 抗血小板治疗

(1)阿司匹林:所有的患者均应嚼服 300mg 阿司匹林,以后 75～150mg/d。

(2)噻吩吡啶类抗血小板药物:在首次或再次 PCI 之前或当时,应尽快服用初始负荷量氯吡格雷 300mg(拟直接 PCI 者最好 600mg),或在急诊 PCI 时,尽快给予普拉格雷 60mg,维持剂量 10mg/d。对于有脑卒中及短暂性脑缺血病史的 STEMI 患者,不推荐使用普拉格雷作为双联抗血小板药物。对于准备择期行冠状动脉搭桥(CABG)的患者,应至少在术前 5～7d 停药氯吡格雷或普拉格雷。

静脉溶栓联合 GP Ⅱb/Ⅲa 受体拮抗药可提高疗效,但出血并发症增加。在直接 PCI 时,可以静脉使用替罗非班,但应权衡获益与风险,并适当减少肝素用量。

3. 抗凝血治疗　所有的 STEMI 患者均应采用抗凝血治疗。

(1)普通肝素:普通肝素是 STEMI 最常用的抗凝药物,在不同的治疗方案下,肝素的使用方法不同。

①溶栓治疗中肝素应用:rt-PA 为选择性溶栓药,故必须与充分抗凝血治疗相结合。溶栓前先静脉注射肝素 60U/kg(最大量 4 000U),继以 12U/(kg·h)(最大 1 000U/h),使 APTT 值维持在对照值 1.5～2.0 倍(50～70s),至少应用 48h。尿激酶和链激酶均为非选择性溶栓药,溶栓期间不需要充分抗凝血治疗,溶栓后 6h 开始测定 APTT 或活化凝血时间(ACT),待其恢复到对照时间 2 倍以内时开始给予皮下肝素治疗。

②直接 PCI 术后肝素应用:与 GP Ⅱb/Ⅲa 受体拮抗剂合用者,肝素剂量应为 50～70U/kg,使 ACT>200s;未与 GP Ⅱb/Ⅲa 受体拮抗剂合用者,肝素剂量应为 60～100U/kg,使 ACT 达到 250～350s。

③对于未接受 PCI 且已失去溶栓治疗机会或溶栓治疗后梗死相关血管未再通者,可考虑静脉滴注肝素治疗,但缺乏充分证据。使用肝素期间应监测血小板计数,及时发现肝素诱导的血小板减少症。

(2)低分子量肝素:临床使用比较多的是克塞,每次 1mg/kg 体重皮下注射,12 小时 1 次。使用方便,不需监测凝血时间,有条件尽量替代普通肝素。

(3)磺达肝癸钠:间接 Xa 因子抑制药,适用于接受溶栓或未行再灌注治疗的患者,有利于降低死亡和再梗死,而不增加出血并发症的风险。对于无严重肾功能不全的患者,初始静脉注射 2.5mg,以后每天皮下注射 2.5mg,最长 8d。不主张用于急诊(直接)PCI 患者,因增加导管内血栓形成的风险。

(4)比伐卢定:在急诊(直接)PCI时,可以使用比伐卢定。先静脉注射0.75mg/min,再静脉滴注1.75mg/(kg·h),不需监测ACT,操作结束时停止使用。

(5)口服抗凝药:STEMI急性期后,以下情况需口服抗凝药治疗:心腔内有活动性血栓,口服华法林3～6个月;合并心房颤动者,不能耐受阿司匹林和氯吡格雷者,可长期服用华法林,使INR维持在2.0～3.0。

4. 溶栓治疗 无条件施行介入治疗或因患者就诊延误、转送患者到可施介入治疗的单位将会错过再灌注治疗的抢救时机,如患者无禁忌证应立即(接诊患者后30min内)行静脉溶栓治疗。

(1)适应证

①发病12h以内STEMI患者,无溶栓禁忌证,不具备急诊PCI治疗条件也不能迅速转诊。

②发病≤3h的STEMI,可首先考虑静脉溶栓。

③对再梗死患者,如果不能立即(症状发作后60min内)进行冠状动脉造影和PCI,可给予溶栓治疗。

④对发病12～24h仍有进行性缺血性疼痛和至少2个胸导联或肢体导联ST段抬高＞0.1mV的患者,若无急诊PCI条件,在经过选择的患者也可溶栓治疗。

(2)禁忌证

①既往任何时间脑出血病史。

②脑血管结构异常(如动静脉畸形)。

③颅内恶性肿瘤(原发或转移)。

④6个月内缺血性卒中或短暂性脑缺血史(不包括3h内的缺血性卒中)。

⑤可疑或确诊主动脉夹层。

⑥活动性出血或者出血素质(不包括月经来潮)。

⑦3个月内的严重头部闭合性创伤或面部创伤。

⑧慢性、严重、没有得到良好控制的高血压或目前血压严重控制不良(收缩压≥180mmHg或者舒张压≥110mmHg)。

⑨痴呆或已知的其他颅内病变。

⑩创伤(3周内)或者持续＞10min的心肺复苏,或者3周内进行过大手术。

⑪近期(4周内)内脏出血。

⑫近期(2周内)不能压迫止血部位的大血管穿刺。

⑬感染性心内膜炎。

⑭5d至2年内曾应用过链激酶,或者既往有此类药物过敏史(不能重复使用链激酶)。

⑮妊娠。

⑯活动性消化性溃疡。

⑰目前正在应用抗凝药治疗(国际标准化比值(INR)水平越高,出血风险越大)。

另外,根据综合临床判断,患者的风险/效益比不利于溶栓治疗,尤其是有出血倾向者,包括严重肝肾疾病、恶病质、终末期肿瘤以及年龄＞75岁患者应首选PCI,如选择静脉溶栓治疗应慎重,酌情减少溶栓药物剂量。

(3)溶栓药物的选择:以纤维蛋白溶酶原激活药激活血栓中纤维蛋白溶酶原,使其转变为纤维蛋白溶酶而溶解冠状动脉内的血栓。国内常用药物如下。

①尿激酶(UK):30min 内静脉滴注 150 万 U～200 万 U。

②链激酶(SK)或重组链激酶(rSK):以 150 万 U 静脉滴注,在 60min 内滴完。用链激酶时,应注意观察寒战、发热等过敏反应。

③重组组织型纤维蛋白溶酶原激活药(rt-PA):100mg 在 90min 内静脉给予:先静脉注入 15mg,继而 30min 内静脉滴注 50mg,其后 60min 内再滴注 35mg(国内有报道用上述剂量的一半也能奏效)。此处,用 rt-PA 前先用肝素 5 000U 静脉注射,用药后继续以肝素每小时 700～1 000U 持续静脉滴注共 48h,以后改为皮下注射 7 500U 每 12h 1 次,连用 3～5d(也可用低分子量肝素)。

(4)溶栓成功的判断:溶栓治疗是否成功可以根据冠状动脉造影直接判断,或根据临床症状和心电图变化间接判断。

①心电图抬高最为明显的导联的 ST 段于 2h 内回降＞50%。

②胸痛 2h 内基本消失。

③2h 内出现再灌注性心律失常。

④血清 CK-MB 峰值提前出现(14h 内)间接判断溶栓是否成功。

5. 介入治疗(PCI)　介入治疗是目前最有效的再灌注疗法,对于符合再灌注治疗条件的患者,有条件的医院应首先选择介入治疗。

(1)直接 PCI:适应证包括。

①症状发作小于 12h 的 STEMI 或伴有新出现的左束支阻滞。

②在发病 36h 内发生心源性休克,可在休克发生 18h 内进展者,可考虑行直接 PCI。

③症状发作小于 12h,伴有严重心功能不全和(或)肺水肿(Killip Ⅲ级)的患者。

④如果患者在发病 12～24h 具备以下 1 个或多个条件时可行直接 PCI 治疗:严重心力衰竭;血流动力学或心电不稳定;持续缺血的证据。

(2)转运 PCI:高危 STEMI 患者就诊于无直接 PCI 条件的医院,尤其是有溶栓禁忌证或虽无溶栓禁忌证但已发病＞3h 的患者,可在抗栓(抗血小板,如口服阿司匹林、氯吡格雷或肝素抗凝)治疗同时,尽快转运患者至有条件行 PCI 的医院进行治疗。

(3)溶栓后紧急 PCI:接受溶栓治疗的患者具备以下任何一项,推荐其接受冠状动脉造影及 PCI 治疗:

①年龄＜75 岁、发病 36h 内的心源性休克、适合接受再血管化治疗。

②发病 12h 内严重心力衰竭和(或)肺水肿(Killip Ⅲ级)。

③有血流动力学障碍的严重心律失常。

④年龄≥75 岁、发病 36h 内已接受溶栓治疗的心源性休克,适合进行血运重建的患者。

⑤溶栓后血流动力学改变或心电不稳定和(或)有持续缺血表现者。

⑥溶栓 45～60min 后仍有持续心肌缺血表现的高危患者,包括有中等或大面积心肌处于危险状态(前壁心肌梗死,累及右心室的下壁心肌梗死或胸前导联 ST 段下移)的患者。

(4)早期溶栓成功或未溶栓患者(＞24h)PCI:在对此类患者详细临床评估后,择期 PCI 的推荐指征为:病变适宜 PCI 且有再发心肌梗死表现;病变适宜 PCI 且有自发或诱发心肌缺血表现;病变适宜 PCI 且有心源性休克或血流动力学不稳定;左心室射血分数(LVEF)＜40%、心力衰竭、严重室性心律失常;急性发作时有临床心力衰竭的证据,尽管发作后左心室功能尚可(LVEF>40%),也应考虑行 PCI 治疗。

6. 并发症及处理

(1)心力衰竭:按照急性心力衰竭处理,如果药物治疗无效,应考虑使用主动脉内气囊反搏(IABP)。详见第9章急性左心衰竭相关内容。

(2)心源性休克

①STEMI 出现低血压时,对于心力衰竭患者,除了血管活性药物外,应考虑使用主动脉内气囊反搏术(IABP)或左心室辅助装置。

②右心室梗死导致的低血压、休克,应给予充分的补液治疗和血管活性药物治疗。

(3)机械性并发症:包括左心室游离壁破裂、室间隔穿孔、急性二尖瓣反流。一旦出现,会使病情急剧恶化,病死率极高,有条件可以外科手术治疗。

(4)心律失常

①室性期前收缩、室性逸搏心律:无症状者,无需治疗。

②室性心动过速和室颤:a. 非持续性室性心动过速(持续时间<30s)和加速性室性自主心律,通常不需要特殊治疗;b. 持续性和(或)血流动力学不稳定的室性心动过速需要抗心律失常药物如胺碘酮、利多卡因治疗,必要时予电除颤治疗;c. 电解质紊乱可触发室颤,纠正低血钾和低血镁;d. STEMI 早期出现与 Q-T 间期延长有关的尖端扭转性室型心动过速时,应静脉注射 1～2g 的镁剂(持续>5min),尤其是发病前使用利尿药、低血镁、低血钾的患者。

③心房颤动:多数患者对房颤耐受较好,无需特殊处理。部分患者房颤心室率快会加重心力衰竭,可以使用胺碘酮转复,或者使用β受体阻滞剂、非二氢吡啶类钙离子拮抗剂控制心室率。

④窦性心动过缓和房室阻滞:可以静脉注射阿托品 0.5～1mg,异丙肾上腺素 1mg＋5% 葡萄糖 500ml 缓慢静脉滴注,建议将心率维持在 50～65 次/min 为宜,效果不好者应及时置入临时起搏器。

⑤新出现的左束支阻滞:通常表明广泛前壁心肌梗死,发展至完全性房室阻滞可能性较大,需要预防性置入临时起搏器。

⑥植入式心律转复除颤器(ICD)的应用:心脏性猝死复苏成功者,置入 ICD 可以显著降低其心脏性死亡发生率以及总病死率。以下两类患者置入 ICD 可以显著获益:a. LVEF≤40%,且伴有自发非持续性室性心动过速,和(或)电程序刺激可诱发出单形性持续性室性心动过速者;b. 心肌梗死至少 40 天后患者仍存在心力衰竭症状(NYHA 心功能 Ⅱ～Ⅳ级),且 LVEF≤30%者。

(六)二级预防、康复治疗与随访

STEMI 患者出院后,应继续进行科学合理的二级预防,以降低心肌梗死复发、心力衰竭以及心脏性死亡等主要不良心血管事件的危险性,并改善患者生活质量。

1. 加强宣教,促使患者改善生活方式

(1)戒烟。

(2)适当运动:病情稳定的患者建议每天 30～60min 的有氧运动,以不觉得劳累为原则。有心功能不全者,活动量宜小。详见第 14 章冠心病康复治疗。

(3)控制体重。

(4)清淡饮食,可少量饮酒。

(5)保持乐观心态。

2. 坚持药物治疗

(1)抗血小板药物:若无禁忌证,所有 STEMI 患者出院后均应长期服用阿司匹林(75～150mg/d)治疗。因存在禁忌证而不能应用阿司匹林者,可用氯吡格雷(75mg/d)替代。如接受了 PCI 治疗,则同时服用阿司匹林＋氯吡格雷至少 1 年,以后阿司匹林长期服用。

(2)ACEI 和 ARB 类药物:若无禁忌证,所有伴有心力衰竭(LVEF＜45％)、高血压、糖尿病或慢性肾疾病的 STEMI 患者均应长期服用 ACEI。具有适应证但不能耐受 ACEI 治疗者,可应用 ARB 类药物。

(3)β受体阻滞剂:若无禁忌证,所有 STEMI 患者均应长期服用β受体阻滞剂治疗,并根据患者耐受情况确定个体化的治疗剂量。

(4)醛固酮拮抗剂(螺内酯):无明显肾功能损害和高血钾的心肌梗死后患者,经过有效剂量的 ACEI 与β受体阻滞剂治疗后其 LVEF＜40％者,应考虑应用螺内酯治疗,但须密切观察高钾血症、乳腺增生等不良反应。

3. 控制心血管危险因素

(1)控制血压:STEMI 患者出院后应继续进行有效的血压管理。对于一般患者,应将其血压控制于＜140/90mmHg,合并慢性肾病者应将血压控制在＜130/80mmHg。

(2)调脂治疗:同稳定型心绞痛调脂治疗,可参考第 7 章血脂异常相关内容。

(3)血糖管理:对所有 STEMI 患者均应常规筛查其有无糖尿病。对于确诊糖尿病的患者,应将其糖化血红蛋白(HbA1c)控制在 7％以下;若患者一般健康状况较差、糖尿病病史较长、年龄较大时,宜将 HbA1c 控制在 7％～8％。

要点提示

急性心肌梗死时全科医师处理要点

急性心肌梗死是急性冠状动脉综合征(ACS)的严重类型,大多数以突发持续性胸痛为主要症状,是心血管疾病常见急诊之一。

典型症状:持续性胸痛/胸闷,伴左上肢、左侧颈部或肩背部放射痛,全身大汗,含服硝酸甘油不缓解,可出现心律失常、休克或心力衰竭。

典型心电图特点:ST 段多呈弓背向上型抬高或下斜型压低,部分导联出现病理性 Q 波,T 波动态变化。

重要检查:尽快做心电图,化验心肌酶、肌钙蛋白、BNP、凝血功能、血常规、肝肾功能和电解质检查、床旁 X 线胸片、心脏超声和紧急冠状动脉造影。

处理要点:立即心电监测,准备除颤仪,持续吸氧,静脉注射吗啡,硝酸甘油持续滴注,口服阿司匹林和氯吡格雷等综合性药物治疗,处理危及生命的心律失常、低血压/休克和心力衰竭等,以稳定病情当生命体征稳定后尽快转诊专科医院进行 PCI 支架术及其他相关治疗。

转院:疑似或确诊急性心肌梗死患者,均需尽快转诊到有心脏介入治疗能力的上级医院进一步治疗。

三、不稳定型心绞痛

急性冠状动脉综合征包括不稳定型心绞痛(UA)与急性心肌梗死两种类型,多数学者认为 UA 与非 ST 段抬高型心肌梗死(NSTEMI)具有相同的发病机制、临床表现和预后,其发病机制是在粥样斑块糜烂、破裂的基础上引发血小板激活与聚集、血栓形成,进而引起冠状动脉的部分闭塞。因此,及时、正确地处理 UA 可以转化为稳定型心绞痛,避免转化为 NSTEMI。

(一)临床表现

1. 症状

(1)静息性胸痛:胸痛发作在休息时,持续时间常在 20min 以上。

(2)初发心绞痛:1 个月内新发心绞痛,多为劳力型心绞痛,也可表现为自发性发作与劳力性发作并存,疼痛分级在Ⅲ级以上。

(3)恶化劳力性心绞痛:既往有心绞痛病史,近 1 个月内心绞痛恶化加重,发作次数频繁、时间延长或痛阈降低(心绞痛分级至少增加 1 级,或至少达到Ⅲ级)。

(4)伴随症状:除了胸痛或心绞痛等同症状外,可以出现心悸、出汗、恶心、呕吐等症状。

NSTEMI 的临床表现与 UA 相似,但是比 UA 更严重,持续时间更长。如果不及时处理,UA 或 NSTEMI 均可发展为 STEMI。

值得一提的是,有些患者没有明显的心绞痛或胸痛症状,但可以出现胸闷、气促、呼吸困难和极度疲乏,甚至以急性左心衰竭为主要表现,我们称之为心绞痛等同症状。在临床工作中,这些心绞痛等同症状容易引起误诊,需要结合查体、心电图、心肌损伤标记物检查。

2. 体征　大部分 UA/NSTEMI 可无明显体征。高危患者心肌缺血发作时引起的体征包括有:

(1)血压多升高,少数可降低。心率可增快或降低。

(2)心功能不全可出现肺部湿性啰音或原有啰音增加。

(3)出现第三心音(S_3)。

(4)心动过缓或心动过速。

(5)心尖部新出现收缩期杂音(二尖瓣关闭不全)。很少出现,一旦出现具有较大的临床意义。

(二)辅助检查

1. 心电图　症状发作时做心电图或做 24h 动态心电图可记录到一过性 ST-T 改变,症状缓解后恢复正常,其具有诊断价值。心电图正常并不能排除 ACS 的可能性。

(1)变异性心绞痛:ST 段常呈一过性抬高,多在凌晨发作。

(2)不稳定型心绞痛:①多表现为 ST 段水平或下斜型压低,少数情况下可出现 ST 段抬高;②T 波倒置。

(3)NSTEMI:心电图 ST 段压低和 T 波倒置比 UA 更明显和持久,并有系列演变过程,如 T 波倒置逐渐加深,再逐渐变浅,部分还会出现异常 Q 波。

2. 心肌损伤标记物　心肌损伤标记物包括肌酸激酶同工酶(CK-MB)、肌钙蛋白 T(cT-nT)或肌钙蛋白 I(cTnI)可用于鉴别 NSTEMI 和 UA,其中 TnI/TnT 的敏感性最高。UA 患者,TnI/TnT 不升高;NSTEMI 和 STEMI 患者升高,后者升高更明显。

3. 冠状动脉造影或冠状动脉 CT 造影　可以明确冠状动脉狭窄性病变,常伴随斑块的不稳定,如溃疡等。其中部分患者可以发现冠状动脉血栓。多支病变时,确定冠状动脉的"罪犯"

病变需要结合心电图。在冠状动脉造影的基础上进行血管内超声检查(IVUS)可以发现"软斑块"、破裂的斑块以及附壁血栓,有助于确定"罪犯"病变。

(三)危险分层

根据病史、疼痛特点、临床表现、心电图及心肌损伤标记物测定结果,可以对 UA/NSTE-MI 进行危险分层(表6-2)。危险分层不但可以反映疾病的严重程度,还有助于制定治疗决策。

表6-2 不稳定型心绞痛患者死亡或非致死性心肌梗死的短期危险

项目	高危组	中危组	低危组
心绞痛类型	(1)急性静息心绞痛	(2)亚急性静息心绞痛	初发劳力性
	梗死后心绞痛	梗死后心绞痛	恶化劳力性
	NSTEMI	有静止发作	无静止发作
治疗效果	含服硝酸甘油效果差	含服硝酸甘油有效	含服硝酸甘油有效
缺血持续时间	静息心绞痛>20min	静息心绞痛<20min	劳力性<20min
左心功能不良	有	无	无
发作时 ST 压低	≥1mm	≥1mm	<1mm
cTnT、cTnI	≥0.1μg/L	≥0.1μg/L	<0.1μg/L

注:(1)近2个月有心绞痛发作,48h内发生≥1次静息心绞痛;(2)近2个月有静息心绞痛,就诊前48h无发作

(四)全科医师处理

1. *初步诊断* 根据典型的缺血性胸痛特点,结合心电图、心肌损伤标记物的检查,可以作出 UA/NSTEMI 的诊断。当发现患者有以下表现时,要注意识别:

(1)近期出现的胸痛或类似症状,如上腹不适、颈部疼痛等,要考虑到 ACS 诊断。

(2)做心电图检查,了解有无异常改变。如果心电图正常,临床不能除外 ACS 者,应加做 $V_7 \sim V_9$、$V_{4R} \sim V_{6R}$ 导联的心电图,避免后壁、右心室缺血、梗死的漏诊。如果仍然正常,15~30min 后再次复查心电图,或者留观进行心电监护或动态心电图检查。

(3)对所有怀疑 ACS 的患者,应做 TnI/TnT 检查。如果在出现症状后 6h 内阴性,则应在以后的 3~6h(症状出现后 8~12h)再次复查。

(4)一旦作出 ACS 的诊断,或者高度疑似者,应及时联系转上级医院治疗。

2. *全科医师处理*

(1)让病人留观,做好心理疏导,通知家属。

(2)阿司匹林 300mg 嚼服;不适合用阿司匹林的患者,可用氯吡格雷 300~600mg 口服。

(3)建立静脉通路,准备好基本急救措施,有条件可进行吸氧、心电监护。

(4)转诊上级医院。

3. *转院的指征* 对于确诊、高度疑似的以及不能除外的 UA/NSTEMI 患者,都应转上级医院专科或急诊科进一步检查或留观。转院时,准备好相应的资料和心电图。

(五)专科治疗

诊断 UA/NSTEMI 后,患者应立即住院治疗。

1. 一般处理

(1)卧床休息 $1\sim3d$，床边 24h 心电监测。

(2)吸氧:适合有呼吸困难、发绀者,维持血氧饱和度达到 94% 以上。

(3)镇静、镇痛:烦躁不安、剧烈疼痛者可给予吗啡 $5\sim10mg$,皮下注射。

(4)检测心肌损伤标记物、其他常规检查。

2. 抗栓治疗

(1)阿司匹林和氯吡格雷:其用法基本同 STEMI。

(2)替罗非班:替罗非班属于静脉注射用 GPⅡb/Ⅲa 受体拮抗剂,适用于:①不能使用氯吡格雷的非 ST 段抬高型 ACS 患者(Ⅰ类适应证);②对于药物保守治疗的基础上,在使用双联抗血小板治疗和肝素/低分子肝素抗凝的基础上仍有心肌缺血发作者,应考虑给予静脉注射欣维宁治疗;③高危患者,PCI 前静脉应用欣维宁,但如准备选用比伐罗定或 6h 前已接受负荷量氯吡格雷(至少 300mg)时,则不用欣维宁。起始推注剂量为 $10\mu g/kg$,在 3min 内静脉注射完毕,而后以 $0.15\mu g/(kg \cdot min)$ 的速率维持滴注,持续 $36\sim48h$。

(3)普拉格雷:对于不能应用氯吡格雷或替罗非班者。普拉格雷的负荷量为 60mg 口服,应在 PCI 术前或术后 1 个月内使用,维持量为 10mg,1/d。其使用的适应证与氯吡格雷相似,但是对于拟行 PCI、既往有脑卒中/TIA 发作的非 ST 段抬高型 ACS 患者,普拉格雷最好不要作为双联抗血小板治疗的一部分,因为其有潜在增加脑出血的可能。

(4)肝素或低分子量肝素是非 ST 段抬高 ACS 中的重要治疗措施,其目的在于防止血栓形成,阻止病情向心肌梗死方向发展。其应用方法参照本章"急性心肌梗死"相关内容。

(5)对于有胃肠道出血或溃疡的患者,应加用质子泵抑制剂,但应避免使用奥美拉唑,因为其可能会削弱氯吡格雷的抗血小板作用。

(6)溶栓药物在某些情况下有加重心肌梗死的危险,不推荐应用于 NSTEMI。

3. 抗缺血治疗

(1)硝酸酯类

①先用单次含化或喷雾吸入硝酸酯类制剂,如不能缓解症状可每隔 5min 一次,共用 3 次。

②硝酸甘油或硝酸异山梨酯持续静脉滴注,以 $10\mu g/min$ 开始,每 $3\sim5min$ 增加 $10\mu g/min$,直至出现:症状缓解;血压下降 $10\sim30mmHg$;心率增加 10 次/min。

(2)β受体阻滞剂

①缓慢静脉注射美托洛尔 $2.5\sim5mg$,必要时 30min 可重复。少数情况下,如可静脉滴注艾司洛尔 $250\mu g/(kg \cdot min)$,但作用时间短,停药后 20min 内作用消失。适用于心绞痛反复发作或心绞痛发作时伴血压明显升高、心率增快者。然后改用口服。

②美托洛尔 $12.5\sim25mg$,2/d 口服。比索洛尔 $2.5\sim5mg$,1/d 口服。硝酸酯类制剂静脉滴注疗效不佳,而无低血压等禁忌证者,应及早开始用 β受体阻滞剂。口服 β受体阻滞剂的剂量应个体化。

(3)钙拮抗剂:治疗变异型心绞痛以钙通道阻滞剂的疗效最好。停用这些药时宜逐渐减量然后停服,以免诱发冠状动脉痉挛。

①地尔硫䓬 $1\sim5\mu g/(kg \cdot min)$ 持续静脉滴注,常可控制发作,尤其是伴高血压、心率增快者。稳定后可改为口服药物。

②口服可用地尔硫䓬、维拉帕米、硝苯地平等。本类药也可与硝酸酯同服。其中硝苯地平

适合与β受体阻滞剂同服。

4. 改善心功能

(1)血管紧张素转化酶抑制剂(ACEI):ACEI可以降低AMI、糖尿病伴左心室功能不全及高危冠心病患者的死亡率,因此在这类患者及虽然使用了β受体阻滞剂和硝酸酯仍不能控制缺血症状的高血压患者,应当使用ACEI。对于不伴上述情况的低危患者,可以不必使用ACEI。

(2)主动脉内气囊反搏(IABP):IABP可以降低左心室的后负荷和增加左心室心肌舒张期灌注,因而对顽固性严重缺血、合并心功能不全的患者有效。

5. 调脂治疗 他汀类药物具有抗炎、改善内皮功能、稳定斑块等调脂以外的作用,无论患者血脂水平如何,应尽早启动他汀类药物治疗。建议使用中剂量他汀类药物强化治疗,如阿托伐他汀20mg/d。有人主张给予更大剂量的他汀类药物。

6. 血供重建治疗 对于行药物保守治疗的UA/NSTEMI患者,一旦发生下列情况时应尽早行冠状动脉造影检查:

(1)UA/NSTEMI患者伴明显血流动力学不稳定。

(2)尽管采用充分的药物治疗,胸痛等心肌缺血症状仍反复出现。

(3)临床表现高危,例如:与缺血有关的充血性心力衰竭或恶性室性心律失常。

(4)心肌梗死或心肌缺血面积较大,无创性检查显示左心功能障碍,左心室射血分数(LVEF)<35%。

(5)曾做PCI或CABG,又再发心肌缺血者。

在造影前应使用阿司匹林、氯吡格雷或替罗非班以及抗凝血治疗。根据造影结果,结合患者临床情况,确定选择PCI术还是CABG手术进行冠脉血运重建。

(六)二级预防、康复治疗与随访

UA/NSTEMI患者出院后,应继续进行科学合理的二级预防,参照急性心肌梗死(STE-MI)部分。

要点提示

不稳定型心绞痛是急性冠状动脉综合征常见类型,多数患者通过及时、正确治疗可转化为稳定型心绞痛,避免转化为非ST段抬高型心肌梗死。规范化治疗临床指南要求按照非ST段抬高型心肌梗死的治疗原则处理不稳定型心绞痛。

症状评估:新出现胸痛,或原有胸痛的程度加重、发作次数增加、持续时间延长、含服硝酸甘油效果差,或出现静息性胸痛、心绞痛等同症状(心力衰竭症状)时均应考虑不稳定型心绞痛,应立即留院观察。

重要检查:每0.5h做心电图1次,每2h化验心肌酶和肌钙蛋白1次,并要化验BNP、凝血功能、血常规、肝肾功能和电解质检查,行床旁胸片和心脏超声检查,必要时紧急冠状动脉造影。

处理要点:同非ST段抬高型心肌梗死处理,重点观察症状、心电图和心肌酶的变化,如果心肌酶升高,心电图符合心肌梗死特点,则应立即转诊。

转院:不稳定型心绞痛经过规范化治疗后效果不佳,或出现心肌损伤标记物升高,应立即转诊到上级医院进一步治疗。

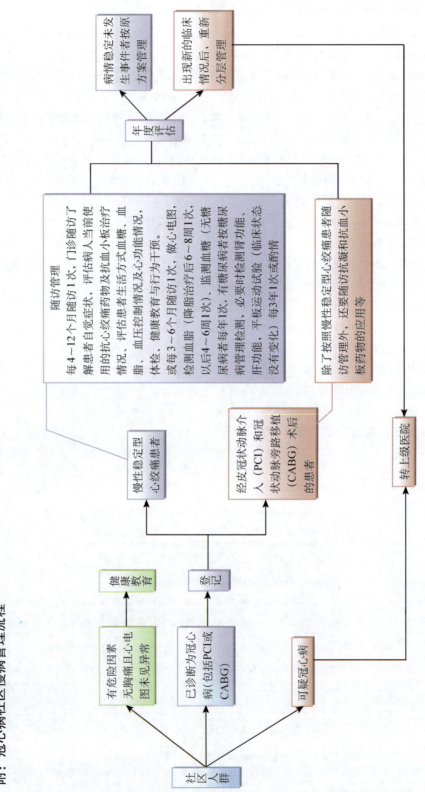

附：冠心病社区慢病管理流程

（王　斌）

第 7 章

血脂异常

一、血脂异常的概述

(一)血脂异常的概念

血脂异常主要是指血浆胆固醇(TC)、三酰甘油(TG)及低密度脂蛋白(LDL-C)水平升高或血浆高密度脂蛋白(HDL-C)水平降低。高 TC 血症和高 TG 血症均属于高脂血症,临床上通常将其称之为高脂血症或脂质异常血症。

由于血脂异常是冠心病、缺血性脑卒中的独立危险因素,因此血脂四项的检查成为心血管疾病患者判断和评价治疗效果的重要手段。

(二)血脂异常的分类、病因

1. 从实用角度出发,临床上可简单地分为以下四型 (表7-1)。

表 7-1　血脂异常的临床分型

分型	TC(mmol/L)	TG(mmol/L)	HDL-C(mmol/L)
高胆固醇血症	增高		
高三酰甘油血症		增高	
混合型高脂血症	增高	增高	
低高密度脂蛋白胆固醇血症			降低

注 1. 血清总胆固醇含量超过 5.18mmol/L 为增高,血清三酰甘油含量超过 1.70mmol/L 为增高。高密度脂蛋白胆固醇≤1.04mmol/L 为降低

2. 各血脂项目测定计量单位为毫摩/升(mmol/L),国际上及我国有的地方用毫克/分升(mg/dl),两者之间需要换算

TC、LDL-C、HDL-C 的换算单位:mg/dl×0.025 9＝mmol/L;或 mmol/L×38.61＝mg/dl

TG 的换算单位:mg/dl×0.011 3＝mmol/L;或 mmol/L×88.5＝mg/dl

3. 低密度脂蛋白-胆固醇(LDL-C)合适水平<3.12mmol/L

2. 按病因可分为

(1)原发性高脂血症:排除了继发性高脂血症后,即可诊断为原发性高脂血症。已知部分原因是由于先天性基因缺陷,使参与脂蛋白转运和代谢的受体、酶或载脂蛋白异常所致,或由于环境因素(饮食、营养等)所致,部分病因目前还不清楚。

(2)继发性高脂血症:是指由于全身系统性疾病所引起的血脂异常。主要有:①糖尿病性高脂血症(糖尿病、糖尿病肾病、肥胖);②甲状腺疾病性高脂血症(甲状腺功能低下);③肾脏疾病性高脂血症(肾病综合征、慢性肾衰竭);④药物源性高脂血症(利尿药、β受体拮抗剂、糖皮质激素等)。除此,还有系统性红斑狼疮、多囊卵巢综合征、骨髓瘤等。或与其他因素(饮酒、吸烟、饮食、体力活动、精神紧张、情绪活动)有关。

二、血脂异常的诊断与危险分层

血脂异常是一个隐形杀手,它在慢慢地、无声无息地侵蚀着我们的身体、危害着我们的健康,建议 20 岁以上的成年人至少 5 年测量 1 次空腹血脂,包括 TC、LDL-C、HDL-C 和 HDL-C。对于有缺血性心血管病及其高危人群,则应每 3～6 个月测 1 次血脂,对于因缺血性心血管病住院治疗的患者,应在入院时或 24h 内测血脂。建议 40 岁以上男性和绝经期后妇女应每年进行血脂检查。做到早发现、早诊断、早治疗,以降低心脑血管疾病的发病率,使治疗前移,争取做好一、二级预防。

(一)血脂异常的诊断

由于在不同危险因素患者中 TC 和 LDL-C 的正常达标范围不同,尤其在冠心病患者中,达标数字明显低于检验室,所以要加以区分。

我国人群的血脂合适水平(表 7-2)。

表 7-2　血脂水平分层标准

分　层	TC	LDL-C	HDL-C	TG
合适范围	＜5.18mmol/L	＜3.37mmol/L	≥1.04mmol/L	＜1.70mmol/L
边缘升高	5.18～6.19mmol/L	3.37～4.12mmol/L		1.7～2.25mmol/L
升高	≥6.22mmol/L	≥4.14mmol/L	≥1.55 mmol/ L	≥2.26mmol/L
降低			＜1.04mmol/L	

(二)高脂血症危险分层

《2007 中国成人血脂异常防治指南》及《2011 年欧洲血脂异常管理指南》(具体见第 15 章)均提出根据心血管病发病的综合危险大小来决定干预强度的原则,全面评价心血管病的综合危险是预防和治疗血脂异常的必要前提。我国人群流行病学长期队列随访资料表明,高血压对我国人群的致病作用明显强于其他心血管病危险因素。

1. 危险分层方案　按照有无冠心病等危症、有无高血压、其他心血管危险因素的多少,结合血脂水平来综合评估心血管病的发病危险,将人群进行危险性高低分类(表 7-3)。

表 7-3　血脂异常危险分层方案

危险分层	TC 5.18～6.19mmol/L LDL-C3.37～4.12mmol/L	TC≥6.22mmol/L LDL-C≥4.14mmol/L
无高血压且其他危险因素数<3	低危	低危
高血压或其他危险因素≥3	低危	中危
高血压且其他危险因素数≥1	中危	高危
冠心病及其等危症	高危	高危

注:其他危险因素包括年龄(男≥45岁,女≥55岁)、吸烟、低HDL-C、肥胖和早发缺血性心血管病家族史

2.心血管主要危险因素　评价心血管病综合危险的因素除血脂异常外还包括下列具有独立作用的主要危险因素:

(1)高血压[血压≥140/90mmHg(1mmHg=0.133kPa)或接受降压药物治疗]。

(2)吸烟。

(3)低HDL-C血症[1.04mmol/L(40mg/dl)]。

(4)肥胖[体重指数(BMI)≥28kg/m²]。

(5)早发缺血性心血管病家族史(一级男性亲属发病时<55岁,一级女性亲属发病时<65岁)。

(6)年龄(男性≥45岁,女性≥55岁)。

3.冠心病包括

(1)急性冠状动脉综合征(包括不稳定型心绞痛和急性心肌梗死);

(2)稳定型心绞痛;

(3)陈旧性心肌梗死;

(4)有客观证据的心肌缺血;

(5)冠状动脉介入治疗(PCI)及冠状动脉旁路移植术(CABG)后患者。

4.冠心病等危症　冠心病等危症是指非冠心病者10年内发生主要冠状动脉事件的危险与已患冠心病者同等,新发和复发缺血性心血管病事件的危险>15%,以下情况属于冠心病等危症:

(1)有临床表现的冠状动脉以外动脉粥样硬化:包括缺血性脑卒中、周围动脉疾病、腹主动脉瘤和症状性颈动脉病(如短暂性脑缺血)等。

(2)糖尿病。

(3)有多种危险因素,其发生主要冠状动脉事件的危险相当于已确立的冠心病,以及心肌梗死或冠心病死亡的10年危险性>20%。

三、血脂异常的处理

(一)血脂异常的治疗原则

1.根据是否已有冠心病或冠心病等危症以及有无心血管危险因素,结合血脂水平进行全面评价,以决定治疗措施及血脂的目标水平。

2.饮食治疗和改善生活方式是血脂异常治疗的基础措施。无论是否进行药物调脂治疗都必须坚持控制饮食和改善生活方式。

3.降低 LDL-C 作为首要目标。不同的危险人群,开始药物治疗的 LDL-C 水平以及需达到的 LDL-C 目标值有很大的不同(表 7-4)。

表 7-4　血脂异常患者开始调脂治疗的 TC 和 LDL-C 值及其目标值

危险等级	TLC 开始	药物治疗开始	治疗目标值
低危:10 年危险性<5%	TC≥6.22mmol/L	TC≥6.99mmol/L	TC <6.22mmol/L
	LDL-C≥4.14mmol/L	LDL-C≥4.92mmol/L	LDL-C<4.14mmol/L
中危:10 年危险性 5%～10%	TC≥5.18mmol/L	TC≥6.22mmol/L	TC<5.18mmol/L
	LDL-C≥3.37mmol/L	LDL-C≥4.14mmol/L	LDL-C<3.37mmol/L
高危:CHD 或 CHD 等危症,或 10 年危险性 10%～15%	TC≥4.14mmol/L	TC≥4.14mmol/L	TC<4.14mmol/L
	LDL-C≥2.59mmol/L	LDL-C≥2.59mmol/L	LDL-C<2.59mmol/L
极高危:ACS 或缺血性心血管病合并 DM	TC≥3.11mmol/L	TC≥4.14mmol/L	TC<3.11mmol/L
	LDL-C≥2.07mmol/L	LDL-C≥2.07mmol/L	LDL-C<2.07mmol/L

血清 TG 的理想水平是 1.70mmol/L,HDL-C≥1.04mmol/L。

轻、中度 TG 升高(2.26～5.63mmol/L),LDL-C 达标仍为主要目标,非 HDL-C 达标为次要目标,即非 HDL-C=TC -HDL-C,其目标值为 LDL-C 目标值+0.78mmol/L。

重度高甘油三酯血症(≥5.65mmol/L),为防止急性胰腺炎的发生,首先应积极降低 TG。

(二)治疗性生活方式改变(therapeutic life-style change,TLC)

1.基本原则　TLC 是个体策略的一部分,是控制血脂异常的基本和首要措施。

2.主要内容

(1)减少饱和脂肪酸和胆固醇的摄入。

(2)选择能够降低 LDL-C 的食物(如植物甾醇、可溶性纤维)。

(3)减轻体重。

(4)增加有规律的体力活动。

(5)采取针对其他心血管病危险因素的措施如戒烟、限盐以降低血压等。

3.健康生活方式的评价　饮食治疗的前 3 个月优先考虑降低 LDL-C。因此,在首诊时医师应通过询问和检查了解患者在以下几方面是否存在问题:①是否进食过多的升高 LDL-C 的食物;②是否肥胖;③是否缺少体力活动;④如肥胖或缺少体力活动,是否有代谢综合征。

4.TLC 实施方案　首诊发现血脂异常时,除了进行上述的健康生活方式评价外,应立即开始必要的 TLC。如前所述,首诊开始的 TLC 主要是减少摄入饱和脂肪酸和胆固醇,也鼓励开始轻、中度的体力活动。

在 TLC 进行 6～8 周或以后,应监测患者的血脂水平,如果已达标或有明显改善,应继续进行 TLC。否则,可通过如下手段来强化降脂。首先,对膳食治疗再强化。其次,选用能降低 LDL-C 的植物固醇(但目前国内尚无上市产品)。也可以通过选择食物来增加膳食纤维的摄入。含膳食纤维高的食物主要包括:全谷类食物、水果、蔬菜等。

TLC 再进行 6～8 周或以后,应再次监测患者的血脂水平,如已达标,继续保持强化 TLC。如血脂继续向目标方向改善,仍应继续 TLC,不应启动药物治疗。如检测结果表明不可能仅靠 TLC 达标,应考虑加用药物治疗。

经过上述两个 TLC 疗程后,如果患者有代谢综合征,应开始针对代谢综合征的 TLC。代谢综合征一线治疗主要是减肥和增加体力活动。

在达到满意疗效后,定期监测患者的依从性。在 TLC 的第 1 年,每 4~6 个月应随诊 1 次,以后每 6~12 个月随诊 1 次。对于加用药物治疗的患者,更应经常随访。

(三)血脂异常的药物治疗

临床上供选用的调脂药物可分为 5 类:

(1)他汀类。

(2)贝特类。

(3)烟酸类。

(4)树脂类。

(5)胆固醇吸收抑制剂。

(6)其他。

1. 他汀类 他汀类药物能显著降低 TC、LDL-C,也降低 TG 水平和轻度升高 HDL-C。此外,他汀类还可能具有抗炎、保护血管内皮功能等作用,这些作用可能与冠心病事件减少有关。

常用的有:洛伐他汀、辛伐他汀、普伐他汀、氟伐他汀、阿托伐他汀、瑞舒伐他汀和匹伐他汀等。

目前认为,使用他汀类药物应使 LDL-C 至少降低 30%~40%,要达到这种降低幅度所需的他汀类药物剂量,见表 7-5。

表 7-5 现有他汀类药物降低 LDL-C 水平 30%~40%所需剂量(标准剂量)[1]

药 物	商品名	剂量(mg/d)	LDL-C 降低%
阿托伐他汀	立普妥、阿乐	10[2]	39
洛伐他汀	血脂康	40	31
普伐他汀	美白乐镇	40	34
辛伐他汀	京必舒新	20~40	35~41
氟伐他汀	来适可	5~10	39~45
瑞舒伐他汀	可定	10	45.6

注:(1)估计 LDL-C 降低数据来自各药说明书;(2)从标准剂量起剂量每增加 1 倍,LDL-C 水平约降低 6%

另外,国产中药血脂康胶囊含有多种天然他汀成分,其中主要是洛伐他汀。常用剂量为 0.6g,2/d。可使 TC 降低 23%,LDL-C 降低 28.5%,TG 降低 36.5%,HDL-C 升高 19.6%。

(1)临床应用建议

①根据患者血脂水平、心血管疾病和等危症、心血管危险因素等进行危险分层确定治疗的目标值。

②按不同他汀类药物的特点(作用强度、安全性和药物相互作用)及患者的具体条件选择合适的他汀类药物。

③如血 LDL-C 或 TC 水平甚高,他汀类药物可以加量或可以选择与其他降脂药合并治疗。

④他汀类药物宜晚上服用,因胆固醇的合成在晚上最活跃。但阿托伐他汀半衰期长,不受服药时间限制。

(2)监测不良反应及安全性评价

①少见头痛、失眠、抑郁、以及消化不良、腹泻、腹痛、恶心等消化道症状。

②肝转氨酶(0.5%~2.0%)如丙氨酸氨基转移酶(ALT)和天冬氨酸氨基转移酶(AST)升高。特点:剂量依赖性。由他汀类药物引起并进展成肝衰竭的情况罕见。减少他汀类药物剂量常可使升高的转氨酶回落;当再次增加剂量或选用另一种他汀类药物后,转氨酶常不一定再次升高。

③肌病,包括肌痛、肌炎和骨骼肌溶解。

肌痛表现为肌肉疼痛或无力,不伴肌酸激酶(CK)升高。

肌炎有肌肉症状,并伴 CK 升高。

骨骼肌溶解是指有肌肉症状,伴 CK 超过正常上限的 10 倍和肌酐升高,常有褐色尿和肌红蛋白尿,这是他汀类药物最危险的不良反应,严重者可以引起死亡,应立即停药。

④无症状的 CK 轻度升高(3~5 倍),在密切观察情况下可继续应用他汀类药物,每周监测 CK 水平。

⑤注意有无合并用药(表 7-6)。当大剂量使用或与某些药物合用时,肌炎的发生率增加。联合使用他汀类和贝特类有可能会增加发生肌病的危险,必须合用时要采取谨慎、合理的方法。

⑥肌肉疼痛,伴肌酸激酶(CK)升高,如为年轻人,要询问近期有无剧烈运动史。

⑦其他发生危险的情况:高龄(尤其大于 80 岁)患者(女性多见);体型瘦小、虚弱;多系统疾病(如慢性肾功能不全,尤其由糖尿病引起的慢性肾功能不全);合用多种药物;围术期;合用下列特殊的药物或饮食,如贝特类(尤其是吉非贝齐)、烟酸(罕见)、环孢素、吡咯抗真菌药、红霉素、克拉霉素、HIV 蛋白酶抑制剂、奈法唑酮(抗抑郁药)、维拉帕米、胺碘酮和大量西柚汁及酗酒(肌病的非独立易患因素);剂量过大。

⑧在启用他汀类药物前,要检测肝转氨酶(ALT、AST)和 CK。

⑨治疗期间定期监测复查。轻度的转氨酶升高(少于 3 倍),可减量应用,同时加用保肝药。如转氨酶升高大于 3 倍,立即停药,同时加用保肝药。

表 7-6　与他汀类药物代谢有关的肝酶 P450 系统及其诱导剂和抑制剂

他汀类药物	诱导剂	抑制剂
CYP3A4 　阿托伐他汀、洛伐他汀、辛伐他汀	苯妥英钠、苯巴比妥、巴比妥类、利福平、地塞米松、环磷酰胺、卡马西平、曲格列酮、金丝桃	酮康唑、伊曲康唑、氟康唑、红霉素、克拉霉素、阿奇霉素、三环类抗抑郁药、奈法唑酮、万拉法辛、氟西汀、舍曲林、环孢素、他克莫司、地尔硫䓬、维拉帕米、胺碘酮、咪达唑仑、皮质类固醇激素、西柚汁、他莫昔芬、蛋白酶抑制剂
CYP2C9 　氟伐他汀、瑞舒伐他汀	利福平、苯巴比妥、苯妥英、曲格列酮	酮康唑、氟康唑、磺胺苯吡唑

禁忌证:胆汁郁积和活动性肝病。忌用于孕妇。

2. 贝特类　常用的有:非诺贝特、苯扎贝特、吉非贝齐。其适应证为高三酰甘油血症或以三酰甘油升高为主的混合型高脂血症和低高密度脂蛋白血症。

不良反应:消化不良、胆石症等,也可引起肝脏血清酶升高和肌病。绝对禁忌证为严重肾病和严重肝病。吉非贝齐虽有明显的调脂疗效,但安全性不如其他贝特类药物。由于贝特类单用或与他汀类合用时也可发生肌病,应用贝特类药时也需监测肝酶与肌酶,以策安全。

3. 烟酸类　烟酸有速释剂和缓释剂两种剂型。速释剂不良反应明显,一般难以耐受,现多已不用,缓释型烟酸片不良反应明显减轻,较易耐受。轻中度糖尿病患者坚持服用,也未见明显不良反应。适用于高甘油三酯血症、低高密度脂蛋白血症或以 TG 升高为主的混合型高脂血症。

不良反应:颜面潮红、高血糖、高尿酸、上消化道不适等。这类药物的绝对禁忌证为慢性肝病和严重痛风;相对禁忌证为溃疡病、肝毒性和高尿酸血症。缓释型制剂的不良反应轻,易耐受。

4. 胆酸螯合药　常用的有考来烯胺。

5. 胆固醇吸收抑制药　常用的有依折麦布

6. 调脂药物的联合应用　为了提高血脂达标率,同时降低不良反应的发生率,不同类别调脂药的联合应用是一条合理的途径。由于他汀类药物作用肯定、不良反应少、可降低总病死率以及有降脂作用外的多效性作用,联合降脂方案多由他汀类药物与另一种降脂药组成。

(1)他汀类与依折麦布联合应用:合用并不增加他汀类药物的不良反应。协同降低 LDL-C 水平最佳选择。

(2)他汀类与贝特类药物联合应用:适用于治疗混合型高脂血症患者,合用时增加肌病的发生,应慎用,如必须用,开始合用时宜小剂量,采取早晨服用贝特类药物,晚上服用他汀类药物,避免血药浓度的显著升高。密切监测 ALT、AST 和 CK,注意肌肉症状。对于老年人、女性、肝肾疾病、甲状腺功能减退的患者,慎用他汀类和贝特类联合治疗,并尽量避免与大环内酯类抗生素、抗真菌药物、环孢素、HIV 蛋白酶抑制药、地尔硫䓬、胺碘酮等药物合用。

(3)他汀类与烟酸类药物联合应用:在常规他汀类药物治疗的基础上,加用小剂量烟酸是一种合理的联合治疗方法,其结果表明联合治疗可显著升高 HDT-C,而不发生严重的不良反应。联合治疗较单用他汀类治疗有升高血糖的危险,但缓释制剂使这一问题大为减轻,需要监测 ALT、AST 和 CK 及血糖,指导患者注意肌病症状。

(4)他汀类与 n-3 脂肪酸联合应用:治疗混合型高脂血症,有效而安全由于服用较大剂量的 n-3 多不饱和脂肪酸有增加出血的危险,并且对糖尿病和肥胖患者因增加热卡的摄入而不利于长期应用。

(5)他汀类与胆酸螯合药:协同降低 LDL-C 水平,仅用于其他降脂治疗无效或不能耐受者。

要点提示

1.评估血脂水平(表7-2)并危险分层(表7-3)。

心血管主要危险因素:①高血压;②吸烟;③低 HDL-C 血症;④肥胖;⑤早发心血管病家族史;⑥年龄(男性≥45岁,女性≥55岁)。

2.药物与非药物治疗(TLC):所有患者必须控制饮食和改善生活方式治疗。降低 LDL-C 作为首要目标,不同危险人群有不同治疗目标值:低危 LDL-C＜4.14mmol/L (160mg/dl),中危 LDL-C＜3.37mmol/L (130mg/dl),高危 LDL-C＜2.59mmol/L (100mg/dl),极高危 LDL-C＜2.07mmol/L(80mg/dl)(表7-4)。

3.随访监测

①单纯血脂异常者先饮食与非药物治疗3～6个月复查,不达标加药物治疗。

②冠心病或等危症必须长期他汀类药物治疗和 TLC。他汀类药物宜晚上服用。

③每1～2个月复查血脂及 AST、ALT、CK。达标者3～6个月复查1次,未达标者则调整剂量或种类,或联合药物治疗,按初治时方案复查。

④AST 或 ALT 超过3倍或血 CK 升高超过5倍停药,每周复查肝功,直至恢复正常。注意肌痛、乏力和发热等症状。

(陈琦玲　荣　嵘)

第 8 章

心律失常

正常心脏激动起源于窦房结,按一定频率发放的激动沿着心脏的特殊传导系统使心房和心室顺序激动。当心电活动的起源部位、频率、节律或传导发生异常及障碍时,称为心律失常。心律失常多见于各种器质性心脏病,特别是冠心病、心肌炎、心肌病、风湿性心脏病、心力衰竭等;此外,缺氧、自主神经功能调节失衡、电解质紊乱、内分泌失调及药物作用时也可出现心律失常,还可见于正常健康者。心律失常具有突发性、多变性和致死性。

一、期前收缩

期前收缩又称过早搏动,简称早搏,指由心脏异位起搏点发出的过早激动引起的心脏搏动。按激动起源部位可分为窦性、房性、房室交界性、室性早搏,其中室性早搏最常见。

(一)早搏的诊断与治疗(表 8-1)

表 8-1 早搏的诊断与治疗

早搏类型	症状	体格检查	心电图	治 疗
房性早搏	大部分无症状,部分患者可有心悸、头晕或胸闷等不适以及基础疾病的症状	心律不规则	①提早出现的房性 P′波 ②P′R 间期>0.12s ③下传的 QRS 波形态正常或呈束支阻滞 ④代偿间期多不完全	①主要治疗基础疾病 ②避免诱发因素 ③大部分患者不需治疗;用药指征有:心房颤动复律后出现频发早搏的患者,甲状腺功能亢进患者,频发房早且引起明显症状者 ④可选药物:美托洛尔(6.25～50mg 2/d)、普罗帕酮(150mg q8h)、莫雷西嗪(100～150mg q8h)、维拉帕米(40mg q8h)或胺碘酮(200mg qd)

（续　表）

早搏类型	症状	体格检查	心电图	治　疗
交界性早搏	大部分无症状，部分患者可有心悸、头昏或胸闷等不适 以及基础疾病的症状	心律不规则	①提前出现的 QRS 波，形态正常或大致正常，伴室内差异传导时 QRS 波可增宽 ②其前无 P 波或有逆行 P′ 波，P′R 间期＜0.12s，逆 P′ 波也可出现在 QRS 波后 R P′＜0.20s ③代偿间期多不完全，少数完全，偶可呈间位性早搏	一般无需抗心律失常药物治疗，其治疗主要针对基础疾病
室性早搏	偶发者可无症状，可有心悸、或心搏暂停感。频发或连续出现时，可表现为心悸、乏力、头晕、胸闷、憋气、晕厥等症状，并可诱发或加重心绞痛、心力衰竭	听诊基本心律间夹有提前搏动，其后有较长间歇。可形成漏脉。二联或三联律时，每 2 或 3 次心搏后有一次间歇。插入性早搏，听诊可为连接三次较基本心搏更快的心搏	①提前出现的 QRS 波，宽大畸形，时限通常＞0.12s，ST-T 方向与 QRS 主波方向相反 ②代偿间期完全。如果室早恰巧插入两个窦性搏动之间，不产生早搏后停顿，称为插入性室早 ③室早可孤立或规律出现，常见表现为二联律、三联律、成对室早 ④室性并行心律则室早与窦性搏动配对间期不恒定，长的 2 个室早间期是最短的 2 个室早间期的整数倍	①主要治疗基础疾病，去除诱发因素 ②无器质性心脏病、无临床症状者，常无须治疗 ③症状明显的无器质性心脏病者可选用 β 受体阻滞剂、美西律（150mg q8h）、普罗帕酮（150mg q8h）、钙拮抗剂或镇静药 ④器质性心脏病者，可给予 β 受体阻滞剂、胺碘酮（200mg/d）、利多卡因 ⑤对于症状明显、药物无效的特殊部位起源的室早（如右室流出道等），可通过射频消融术得到根治

（二）早搏的临床意义

各型早搏均可发生在无器质性心脏病时，与运动、情绪紧张、过多吸烟、饮酒、喝茶或咖啡等诱发因素有关。其中房早更常见于器质性心脏病患者，如冠心病、高血压、心肌炎、心肌病、甲状腺功能亢进、低钾血症、心脏瓣膜病、慢性肺部疾病。病理性室早的最常见原因有病毒性心肌炎、冠心病、心功能不全、甲状腺功能亢进、电解质紊乱等。

室早可分为功能性室早和器质性室早。前者见于正常健康人，多无症状或症状轻微，无血流动力学障碍，没有临床意义。器质性室早则有以下特点：①有明确器质性心脏病基础；②基础心电图异常，如心肌缺血、梗死或肥厚；③运动或心率增快后室早明显增多；④儿童或 40 岁以上男性患者；⑤多源性、频发者；⑥有 R on T 现象者；⑦有室速或室颤发作史者；⑧伴发一些临床猝死综合征者,如长短 QT 综合征、Brugada 综合征。

国外有研究显示,频发、复杂性室早但无症状的健康人群,其长期预后与一般健康人群相比,病死率并不增加。大多数缺血性心脏病患者,尤其是心肌梗死早期会出现室早。而且频发、复杂性的室早是一个独立危险因素,使心肌梗死患者的心脏性猝死率增加 2~5 倍。其中,有一项心律失常抑制试验(CAST)研究表明,室早是鉴别高危患者的指标,但与猝死无因果关系,采用 Ⅰc 类抗心律失常药物能有效控制室早,但增加总病死率。

诊治早搏时可充分利用动态心电图(即 Holter),因为:①有利于检出室早并进行危险分层;有利于判断严重级别的室早,如多源性室早、成对性室早、早期或晚期室早(R on P 或 R on T)及病灶性室早(并行心律);有利于检出恶化的室早,如多源性室早易诱发多源性、多形性室速;②有利于检出室早伴随的异常,如低血钾、洋地黄过量、心肌缺血;室早后心率震荡现象等;③有利于判定药物对室早的疗效,当室早减少≥70%,成对室早减少≥80%,短阵室速消失≥90%,连续 15 个以上的短阵室速及运动试验存在超过 5 个连续早搏的情况完全消失为药物有效。

要点提示

1. 无器质性疾病且无临床症状者　偶发早搏或频发早搏(包括二联律和三联律在内)均无须治疗。

2. 有基础疾病者　对发生于心力衰竭、低钾血症、洋地黄中毒、感染、肺源性心脏病、甲状腺功能亢进等情况应首先针对病因治疗。

3. 房早的药物治疗　可先考虑选用美托洛尔、普罗帕酮、莫雷西嗪、维拉帕米。

4. 室早的药物治疗　症状明显的无器质性心脏病患者可用美西律、普罗帕酮或 β 受体阻滞剂,器质性心脏病患者可用 β 受体阻滞剂、胺碘酮、利多卡因。

5. 预警性室早的处理　有器质性心脏病、伴眩晕、黑矇、晕厥或猝死生还病史、出现多源或复杂性室早、伴有长/短 QT 间期或 Brugada 波等临床情况时应及时转上级医院诊治。

6. 射频消融室早的指征　室早总数过多(>10 000/d),伴发症状较重,已引起心脏增大或心功能不全者。

二、心房扑动、心房颤动

心房扑动(简称房扑)、心房颤动(简称房颤)是常见的房性快速性心律失常,其发病率随年龄增长而增加。房扑多不稳定,易转为窦律或房颤。绝大多数发生于有器质性心脏病和心房扩大的患者中,如瓣膜性心脏病、冠心病、高血压、心肌疾病、甲状腺功能亢进、慢性心包炎、肺源性心脏病、洋地黄中毒等。也可见于无器质性心脏病患者。根据流行病学调查发现,我国的房颤患者有将近 900 万之多,而且有逐年上升的趋势。房颤的发病率会随着年龄增长而增加,65 岁以上人群发病率达 5.9%,75 岁以上人群甚至已经达到 10%。根据最新研究证实,房颤可导致脑、肢体等动脉栓塞明显增加,导致心力衰竭、生活质量下降并增加患者病死率增加。

(一)分类

1. 房扑分为:①阵发性房扑;②持续性房扑。

2. 房颤分为:①首次诊断的房颤;②阵发性房颤(在 7d 以内,通常是 48h 内,自行终止的房颤);③持续性(持续超过 7d,或需要药物或直流电转复心律的房颤);④长期持续性房颤(持续 1 年或以上,准备采取节律控制策略的房颤);⑤永久性房颤(患者和医师已经接受心律失常的发生,不准备节律治疗者)。

(二)临床表现及诊断

1. **症状** 取决于有无器质性心脏病、心功能和心室率的快慢。部分患者无症状,大多发作时有心悸、气促。可诱发或加重心功能不全,少数房颤患者以栓塞为首发症状,如房颤的卒中并发症的发病率是无房颤患者的 5 倍。对于合并房室旁路的患者,若快速心房激动经旁路下传心室,可危及生命。

2. **体征** 多数患者有原发性心脏病的体征。房扑时可见浅而快速的颈静脉搏动,若心房与心室传导比例固定,则第一心音强度恒定不变;如传导比例不固定,则心律不规则,第一心音强度也不等;有时听诊可闻及心房收缩音。房颤时心律绝对不齐,第一心音强弱不等,脉率慢于心率,称脉搏短绌。

3. **心电图**

(1)房扑的心电图表现为:①P 波消失,代之以锯齿状扑动波(F 波),在 Ⅱ、Ⅲ、aVF 和 V_1 导联中最为明显,F 波之间无等电位线,形态、方向、大小一致,间隔规则,频率多为 250～350 次/min;②心室律规则或不规则,取决房室传导比例是否恒定;③QRS 波群形态正常,当出现室内差异性传导或原有束支阻滞时,QRS 波群宽大畸形。

(2)房颤的心电图表现为:①P 波消失,代之以大小不等、形态各异的颤动波(f 波),频率多为 350～600 次/min,通常 V_1 导联中最为明显;②心室律极不规则(除非合并三度房室阻滞);③QRS 波群形态通常正常,当出现室内差异性传导或原有束支阻滞时,QRS 波群宽大畸形。

房扑和房颤的诊断主要根据心电图。

(三)治疗

1. **房颤的治疗** 房颤的治疗目标是降低病死率、降低心血管住院率、降低脑卒中率,提高生活质量、心功能及活动耐量。治疗策略包括:①危险评估;②抗凝治疗;③率律控制治疗;④上游治疗(图 8-1)。

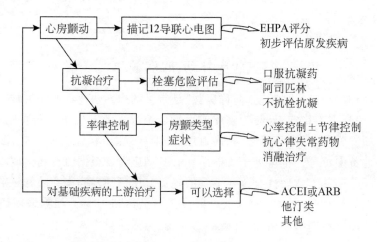

图 8-1 房颤治疗策略

（1）临床评估：欧洲 ESC（2010）房颤管理指南提出房颤症状严重性分级：ERHA Ⅰ：无症状；ERHA Ⅱ：症状轻微，日常活动不受限制；ERHA Ⅲ：症状严重，日常活动明显受限；ER-HA Ⅳ：不能从事任何活动（这里的症状是指由房颤产生的症状，可通过控制心室率或转复窦律而缓解）。此外，还要评估卒中风险及心律失常的严重并发症（如对心功能的影响等）。

（2）抗凝血治疗

急性期：紧急转复，无论房颤发生多长时间，都要抗凝血治疗，可选用肝素或低分子肝素。对于<48h 的房颤可抗凝后直接复律治疗，>48h 或时间不明确者，需经食管超声心动图除外心内血栓并抗凝后复律治疗。否则需要华法林抗凝使 INR 在 2.0～3.0，3 周后进行复律治疗，复律后抗凝血治疗至少 4 周。

慢性期：需根据房颤的卒中危险因素积分（表 8-2）进行抗凝治疗。CHA_2DS_2-VASc 积分≥2 分者应服用口服抗凝药（OAC），积分为 1 分者应服用 OAC 或阿司匹林均可（前者更佳），积分为 0 者可服用阿司匹林或不进行抗栓治疗（倾向后者）。常用抗凝药华法林，服用过程保持 INR 在 2.0～3.0。阵发性房颤与持续性房颤和永久性房颤具有相同的卒中风险，也需相应抗凝治疗。

表 8-2　CHA_2DS_2-VASc 评分系统

首字母	危险因子	评分
C	充血性心力衰竭/左心室功能不全	1
H	高血压	1
A	年龄≥75 岁	2
D	糖尿病	1
S	卒中/TIA/血栓-栓塞形成	2
V	血管疾病	1
A	年龄 65～74 岁	1
Sc	性别类型（女性）	1
总计		10

（3）率律控制

①心室率控制

急性心室率控制：根据症状及血流动力学改变选择，稳定者可口服 β 受体阻滞剂、非二氢吡啶类钙拮抗剂；不稳定者可静脉给予维拉帕米或美托洛尔等减慢心室率，伴严重左心功能不全者可用静脉注射胺碘酮，急性期心室率目标为 80～100 次/min。

长期心室率控制：无严重快速心率相关症状者，宽松的心率控制策略（静息心率<110 次/min）是合理的。合并心力衰竭或发生心动过速性心肌病的房颤患者，必须进行严格室率控制（静息心率 60～80 次/min，中等活动心率 90～115 次/min）。血流动力学稳定者可选用 β 受体阻滞剂、非二氢吡啶类钙拮抗剂、地高辛或联合应用。伴心功能不全或日常活动受限的患者可用地高辛。上述药物无效时，可选用胺碘酮控制房颤心率；决奈达隆能有效减慢静息或活动时心率。药物无效或无法耐受时可行房室结消融改良加起搏治疗。伴有预激的房颤患者，应选用普罗帕酮或胺碘酮，也可行射频消融根治，禁用洋地黄，慎用维拉帕米。

②节律控制

转复窦律:当房颤引起严重症状时,常需转复治疗,包括静脉用药、口服药物和电转复。血流动力学不稳定者选择电复律,血流动力学稳定者选择药物复律。器质性心脏病患者选择胺碘酮,无器质性心脏病者可选择普罗帕酮、伊布利特。电复律安全有效,但急性感染、风湿活动、甲状腺功能亢进症未控制、左心房明显增大(>60mm)、心房内有血栓和新近栓塞史、病窦综合征、高度或三度房室阻滞、低钾血症等情况不宜电复律。

维持窦律:首次发作转复后、慢性房颤者无需抗心律失常药物维持窦律。反复发作,症状明显,可服用药物或行射频消融术维持窦性心律。根据原发心脏疾病,可选药物有:胺碘酮、决奈达隆、普罗帕酮、索他洛尔。

房颤射频消融适应证包括

阵发性房颤:症状明显,特别是年轻患者。

持续性房颤:时间<3年(尤其<1年者);对Ⅰ类或Ⅲ类抗心律失常药物治疗无效或无法耐受;发作频繁的症状性房颤;无器质性心脏病导管消融作为首选治疗。

病史长,合并器质性心脏病(包括经过严格选择的症状性心衰患者)及高龄房颤患者导管消融可以作为维持窦律,预防复发的措施之一。导管消融的禁忌证较少,仅左心房/左心耳血栓是绝对禁忌证。

(4)"上游"治疗:即基础疾病的治疗。血管紧张素转化酶抑制剂、血管紧张素Ⅱ受体拮抗剂、他汀类药物、醛固酮拮抗剂等非抗心律失常可能通过减轻心房纤维化和心脏的结构重构及电重构而预防房颤发生。

2. **房扑的治疗** 房扑总体治疗策略与房颤基本相同。紧急治疗有三种复律方法:抗心律失常药物治疗(如Ⅰc类药物、伊布利特)、直流电转复或经食管心房调搏终止。减慢心室率可选用β受体阻滞剂、非二氢吡啶类钙拮抗剂、地高辛。除此,给予Ⅰc类抗心律失常药物可减慢房扑时的心房率,但容易引起1:1房室传导,应联合应用抑制房室结的药物。对于发作频繁的心房扑动可首选射频消融治疗。

3. **药物用法**

(1)普罗帕酮:属于Ⅰc类抗心律失常药物,不适用于有器质性心脏病患者,禁用于窦房、房室或室内传导阻滞者以及心功能不全者。当进行转复窦律时,一般将70mg普罗帕酮溶于20ml的0.9%氯化钠注射液中,10min内静脉缓慢推注,如无效,20min后可重复静脉推注70mg,需要时继以0.5~1mg/min静脉滴注,不超过2h。口服维持剂量为首次300mg,1h后再予150mg,随后150mg,3/d。

(2)伊布利特:仅有静脉制剂,用于房颤、房扑的转复。属于Ⅲ类抗心律失常药物,不适用于器质性心脏病:①禁忌证:药物过敏、多形性室速病史、无起搏器保护的病窦综合征、二度或二度以上房室阻滞及QTc间期>440ms者;②给药方法:首剂量体重>60kg,将1mg(体重<60kg者,给药0.01mg/kg)伊布利特用0.9%氯化钠注射液稀释至20ml,10min内静脉缓慢推注;如无效,可重复1次;③停药指征:转为窦律,心室率<50次/min,二度或二度以上房室阻滞,持续性室速,收缩压<90mmHg,QTc间期给药后延长>60ms等。

(3)胺碘酮:是以Ⅲ类药作用为主的心脏离子多通道阻滞剂,兼具Ⅰ、Ⅱ、Ⅳ类抗心律失常药物的电生理作用:①禁忌证:药物过敏,循环衰竭,严重动脉性低血压,弥漫性肺间质纤维化,无起搏器保护的病窦综合征、二度或二度以上房室阻滞;②给药方法:胺碘酮用于药物转复的口服剂量,住院者 1.2～1.8g/d(院外患者 600～800mg/d)分次口服,直至总量 10g。静脉用量,5～7mg/kg 加入 5％葡萄糖溶液 250ml 内,静脉滴注 30～60min,然后以 1.2～1.8g/d 持续静脉滴注。口服预防阵发性房颤发作或进行电复律的药物准备,可用较慢的负荷方法,如 200mg 3/d,共 7d,200mg 2/d、共 7d,必要时增加剂量或延长负荷时间。电复律可在 1 周左右进行。口服维持量一般为 200mg,可根据病情减至 100mg/d 或 200mg/d,每周服药 5d。胺碘酮控制房颤心室率时的静脉用量方法与上述相似。

> **要点提示**
>
> 　1.临床评估　首先进行风险分层,根据持续时间判断临床分类。
> 　2.抗凝治疗　阵发性房颤、持续性或永久性房颤发生卒中的风险相同,需抗凝或抗栓治疗(华法林或阿司匹林),服用华法林者 INR 值应保持在 2.0～3.0。
> 　3.律率控制　对症状严重者应紧急控制心室率(目标 80～100/min),转上级医院。慢性房颤患者室率控制也可相对宽松(合并心力衰竭及心动过速性心肌病除外)。维持窦律的常用药物有胺碘酮和普罗帕酮。
> 　4.射频消融治疗　无严重器质性心脏病、药物治疗无效且伴明显症状者,可转上级医院行射频消融治疗。

三、心动过速

心率超过 100 次/min,称为心动过速。按起源部位分为窦性心动过速(窦速)、房性心动过速(房速)、室上性心动过速(室上速)、室性心动过速(室速)等。

(一)窦性心动过速

1. 病因　发热、低血压、缺氧、心力衰竭、贫血、甲状腺功能亢进、心肌炎及肺栓塞等病理情况下可出现窦性心动过速。健康人在吸烟、饮茶或咖啡、饮酒、运动或情绪激动时也可出现。此外,应用阿托品、山莨菪碱(654-2)及异丙肾上腺素等药物常引起窦性心动过速。

有一类不适当窦性心动过速患者,在无明确生理或病理诱因,静息状态下窦性心率较快,轻微活动心率明显加快,多见于女性。其可能是窦房结自律性增加或自主神经调节异常导致。

2. 诊断　根据体格检查和心电图确诊。心电图显示窦性 P 波,即 Ⅰ、Ⅱ、aVF、V_4～V_6 导联直立,aVR 导联倒置,心率大于 100 次/min,PR 间期 0.12～0.20s。不适当窦速患者的 Holter 监测白天心率大于 100 次/min,夜间可正常。

3. 治疗　去除病因,纠正或治疗基础疾病。必要时可选用 β 受体阻滞药或镇静药。不能使用 β 受体阻滞剂的患者可选用非二氢吡啶类钙拮抗剂(如维拉帕米或地尔硫䓬),但心力衰竭者慎用。心力衰竭合并窦性心动过速时,可用洋地黄和利尿药治疗。药物无效症状严重的不适当窦速可选择射频消融术改良窦房结。

(二)房性心动过速

心率超过 100 次/min,称为心动过速。起源于心房的心动过速即为房性心动过速,简称房速。

1. 病因　常见于器质性心脏病如心肌梗死、心肌病、肺源性心脏病、先天性心脏病、洋地黄中毒、低钾血症以及过度应用咖啡因或大麻等。

2. 诊断 房速常呈短阵发作,患者有阵发心悸、胸闷、头晕、四肢乏力等不适,主要根据心电图确诊。房性 P′波的形态不同于窦性 P 波,心房率为 100~250 次/min,P′R 间期正常或延长,心率过快时可出现 2∶1、3∶1传导下传。多源性或紊乱性房性心动过速有 3 种或以上不同形态的房性 P′波、P′P′间期、P′R 间期、R-R 间期各异,P′波之间有等电位线存在。

3. 治疗 首要的是治疗基础疾病,去除诱因。

(1)发作期治疗:目的在于终止心动过速或控制心室率。可选用毛花苷 C、β受体阻滞剂、胺碘酮、普罗帕酮、维拉帕米或地尔硫草静脉注射。对血流动力学不稳定者,可采用直流电复律。刺激迷走神经的方法通常无效。

(2)长期治疗:对反复发作的房速,为减少发作或使发作时心室率不致过快,以减轻症状,可长期选用不良反应少的 β受体阻滞剂、维拉帕米或地尔硫草。洋地黄可与 β受体阻滞剂或钙拮抗剂合用。如果心功能正常,且无心肌缺血,也可选用 Ic 类或 Ia 类药物。对冠心病患者,选用 β受体阻滞剂、胺碘酮或索他洛尔。对心力衰竭患者,可考虑首选胺碘酮。合并病窦综合征或房室传导功能障碍者,若必须长期用药则需安置心脏起搏器。特发性房速首选射频消融治疗,无效者可口服胺碘酮。

(三)室上性心动过速

1. 分类及病因 室上性心动过速可分为窦房、心房、房室结、房室折返性心动过速。其中,房室结折返性心动过速(AVNRT)和房室折返性心动过速(AVRT)最常见,占阵发性室上速的 90%以上。前者的发生依赖于房室结双径路(多径路)、后者依赖于房室旁路。

2. 诊断 根据患者阵发性发作、突发突止的症状,心电图或动态心电图有助于确定诊断。行食管心房调搏、心电生理检查可鉴别发生机制。心动过速可被早搏诱发或终止,频率多在 150~250 次/min,节律规则,QRS 波形态及时限多正常(合并束支阻滞或差异传导时 QRS 波可宽大畸形)。逆行 P′波埋藏于 QRS 波内或其终末部,RP′<70ms 为 AVNRT,逆行 P′波在 QRS 波后 RP′>70ms 为 AVRT。

3. 治疗

(1)房室结折返性心动过速的治疗:终止发作可选用刺激迷走神经兴奋、腺苷、维拉帕米,其次 β受体阻滞剂,普罗帕酮。伴有心功能不全者首选洋地黄,药物不能终止发作者可考虑食管心房调搏。患者出现严重心绞痛、低血压、心力衰竭或药物无效时,紧急电复律,首剂量50~100J,但是已经使用洋地黄者不应电复律。

频繁发作者,应行电生理检查,进行射频消融治疗。不能行射频消融治疗者,可口服普罗帕酮联合使用 β受体阻滞剂。发作不频繁者不需要长期服药。

(2)房室折返性心动过速的治疗:窄 QRS 波的 AVRT 治疗方法同 AVNRT。若为显性旁路下传者,QRS 波增宽,禁用洋地黄,宜选用延长旁路不应期或减慢旁路传导的药物,如胺碘酮 150mg 静脉注射,或普罗帕酮 1~1.5mg/kg 静脉注射。药物无效或出现血流动力学变化时,可同步直流电复律,一般采用 50~100J 首剂量。频繁发作者,可行射频消融治疗。

(四)室性心动过速

连续 3 个以上室早形成的异位心律称为室性心动过速,简称室速。通常为阵发性发作。按持续时间分为非持续性室速(小于 30s)和持续性室速(大于 30s 或需要紧急转复者);按有无器质性心脏病分为器质性和特发性室速。其发生机制有自律性、触发性和折返性。

1. 病因 多见于各种器质性心脏病,如冠心病、心肌炎、心肌病、心力衰竭、瓣膜病,也可见于长 Q-T 综合征、短 Q-T 综合征、Brugada 综合征及致心律失常性右室心肌病等先天性异常,以及电解质紊乱和药物不良反应。诱发因素有运动、情绪激动、妊娠、饮酒、喝咖啡或吸烟过多等。

2. 临床表现

(1)症状:取决于心室率、室速持续时间及基础疾病的程度。非持续性室速,多可自行终止,而常无症状或短暂心悸。持续性室速多伴有明显的心肌缺血和血流动力学障碍而出现心绞痛、少尿、先兆晕厥和晕厥。

(2)体征:血压降低,听诊心律可不规则,如出现房室分离,则有第一心音强弱不等,脉搏脱漏,颈静脉间歇出现巨大 α 波。

(3)心电图:连续出现 3 个以上的室性异位搏动,QRS 波群宽大畸形,频率 100~250 次/min,规则或不规则,可伴有继发性 ST-T 改变。窦性 P 波与宽大畸形的 QRS 波群常无关,形成房室脱节,故 P-R 间期不固定,且 P 波的频率常较 QRS 波群频率慢;偶尔室上性激动可下传心室产生心室夺获(QRS 波群提前出现,形态与窦性心律时相同)或形成室性融合波。此外,可见基础病的心电图表现。

3. 诊断　根据临床症状和心电图或动态心电图确诊,心电生理检查可协助诊断。

4. 心电图鉴别诊断　宽 QRS 波群心动过速可分为:室速;室上性心动过速伴差异传导;旁路前传的房室折返性心动过速或快室率房颤。

支持室速的心电图表现(ABCDEF)

①Atrioventricular dissociation:房室分离、心室夺获、心室融合波。

②Broad:QRS 波呈左束支阻滞图形时,其时限超过 160ms;QRS 波呈右束支阻滞图形时,其时限超过 140ms,胸前导联 RS 时间(从 R 波起点至 S 波的最低点)超过 100ms。

③Concordance:胸前导联 QRS 为负向或正向同向波。

④Deviation of axis:电轴与束支阻滞不符,如左束支阻滞时的电轴右偏;电轴位于无人区(Ⅰ、Ⅱ、Ⅲ 导联 QRS 主波方向均向下)。

⑤Effect of maneuvers:刺激迷走神经的方法或注射腺苷后心动过速无反应或引起室房分离。

⑥Features of the QRS complex:QRS 波呈右束支阻滞图形时,V₁ 导联呈左兔耳征或出现双向波(qR 或 Rs 型),或者 V₆ 出现 Q 波;QRS 波呈左束支阻滞图形,V₁ 导联的 r 波大于40ms,或 S 波降支钝挫,或 RS 时间超过 70ms。

Brugada 诊断流程排除室上速伴差异性传导(图 8-2)。这个流程图不能鉴别室速与旁路前传的房室折返性心动过速。

预激合并房颤的特征性心电图表现

①心室率极快,多>250 次/min;

②QRS 波群宽窄不一;

③RR 间期绝对不规则。

5. 危险分层　评估猝死风险的指标有:病史、心电图、超声心动图、电生理检查、晚电位、T 波电交替、心率变异性、

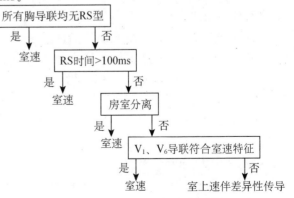

图 8-2　Brugada 四步法鉴别室速

QT 离散度、心率震荡等。

高危室速包括：①有猝死家族史者；②不明原因晕厥者,电生理检查可诱发室速或室颤、射血分数低于 40% 或症状严重者；③静息心电图提示先天性 LQTS、Brugada 综合征；④射血分数低于 40% 的持续性室速患者或电生理检查可诱发室速和室颤的非持续性室速患者；⑤超声心动图提示肥厚型心肌病或致心律失常性右室心肌病患者；⑥超声心动图提示法洛四联症,且静息心电图示 QRS 波群时限＞180ms 者。

6. 治疗

(1)一般治疗原则:治疗基础疾病,如纠正心力衰竭、心肌缺血等；维持电解质及酸碱平衡,停用致心律失常药物。

(2)急性期治疗:对诊断不清的宽 QRS 波心动过速按室速处理。有明显血流动力学障碍者给予电复律。无明显血流动力学障碍时,根据心功能选用药物终止室速。若有明显心功能不全,选用胺碘酮或利多卡因。若心功能正常,可选用普罗帕酮或索他洛尔,或使用两种药物无效或患者的血流动力学开始恶化,应考虑非药物治疗如电转复或抗心动过速起搏等。

(3)预防再发及猝死:应首先进行猝死风险的评估。高危者宜植入 ICD,室速频繁发作(ICD 频繁放电者)可加用药物治疗,如胺碘酮、β 受体阻滞剂、索他洛尔。药物无效或不能耐受者可尝试射频消融术。非持续性室速、无器质性心脏病、无症状、血流动力学稳定者,治疗同室早。

(4)特殊类型的室速:

①尖端扭转型室速:由遗传性 LQTS 或获得性 LQTS 引起。遗传性 LQTS 首选 β 受体阻滞剂,无效或有禁忌证者左侧星状神经节切除术,若为长间歇依赖性者可采用起搏＋β 受体阻滞剂;若以上三联无效则置入 ICD,或针对离子通道治疗(对 LQT2 患者补钾,LQT3 患者用美西律有效)。获得性的,纠正继发因素(如电解质紊乱、某些延长心室复极的抗心律失常药物影响),必要时选用 β 受体阻滞剂、起搏治疗。对于尖端扭转型室速的终止,可应用硫酸镁;低血钾者应补钾;临时起搏超速抑制,可终止发作和预防短阵复发;长间歇依赖者,可用异丙肾上腺素,已转为室扑、室颤者,紧急除颤。

②加速性室性自主心律,多见于器质性心脏病患者,特别是心肌梗死再灌注期间,心室率一般不超过 120 次/min,为非阵发性,多无血流动力学障碍,治疗针对原发病,或提高窦性心律使之终止。

③束支折返性室速及特发性室速,可首选射频消融治疗。

(5)药物用法

①胺碘酮:血流动力学稳定的单形性室速、不伴 Q-T 间期延长的多形性室速和未能明确诊断的宽心动过速治疗应作首选,150mg 胺碘酮加入 5% 葡萄糖稀释至 20ml 后静脉缓慢注射 10min。首剂用药 10~15min 或以后仍未转复可再给予 150mg,用法同前。静脉滴注维持量在初始 6h 以 1mg/min 速度给药,随后 18h 0.5mg/min 速度给药;第一个 24h 内用药总量(包括静脉首次注射、追加用量及维持用药)控制在 2.0~2.2g,第二个 24h 及以后酌情减量。一般静脉用量不超过 3~4d。从静脉滴注第一天开始口服治疗。

②利多卡因:50mg 利多卡因加入 5% 葡萄糖注射液 20ml 静脉注射,在 5min 内缓慢推完,如无效,可重复推注 1 次,继而静脉滴注利多卡因维持,每分钟 1~4mg/kg 静脉滴注维持。

(五)心室扑动和心室颤动

1. 病因 心室扑动(室扑)和心室颤动(室颤)见于严重器质性心脏病、严重的药物中毒、电解质紊乱、心脏手术、电击及各种疾病临终之前。室颤还可见于婴儿、运动员以及无器质性心脏病者。

2. 临床表现

(1)症状：患者可表现为头晕随之意识丧失、癫痫样发作、呼吸困难，若未及时救治则导致死亡。

(2)体征：血压多测不到，心音不能闻及，脉搏无法触及。

3. 心电图

(1)室扑：QRS-T 波群消失，代之以相对规则的连续粗大正弦波，频率多在 150～250 次/min。

(2)室颤：QRS-T 波群消失，代之以大小不等，极不匀齐的混乱波，频率多在 250～500 次/min，长时间后会变为细颤（振幅 0.2mV 以内），几近于心脏停搏。

4. 诊断　心电图可确诊。

5. 治疗

(1)紧急除颤、心肺复苏：在室颤或无脉搏室速时经常规心肺复苏，应用肾上腺素和电复律(2～3 次)无效者，首选静脉注射胺碘酮，然后再次电复律。胺碘酮 300mg(5mg/kg)5% 葡萄糖稀释到 20ml 静脉注射，然后再次除颤。仍无效可在 10～15min 或以后重复追加胺碘酮 150mg，用法同前。注意用药不应干扰心肺复苏和电除颤。复苏成功后，应持续监测、预防再发。同时纠正代谢性酸中毒和电解质紊乱。

(2)预防再发：可选用利多卡因、胺碘酮、普鲁卡因胺。首要任务是治疗原发病，如纠正心肌缺血等。对于非可逆原因者可植入 ICD 预防再发。

> **要点提示**
>
> 1. 重视临床资料，注意发作特点是否为突发突止。
> 2. 治疗基础病因，去除诱因，注意电解质平衡。
> 3. 无论是室上速还是室速，当患者出现严重心绞痛、低血压、心力衰竭或药物无效时，应当紧急电复律，但是已经使用洋地黄者不应电复律。
> 4. 诊断不清的宽 QRS 心动过速首先按室速处理。
> 室速的处理：有明显血流动力学障碍者给予电复律。无明显血流动力学障碍时，根据心功能选用药物终止室速。若有明显心功能不全，选用胺碘酮或利多卡因。若心功能正常，可选用普罗帕酮或索他洛尔。
> 5. 室上速发作可给予刺激迷走神经兴奋、腺苷、维拉帕米(其次 β 受体阻滞剂，普罗帕酮)终止。
> 6. 反复发作或高危的心动过速患者应转上级医院治疗。
> 加强对患者的健康教育，如戒烟限酒、减少对茶、咖啡的摄入，合理运动。

四、心动过缓

(一)窦性心动过缓

窦性心率低于 60 次/min 时，称为窦性心动过缓。

1. 病因　多见于睡眠时、老年人和运动员。也可见于颅内高压、甲状腺功能减退、严重缺氧、高钾血症、低温、阻塞性黄疸等系统性疾病。冠心病、急性心肌梗死（特别是下壁心肌梗死早期）、心肌炎、心肌病和病态窦房结综合征也可出现窦性心动过缓。应用胆碱能药物、β受体阻滞剂、非二氢吡啶类钙拮抗剂、胺碘酮及洋地黄等药物时，亦可出现。

2. 诊断　窦性心动过缓根据体格检查和心电图确诊。

3. 治疗　无症状者无需治疗。有症状者可短期使用阿托品、茶碱、异肾上腺素。目前尚无安全可靠加快心率且长期应用不引起不良反应的药物。青光眼患者禁用阿托品，前列腺增生和尿潴留患者也慎用阿托品。对于心动过缓引起相关症状（如头晕、乏力、血压降低等）、心率＜40 次/min 症状可能与之有关者需要置入永久起搏器。

（二）病态窦房结综合征

病态窦房结综合征简称病窦综合征（病窦），是指由于窦房结及其邻近组织病变导致起搏功能和（或）传导功能障碍，而出现窦性心动过缓、窦性停搏和窦房阻滞等缓慢型心律失常，进而导致心、脑、肾等器官供血不足引起一系列临床表现的综合征。

1. 病因　冠心病、窦房结退行性变及纤维化是其常见病因，心肌病、心肌炎、心包炎、风湿活动、外伤或手术等累及窦房结也可导致本病。功能性病因包括迷走神经张力增高。此外，还有家族性病窦综合征。

2. 临床表现

(1)症状：起病隐袭，症状有头晕、乏力、黑蒙、晕厥、心悸、胸闷、气短、心绞痛、少尿或多尿、心力衰竭加重，部分患者甚至心脏停搏甚至猝死。

(2)体格检查：听诊心率缓慢或增快，节律规则或不齐，可有心尖区第一心音减弱。发生窦房阻滞时，可有心音的脱失，早搏时可有心搏提前。心搏脱落时，颈静脉搏动消失。其他体征同原发病。

(3)辅助检查

①心电图：可表现为严重而持久的窦性心动过缓；窦性停搏（持续时间≥2s）；窦房传导阻滞（窦房阻滞）；慢快综合征，即在窦缓、窦停、窦房阻滞的基础上，反复发生阵发性房速、交界性心动过速、房扑或房颤。

②动态心电图：24h 总心搏数＜80 000 次；24h 平均窦性心率＜55 次/min；最高窦性心率＜90 次/min；频发窦性停搏或窦房阻滞；阵发性房扑或房颤终止后有＞2.0s 的窦性停搏，复律后为显著性窦性心动过缓等。此外，若较长时间的窦性停搏后无交界性逸搏与交界性逸搏心律发生，或交界性逸搏周期＞2.0s，交界性逸搏心律的频率＜35 次/min 应考虑窦房结与房室结双结病变。

③运动试验或阿托品试验最高窦性心率＜90 次/min。

④固有心率测定≤80 次/min，可诊断病窦综合征。

⑤经食管心房调搏：若窦房结恢复时间＞2 000ms，校正窦房结恢复时间＞800ms，窦房结传导时间＞150ms，支持病窦综合征诊断，但阴性不能排除诊断。

3. 诊断　病窦综合征根据临床表现和辅助检查确诊。

4. 治疗

(1)一般治疗：停用非必需的可能减慢心率的药物。当出现显著的心、脑供血不足等症状且无法立即起搏治疗时应卧床、吸氧以及持续心电监测。

（2）药物治疗

①对因治疗：针对病因或诱因纠正电解质紊乱、改善心肌供血、停用相关药物等。

②提高心率的药物治疗：药物不良反应明显且缺乏长期治疗作用，仅为暂时性应急处理，为起搏治疗争取时间。常用的药物有异丙肾上腺素、阿托品、氨茶碱、麻黄碱、山莨菪碱（654-2）、沙丁胺醇。当使用异丙肾上腺素时，维持心室率在 50～60 次/min，不宜太快，心率过快可能引起心肌缺血或恶性室性心律失常。

（3）心脏起搏治疗

①永久起搏器的置入适应证：有相关症状的心动过缓或必须使用某些药物，而药物又可引起或加重心动过缓并引起症状者；有相关症状的窦房结时功能不全；心率＜40 次/min，且症状可能与之有关；不明原因晕厥，合并明显窦房结功能不全症状或电生理检查发现有窦房结功能不全者。

②临时起搏器的安装指征：原因可逆性或诱因近期内可能治愈，患者有严重症状的心动过缓，甚至阿-斯综合征发作，但估计心律失常短期内可能得到控制，如急性下壁心肌梗死、急性心肌炎或药物中毒等，或者病情危重不能马上耐受安置永久起搏器者。

（4）合并快速心律失常的处理：慢快综合征者间歇发作阵发性室上速、房颤和房扑时，可在严密监护下小剂量静脉滴注抗心律失常药物，一旦心室率减慢到正常范围，应立即停止给药。不宜用奎尼丁、普鲁卡因胺、维拉帕米等抑制心脏传导性的药物。如果并发房性快速心律失常时，一般仍可慎重选用毛花苷 C、地高辛或胺碘酮。若为阵发性室上速和房扑，应首选经食管心房调搏终止。禁用同步直流电复律。严重、反复发作的病例，应先行置入人工心脏起搏器后给予抗心律失常药物。

（5）出现阿-斯综合征或猝死时，应立即心肺复苏，同时尽快给予药物或起搏治疗。

（三）房室传导阻滞（房室阻滞）

房室阻滞是指由于房室交界区或房室束支传导系统某个部位（有时两个以上部位）发生传导障碍，激动自心房向心室传导的过程中出现延缓或中断。

1. 病因 心肌炎、心肌缺血、心肌梗死、传导系统或心肌退行性变或纤维化、手术损伤或先天性心脏传导系统缺损均可引起。迷走神经功能亢进、药物因素、电解质紊乱（如高血钾）、缺氧及甲状腺功能异常等可能导致功能性阻滞。

2. 临床表现

（1）症状：随阻滞程度加重而加重。可有心脏停搏、心悸、头晕、乏力、活动后气促，严重时黑矇、晕厥、抽搐（阿-斯综合征）、甚至猝死。

（2）体格检查：①一度房室阻滞时，听诊心律规则，心尖部第一心音减弱，压迫颈动脉窦时，房室阻滞加重为二度房室阻滞时可发现心音脱漏。②二度Ⅰ型房室阻滞时，听诊心律不规则，有心音脱漏，第一心音强弱呈周期性变化。③二度Ⅱ型房室阻滞时，听诊心率缓慢，节律不规则，有心音及脉搏的同时脱漏。第一心音强弱一致，长间歇中可听到微弱低钝的心房音。颈静脉搏动规则且多于心音。④三度房室阻滞时，听诊心率缓慢且节律规整，第一心音强弱不等，可听到"大炮音"及第四心音。颈静脉搏动多于心室率，两者之间无一定的比例关系。当心房与心室同时收缩产生"大炮音"时，颈静脉搏动可见巨大 a 波。

（3）心电图：①一度房室阻滞：窦性心律规则时，每个 P 波均能下传到心室，但 P-R 间期＞0.20s；②二度Ⅰ型房室阻滞（文氏型）：P-R 间期逐渐延长，直至一个 P 波下传受阻、心室脱漏，上述表现周而复始;③二度Ⅱ型房室阻滞(莫氏Ⅱ型):P-R间期固定(正常或延长),间断有P波下传受阻及心室脱漏;④三度房室阻滞:P波与QRS波无关,窦律或房速P间期规则,R-R间期基本规则,但心房率>心室率,如阻滞在房室结,其QRS波正常,若阻滞在希氏束远端,则QRS波增宽。心房扑动或心房颤动时,R-R间期规则,房波与QRS波无关。

3. 诊断   确诊根据心电图及动态心电图。

4. 治疗   治疗取决于病因(是否能消除)、病程(急性还是慢性)、阻滞程度及伴随症状。无症状的一度及二度Ⅰ型房室阻滞一般不需处理。但若下传的QRS波宽大,不能除外双束支阻滞时,应加强观察,定期随访。

(1)一般治疗:纠正电解质紊乱、改善心肌供血、停用抑制房室传导的药物(如洋地黄和其他抗心律失常药物等)。当出现显著的心、脑供血不足等症状且无法立即起搏治疗时,应卧床、吸氧以及持续心电监测。

(2)药物治疗:①对因治疗。对急性心肌炎、风湿热、急性心肌梗死及手术(包括消融术)损伤等原因引起的房室阻滞,应给予肾上腺皮质激素消除心肌的炎症水肿。②改善传导。用异丙肾上腺素、阿托品、沙丁胺醇、麻黄碱等。

(3)心脏起搏治疗:①预计无法恢复的慢性三度或二度Ⅱ型房室阻滞及慢性症状性二度Ⅰ型房室阻滞者置入永久心脏起搏器,有症状且P-R间期较长(>300ms)的一度房室阻滞者可考虑置入永久心脏起搏器;②如急性传导系统损伤,预测经治疗后房室传导可恢复的二度Ⅱ型和三度房室阻滞时,心室率<50次/min而QRS波正常者可应用提高心率药物;心室率<40/min且QRS波宽大畸形者,应考虑置入临时心脏起搏器。若临时起搏治疗14d后仍未恢复者,则需考虑安置永久心脏起搏器。

(4)当出现阿-斯综合征或猝死时,应立即进行心肺复苏,同时尽快给予药物或起搏治疗。

(四)室内传导阻滞(室内阻滞)

阻滞发生在希氏束以下传导系统称为室内阻滞。阻滞可发生在一个束支(右束支或左束支),或一个分支(左前分支或左后分支),也可同时发生在两个分支或三个分支。

1. 病因   常见病因有心肌炎、心肌病、冠心病、束支纤维非特异性纤维病变(Lenegre病和Lev病)、高血压、主动脉瓣病变、手术损伤、先天性心脏病等。

2. 临床表现

(1)症状:可无临床症状,部分双分支或三分支阻滞患者可发展为完全性房室阻滞时,有心悸、头晕、黑矇、晕厥,甚至阿-斯综合征。

(2)体格检查:①完全性右束支阻滞时,第一心音和第二心音同时分裂,可闻及四音律;②完全性左束支阻滞时,第一心音减弱、第二心音的反常分裂;③双分支或三分支阻滞导致二度阻滞时可有心跳的脱漏,而导致三度房室阻滞时可出现相应体征。

(3)心电图:①右束支阻滞(完全性和不完全性阻滞);②左束支阻滞(完全性和不完全性阻滞);③左前分支阻滞;④左后分支阻滞;⑤双分支阻滞:完全性右束支阻滞合并左前或左后分支阻滞,或单纯的完全性左束支阻滞;⑥三分支阻滞:指三个分支的传导同时受损或在不同时间交替出现阻滞,也可指双分支阻滞合并P-R间期延长。

3. 诊断   室内阻滞的诊断主要依据心电图和动态心电图。

4. 治疗

(1)病因治疗:针对基础疾病如冠心病、高血压及心肌炎进行治疗。

(2)对于室内传导阻滞本身无特殊治疗,但应严格定期随访。当病情发展到一定程度时应用起搏治疗防止出现高度或完全性房室阻滞。心室率过缓时可静脉滴注异丙肾上腺素,维持心室率 50~60 次/min,不宜太快(心率过快可能引起心肌缺血或室性心律失常),这是等待心脏起搏器置入的应急治疗。

(3)心脏起搏治疗:慢性双分支和三分支阻滞患者若出现间歇性三度房室阻滞、二度Ⅱ型房室阻滞或交替性束支阻滞者以及电生理检查发现 HV 间期显著延长(≥100ms)或快速心房刺激诱发希氏束远端阻滞者,需置入永久性心脏起搏器。

要点提示

1.缓慢性心律失常包括窦性心动过缓、窦性停搏、窦房阻滞、房室阻滞(一、二、三度)及室内阻滞。

2.治疗要结合临床症状、病因、诱因,首先要治疗基础疾病和消除诱因。

3.对于无症状的窦缓、一度和二度Ⅰ型房室阻滞、室内阻滞患者,可不治疗,但应密切观察病情发展情况,避免发生阿-斯综合征。

4.心动过缓时,心室率低于 40 次/min,影响心排血量,应给予异丙肾上腺素、阿托品、沙丁胺醇等药物治疗。其中,静脉滴注异丙肾上腺素时,心室率应维持在 50~60 次/min,不宜太快(心率过快可能引起心肌缺血或室性心律失常),这是等待心脏起搏器置入的应急治疗。

5.对符合起搏器置入适应证者,应及时转上级医院治疗。

(王立群　刘元生)

145

第 **9** 章

心力衰竭

心力衰竭(Heart Failure,HF)简称心衰,是由心脏结构或功能异常导致的一组复杂的临床综合征,使心室充盈和射血能力受损。其发病率和病死率高,一旦发生预后差,年病死率为35%～45%,5年存活率与恶性肿瘤相仿。

【心力衰竭的主要分类】

心衰分类标准不一,常用的有以下几种分类法:

1. 根据发病速度　分为急性和慢性心力衰竭。

2. 根据心脏的受损部位　分为左心衰竭、右心衰竭和全心衰竭。

3. 根据收缩抑或舒张功能受损　分为收缩功能不全性心衰和舒张功能不全性心衰。

4. 根据心排血量　分为高排血量心衰和低排血量心衰。

第一节　急性心力衰竭

我国2010年心衰指南将急性心衰分为:急性左心衰竭和急性右心衰竭。临床上急性左心衰竭较为常见。

一、急性左心衰竭

急性左心衰竭是指由于急性心脏病变引起左心射血功能急速下降或左心负荷突然加重,使肺循环压力急剧升高而出现的以急性肺水肿为特征的一种临床病理生理综合征。

【病因及诱因】

左心收缩乏力或左心负荷急剧增加均可造成急性左心衰竭。

常见的病因有:高龄、急性前壁心肌梗死(包括由此引发的乳头肌断裂)、高血压、心肌病、心肌炎、心脏瓣膜病、先天性心脏病、高动力性心脏病(如甲状腺功能亢进、贫血等)、其他(大量心包积液和心脏压塞、严重肺动脉高压或合并急性肺栓塞等)。

诱发因素在急性左心衰竭发生中起重要作用。常见的诱发因素有:肺部感染、电解质紊乱、快速性心律失常(如快速房颤)、快速大量补液(尤其是大量输入胶体液)、过度劳累以及心脏负荷突然增加(如排便用力、情绪激动、妊娠与分娩)等。

【临床表现】

1. 症状

(1)呼吸困难:常突发严重呼吸困难,表现为喘憋及端坐呼吸。

(2)夜间阵发性呼吸困难:常于入睡 1~2h 或以后突然惊醒,感胸闷气急。

(3)急性肺水肿:是急性左心衰竭最严重的表现。患者有濒死感、频繁咳嗽、咳痰、喘憋,严重时出现大量泡沫样稀薄痰或粉红色泡沫痰。

(4)其他:烦躁、发绀、大汗,伴有周围血管收缩呈四肢苍白、厥冷等交感神经兴奋表现。

2. 体征

(1)心率增快是心衰的早期征象,在除外感染、高热、重度贫血、甲状腺功能亢进症等可导致心率增快的因素外,若患者突然心率增快,需除外急性左心衰或肺动脉栓塞的可能。

(2)肺部听诊两肺可闻及大量湿性啰音和(或)哮鸣音。

(3)心脏听诊心尖部有舒张期奔马律、P_2 亢进。

(4)同时存在原发疾病的体征。

【实验室检查及辅助检查】

1. 动脉血气分析　左心衰竭引起不同程度的呼吸功能障碍,表现为低氧血症,而且病情越重,PO_2 越低;PCO_2 亦可中度降低,系 PO_2 降低后引起的过度换气所致。此外,严重的急性左心衰竭还可并发代谢性酸中毒,表现为 pH 降低、BE 负值增大。

2. 血浆 B 型利钠肽(BNP)　BNP 是在心室室壁张力增加和容量负荷过重时由心室释放的激素,目前 BNP 可作为诊断或排除左心衰竭公认的一项指标。因呼吸困难来急诊的患者当 BNP<100ng/L 时,可不考虑心力衰竭;BNP> 400ng/L 则高度提示心力衰竭。

3. 心电图　心电图可提供包括心率、心律、传导以及某些病因依据,还可检测出心肌肥厚、心房或心室扩大、束支传导阻滞、心律失常的类型及其严重程度。

4. X 线胸片　早期无明显临床症状时主要为间质性肺水肿,X 线征象出现肺纹理增多、变粗,肺门阴影增大,Kerley B 线等。急性左心衰竭严重时出现肺泡性肺水肿,表现为两侧肺门向肺野呈放射状分布的蝶状大片云雾状阴影;当重度肺水肿时可见大片绒毛状阴影,常涉及肺野面积的 1/2 以上。同时注意有无胸腔积液(肋膈角变钝)。

5. 超声心动图　可评估心脏局部和整体功能的改变,对心包积液、心腔扩大、心肌肥厚、瓣膜狭窄、乳头肌断裂、心肌节段性功能异常等均有较高的敏感性。除此可测定左室射血分数(LVEF)、监测急性心衰时的心脏收缩/舒张功能状态。另外,超声多普勒成像可间接测量肺动脉压、左右心室充盈压等。

【急性心力衰竭的心功能分级】

急性心力衰竭的 Killip 分级主要适用于急性心肌梗死的心衰(泵衰竭),可根据临床和血流动力学状态来分级(表9-1)。

表 9-1　急性心力衰竭的 Killip 分级

分级	严重程度	临床征象	病死率(%)
Ⅰ级	无心衰	肺毛细血管楔压(PCWP)可升高	0~5
Ⅱ级	轻至中度心衰	肺啰音范围小于两肺野的 50%,X 线表现为肺淤血,并可出现心律失常	10~20
Ⅲ级	重度心衰	肺啰音范围大于两肺的 50%,X 线表现为急性肺水肿	35~40
Ⅳ级	心源性休克	尿量<20ml/h,皮肤湿冷,呼吸加速,脉率>100 次/min	85~95

【诊断与鉴别诊断】

急性左心衰竭的诊断主要根据病史、典型症状和体征、辅助检查等来明确诊断。但在临床上应注意与其他原因引起的呼吸困难、晕厥、休克和肺水肿相鉴别。

【治疗】

急性左心衰竭的治疗原则包括改善组织供氧、减少静脉回流、镇静并减轻焦虑、治疗原发病和诱发因素。一旦明确诊断后,必须短时间内给予患者紧急处理及药物治疗。

1. 体位 取坐位或半卧位、双腿下垂位,以减少静脉回流,减轻心脏负荷。

2. 改善氧供、减轻心肌缺血

(1)吸氧:高流量鼻导管吸入氧气(4～8L/min),同时可在湿化瓶内放入20％～40％的乙醇或有机硅消泡剂,以降低泡沫表面张力,改善肺泡通气。

(2)机械通气:常规高流量吸氧(8～10L/min)2h后血氧仍不能改善(如动脉氧分压不能维持在60mmHg以上时),可考虑机械通气,以保证动脉血氧饱和度>94％。

3. 吗啡 吗啡具有良好的镇静、抗焦虑、镇痛及减轻肺水肿等作用。用法:3mg吗啡(通常是用一支10mg吗啡加入9ml生理盐水内,配成10ml共10mg吗啡,静脉注射3ml即为3mg)静脉缓慢注射,3min内推完,必要时5min后重复1次。

4. 利尿药

(1)呋塞米或托拉塞米:快速利尿并有扩张静脉作用,可降低循环血容量,改善氧供。用法:呋塞米20～40mg静脉注射,必要时增加剂量重复给药直到出现利尿作用。当呋塞米用量超过80mg而利尿效果仍不佳时,应以5～40mg/h的速度持续静脉滴注或改用托拉塞米5～10mg静脉注射。

(2)布美他尼:为呋塞米的衍生物,临床主要作为呋塞米的代用品,除具有提高肾血流量和肾小球滤过率的作用外,对呋塞米无效的病例仍可能有效。

5. 血管扩张药

(1)硝酸甘油或硝普钠:可选用硝酸甘油静脉滴注或硝普钠静脉泵入。硝普钠可有效降低心脏收缩期室壁张力和肺毛细血管楔压,对心力衰竭而血压正常的患者有较好的疗效(具体用法见本章内关于硝普钠部分)。

(2)重组人脑利钠肽:静脉注射重组人脑利钠肽,能改善心衰症状,且耐受性好,其比硝酸甘油、多巴酚丁胺、米力农等有更好的疗效。

6. 氨茶碱 对解除支气管痉挛有效,当心源性哮喘和支气管哮喘不易鉴别时可应用氨茶碱0.5g加入5％葡萄糖溶液250ml中静脉滴注。

7. 正性肌力药

(1)洋地黄类正性肌力药物:适用于有房颤伴快速心室率或已知有心脏增大伴左心室收缩功能不全者。可给予毛花苷C(西地兰)0.4mg加入5％葡萄糖溶液20ml中缓慢静脉注射,必要时2～4h再给予0.2～0.4mg重复缓慢静脉注射1次。对于急性心肌梗死患者最初24h内尽量不用洋地黄制剂。而对重度二尖瓣狭窄伴有窦性心律的急性肺水肿患者忌用洋地黄。

(2)多巴胺:适用于急性心力衰竭伴低血压者,可增加肾血流量。

8. 胺碘酮 快速房性心律失常伴左心衰竭者在使用洋地黄无效时,可用胺碘酮治疗。用法:150mg加5％葡萄糖溶液10～20ml,缓慢静脉推注(一般10min内静脉注射完毕),如效果不佳,间隔15～30min再重复上述剂量1次,继之以0.4～1.5mg/min维持静脉滴注。

9. 地塞米松　此药可以减轻毛细血管通透性,改善心肌代谢,并可解除支气管痉挛、降低周围血管阻力,可静脉注射 10～20mg。

10. 心衰症状缓解后积极治疗原发病。

要点提示

急性左心衰是以急性肺水肿为病理特征的临床症候群,主要出现严重喘憋与端坐呼吸等临床症状。

常见诱因:肺部感染、快速房颤、心肌梗死(大面积前壁梗死多见)、补液速度过快或过量;

典型体征:双肺底大量湿啰音或哮鸣音,可闻及第三心音(S_3);X 线胸片表现为两侧肺野呈放射状分布的蝶状大片云雾状阴影;

重要检查:尽快检查心电图、心肌酶、肌钙蛋白、BNP、血气分析、D-二聚体、X 线胸片和心脏超声;

处理要点:以持续吸氧、静脉注射吗啡、利尿药、硝普钠持续静脉滴注以及毛花苷 C 静脉注射等综合性治疗,同时治疗病因和诱因,如肺部感染、心房颤动等。

转院:如果病因是急性心肌梗死,则立即给予阿司匹林及氯吡格雷口服,开放静脉通道,持续静脉滴注硝酸甘油,尽快转上级医院进一步治疗,关于紧急处理原则详见第 6 章。

二、急性右心衰竭

急性右心衰竭是指右心在短时间内发生急性功能障碍,同时其代偿功能不能满足实际需要而导致的以急性右心排血量减低和体循环淤血为主要表现的临床综合征。急性右心衰竭多见于右心室梗死、急性大块肺栓塞和右侧心瓣膜病。临床相对少见。

【临床表现】

1. 症状　胃肠道症状,如食欲减退、腹胀、恶心、呕吐、便秘及上腹疼痛等;此外,突发呼吸困难,可伴不同程度的发绀;双下肢水肿;神经系统症状如神经过敏、失眠、嗜睡等。

2. 体征　心脏相对浊音界向左侧扩大,三尖瓣听诊区闻及收缩期杂音、肺动脉瓣区第二心音增强及分裂,心前区奔马律;若继发于左心衰竭,可全心扩大。心脏外体征可见颈静脉怒张、肝肿大有压痛、双下肢水肿、胸腹腔积液。

【实验室检查及辅助检查】

1. 实验室检查　无明显特异性。因长期缺氧可出现红细胞、血红蛋白升高;血清谷丙转氨酶及胆红素常升高;急性肺栓塞时 D-二聚体可明显升高。

2. 心电图　多表现为右房、右室增大或肥厚。

3. X 线胸片　可因不同的基础病因而出现相应的特征性 X 线征象。肺动脉高压时可出现肺动脉段突出(>3mm)、右下肺动脉横径增宽(>15mm)及"残根征"。而肺栓塞早期可出现肺下叶卵圆形或三角形浸润阴影。

4. 超声心动图　主要表现为右心室收缩和舒张功能障碍、右心室壁增厚及运动异常、右心室增大,右心排血量减少等。

【诊断与鉴别诊断】

急性右心衰竭可根据病史、临床表现如突发的呼吸困难、低血压、颈静脉怒张等,结合心电图和超声心动图检查,能作出诊断。但临床上应注意与急性心肌梗死、肺不张、急性呼吸窘迫综合征、主动脉夹层、心脏压塞、心包缩窄等疾病相鉴别。

【治疗】

右心衰竭的治疗主要应用利尿药,以减轻水肿,但要防止过度利尿造成心排血量减少。此外,由于引起的急性右心衰竭的原因不同,治疗时需有一定的针对性。

1. 右心室梗死伴急性右心衰竭

(1)扩容治疗:当出现心源性休克时,在检测中心静脉压的基础上首要治疗是大量补液,可应用低分子右旋糖酐或生理盐水 20ml/min 静脉滴注,直至 PCWP 上升至 15~18mmHg,血压回升和低灌注症状改善。24h 内输液量在 3 500~5 000ml。对于充分扩容而血压仍低者,可给予多巴胺或多巴酚丁胺。如在补液过程中出现左心衰竭,应立即停止补液。

(2)如右心室梗死同时合并广泛左心室梗死时,则不宜盲目扩容,防止造成急性肺水肿。如存在严重左心室功能障碍和 PCWP 升高,不宜使用硝普钠,应考虑主动脉内球囊反搏(IABP)治疗。

(3)禁用利尿药、吗啡和硝酸甘油等血管扩张药,以避免进一步降低右心室充盈压。

2. 急性大块肺栓塞所致急性右心衰竭

(1)镇痛:吗啡 3~5mg 静脉注射。

(2)吸氧:鼻导管或面罩给氧 6~8L/min。

(3)溶栓治疗:常用尿激酶或人重组组织型纤溶酶原激活剂(rt-PA)。停药后应继续肝素治疗。用药期间要监测凝血酶原时间,使之延长至正常对照的 1.5~2.0 倍。应持续滴注 5~7d,停药后改用华法林口服数月。

(4)经内科治疗无效的危重患者(如血压下降甚至休克),若经肺动脉造影证实为肺总动脉或其较大分支内栓塞,可做介入治疗,必要时可在体外循环下紧急早期切开肺动脉摘除栓子。

3. 右侧心瓣膜病所致急性右心衰竭 给予相应的急症处理后可考虑在心力衰竭症状改善后进一步外科手术治疗。

> **要点提示**
>
> 急性右心衰以急性右心充盈减少/排血量减低和体静脉淤血为主要病理特征,其临床表现主要有胃肠道症状、呼吸困难伴有不同程度的发绀、双下肢水肿等。
>
> 常见病因:急性右室梗死、大面积肺栓塞和右室心肌病等。
>
> 典型体征:心脏听诊可闻及三尖瓣听诊区收缩期杂音、肺动脉瓣区第二心音增强及分裂、心前区奔马律;X 线胸片提示肺动脉段突出(>3mm)、右下肺动脉横径增宽(>15mm)。
>
> 处理要点:针对不同病因进行综合治疗。因右心室梗死所致的急性右心衰,治疗以扩容为主,每日输液量可达 3 500~5 000ml,慎用利尿药和硝酸甘油等血管扩张药,因为可能无益而有害;而肺动脉栓塞所致的急性右心衰竭,治疗以抗凝和溶栓治疗为主。
>
> 转院:经内科治疗无效者可转入上级医院进行肺动脉取栓手术治疗。

第二节　慢性心力衰竭

一、流行病学

慢性心力衰竭(chronic heart failure,CHF)是各种心脏疾病的终末阶段。我国心力衰竭的患病率为 0.9%,现有患者约 400 万,心力衰竭住院率占同期心血管病的 20%,但病死率却高,约占 40%。

二、病因、诱因及危险因素

(一)病因
引起心力衰竭的病因主要有冠状动脉疾病、高血压、瓣膜病、重症心肌炎等。

(二)诱因
诱发心力衰竭的常见因素主要包括:感染、水钠潴留、不稳定型心绞痛和(或)心肌梗死、高血压、心律失常、应激、甲状腺功能亢进、贫血等。其中我国老年人心力衰竭诱因中感染占首位,且多为呼吸道感染。

2009 年,ACCF/AHA《成人慢性心力衰竭诊疗指南》阐述了对于心衰住院患者诱发心力衰竭的因素主要有:药物、限钠和(或)限制液体量的依从性不良、急性心肌缺血、高血压未控制、房颤及其他心律失常等。

(三)危险因素
2008 年 ACC/AHA《心力衰竭预防共识》首次系统提出了慢性心衰的危险因素,主要包括:高龄、男性、高血压合并左心室肥厚、冠心病(心肌梗死)和糖尿病、瓣膜病、肥胖。

三、临床表现

(一)左心衰竭
左心衰竭主要以肺淤血及心排血量降低表现为主。

1. 症状

(1)不同程度的呼吸困难:①劳力性呼吸困难;②端坐呼吸;③夜间阵发性呼吸困难,重者可有哮鸣音,称之为"心源性哮喘";④急性肺水肿:是左心衰竭呼吸困难最严重的形式。

(2)咳嗽、咳白色浆液性泡沫状痰。

(3)乏力、疲倦、头晕、心慌。

(4)左心衰竭的早期可出现夜尿增多,严重时出现少尿。

2. 体征

(1)一般体征:严重时出现发绀、黄疸、颧部潮红、脉压减小、动脉收缩压下降、心率增快。

(2)心脏体征:一般以左心室增大为主。心脏听诊可闻及收缩期杂音(左心室扩大引起相对性二尖瓣关闭不全),舒张早期奔马律、P_2亢进、交替脉。

(3)肺部体征:阵发性呼吸困难者两肺有较多湿啰音,并可闻及哮鸣音及干啰音。约 1/4 的左心衰竭患者发生胸腔积液,表现为相应区域呼吸音减弱或消失。

(二)右心衰竭
右心衰竭主要以体静脉淤血表现为主。

1.症状

(1)胃肠道症状:腹胀、食欲减退、恶心、呕吐。

(2)呼吸困难:单纯右心衰竭时气喘较左心衰竭轻,当合并左心衰竭或二尖瓣狭窄时,因肺淤血减轻,故呼吸困难较左心衰竭时减轻。

(3)肾脏症状:白天尿少,夜尿增多。可有少量蛋白尿,血尿素氮可升高。

2.体征

(1)心脏体征:听诊可闻及右室舒张期奔马律。右心室显著扩大即可引起相对性三尖瓣关闭不全,在三尖瓣听诊区可闻及收缩期吹风样杂音。

(2)肝大:肝因淤血肿大时常伴压痛,持续慢性右心衰竭可致心源性肝硬化。

(3)肝颈静脉回流征阳性。

(4)水肿:最早出现于身体的最低垂部位(如背部、下肢、阴囊等),常为对称性、可压陷性水肿。胸腔积液多见于同时有左、右心衰竭时,以双侧多见;单侧则以右侧多见,可能与右膈下肝淤血有关。

四、辅助检查

(一)实验室检查

1.B型利钠肽 B型利钠肽(BNP)及其N末端前体(NT-proBNP)均属于心肌应激标记物。血浆BNP可用于鉴别心源性和肺源性呼吸困难(见急性左心衰竭),当BNP>400ng/L时有意义。NT-proBNP比BNP半衰期更长、更稳定,当NT-proBNP<300ng/L时可排除心衰。NT-proBNP >1 200ng/L诊断心衰的敏感性和特异性分别为85%和88%。

2.心肌坏死标记物 慢性心衰可出现低水平肌钙蛋白cTn升高;严重有症状心衰存在心肌细胞坏死、肌原纤维崩解,血清中cTn水平可持续升高。

3.血气分析 因呼吸困难出现低氧血症伴呼吸性碱中毒,少数伴呼吸性酸中毒。血PO_2多降低,PCO_2多正常,严重时可出现代谢性酸中毒。

4.心导管检查 右心衰竭时中心静脉压增高(>$10cmH_2O$)。

(二)心电图

心力衰竭时心电图无特异性表现,但合并其他疾病时可出现相应的心电图特征。例如,陈旧性心肌梗死时可出现异常Q波。

(三)胸部X线

胸部X线可通过心影扩大及外形改变间接反映心脏功能状态。左心衰竭时影像学可表现为肺淤血、间质性肺水肿(Kerly B线、叶间裂积液)和肺泡性肺水肿;右心衰竭时可出现肺动脉高压征象;慢性心衰时可出现上、下腔静脉影增宽及胸腔积液。

(四)超声心动图

2009年,ACC/AHA指南指出,任何怀疑或诊断为心衰的患者都必须接受至少一次全面的超声心动图评价(见急性左心衰竭)。

五、诊断与鉴别诊断

(一)诊断与鉴别诊断

慢性心力衰竭的诊断主要依据典型的临床症状、体征、结合心电图及X线胸片、超声心动图等检查结果。左心衰竭应与肺部疾病及支气管哮喘等有呼吸困难症状的疾病相鉴别；右心衰竭需与出现肝大、水肿、胸腹腔积液的疾病相鉴别，如心包积液、缩窄性心包炎等。

(二)心力衰竭的分级及分期

1928 年提出的心功能 NYHA 分级是按诱发心力衰竭症状的活动程度将心功能的受损状况分为四级(表 9-2)，这种分级方案的优点是简便易行，但其缺点是仅凭患者的主观陈述，有时症状与客观检查有很大差距，同时患者个体之间的差异也较大。2009 年 ACCF/AHA 成年人慢性心力衰竭诊断治疗指南发表了心力衰竭新的分期方法，强调了心力衰竭的发生与进展。该指南在沿用 NYHA 分级的基础上将心衰的发展分为 A、B、C、D 四个阶段：即基础病变阶段、心脏病变阶段、心力衰竭症状发生阶段、难治性心力衰竭阶段。近来，根据美国的卡维地洛研究设定的标准，应用 6min 步行试验评价心功能分级，此方法安全、简便、易行，避免了患者主观陈述，而且在临床应用广泛，6min 步行距离小于 150m 为度心力衰竭；150～450m 为中度心力衰竭；大于 450m 为轻度心衰。6min 步行距离小于 300m，提示预后不良。

表 9-2　心功能 NYHA 分级

以结构异常分期(ACC/AHA)		以心功能分级(NYHA)	
A 期	处于发展为心力衰竭的高危状态，无明显结构或功能异常且无症状和体征	Ⅰ级	体力活动不受限，日常活动不引起心悸、乏力或呼吸困难
B 期	患有存在与心力衰竭发生密切相关的器质性心脏病，但无心力衰竭症状或体征	Ⅱ级	体力活动轻度受限，日常活动引起心悸、乏力或呼吸困难
C 期	出现与基础心脏疾病相关的症状性心力衰竭	Ⅲ级	体力活动显著受限，低于日常活动的体力活动即引起症状
D 期	器质性心脏病晚期，出现显著心力衰竭症状尽管接受密切治疗仍有显著心力衰竭症状	Ⅳ级	不能从事任何体力活动，休息时有症状

六、治　疗

大量的临床研究表明，纠正心力衰竭时的血流动力学异常、缓解症状的短期治疗并不能改善患者长期预后和降低病死率。而慢性心力衰竭的现代治疗观念是以减轻心脏负荷和降低交感神经内分泌激活而导致的心肌损害为主，利尿药是慢性心力衰竭治疗的基石，血管扩张药是治疗慢性心衰的重要手段，且长期应用最大耐受量的 β 受体阻滞剂和 ACEI 可以改善心力衰竭症状，降低病死率。除此，应用洋地黄的首选指征是心力衰竭合并快速心房颤动的患者。因此，必须采取综合治疗措施，包括病因治疗、一般治疗及药物治疗。根据 2009 年 ACCF/AHA 心衰指南中，心力衰竭进展的 4 个阶段，针对每一阶段的特殊治疗可降低心力衰竭的发病率和病死率。

(一)病因治疗

对高血压病、冠心病、糖尿病、瓣膜病等病因的积极治疗是防治心力衰竭的关键。

(二)一般治疗

1. 去除诱因　对于引起或加重心力衰竭的特殊事件，特别是感染应予重视。其次肺梗死、心律失常特别是房颤合并快速心室率、电解质紊乱和酸碱失衡、贫血、肾损害等均可引起心力衰竭恶化,应及时处理或纠正。

2. 监测体重 每日测定体重以早期发现液体潴留。心力衰竭患者如在 3d 内体重突然增加 2kg 以上,应考虑已有钠水潴留,需适时调整利尿药用量。

3. 控制水、盐摄入 轻度心力衰竭患者应控制摄盐量在 2~3g/d,中至重度心力衰竭患者应<2g/d。

4. 休息和适度运动 在不引起症状的情况下多做运动以预防深部静脉血栓形成,心力衰竭加重时需卧床休息。

(三)药物治疗

常规治疗包括利尿药、血管紧张素转化酶抑制剂 ACEI(或血管紧张素受体拮抗剂 ARB)和 β 受体阻滞剂(注意在无水钠潴留情况下使用,逐渐增加剂量,不能突然停药)。此外,应用地高辛可进一步改善症状、控制心率等。醛固酮受体拮抗剂则可应用于重度心力衰竭患者。

1. 利尿药 心力衰竭治疗中最常用,而且是最基本的药物。

(1)适应证:所有心力衰竭患者如有液体储留的证据或原先有过液体储留者,均应给予利尿药。

(2)注意事项

①原则上应长期维持使用,待心力衰竭症状缓解时以最小剂量无限期使用。

②利尿药的品种选择、剂量选择应予个体化治疗,从小剂量开始,逐渐加量,并监测体重以平均每日减轻 0.5~1.0kg 为宜。

③利尿药应联用其他抗心衰的药物,如 ACEI 类(但因其有较强的保钾作用,联用时应予注意)。

(3)利尿药抵抗的对策:①静脉用药;②联合用药;③短期并用多巴胺、多巴酚丁胺。

(4)不良反应:①电解质紊乱最常见(高血钾或低血钾、低血镁以及低氯性碱中毒);②神经内分泌系统的激活;③过度利尿导致低血压、损伤肾功能。

2. 血管紧张素转化酶抑制剂(ACEI) ACEI 能缓解慢性心力衰竭的症状,降低患者病死率和改善预后,可预防或延缓临床心力衰竭的发生。

(1)适应证:适用于所有左室收缩功能不良伴 LVEF 下降的心力衰竭患者,除非存在禁忌证或不能耐受。

(2)药物的种类及使用方法(表 9-3)。

表 9-3 常用 ACEI 的用量及用法

药物	起始时每日剂量(mg)		最大剂量(mg)	
卡托普利(开博通)	6.25	每日三次	50	每日三次
依那普利(怡那林)	2.5	每日二次	10~20	每日二次
培哚普利(雅施达)	2	每日一次	8~16	每日一次
雷米普利(瑞泰、瑞素坦)	2.5	每日一次	10	每日一次
苯那普利(洛汀新)	2.5	每日一次	5~10	每日二次
福辛普利(蒙诺)	5~10	每日一次	40	每日一次

（3）注意事项

①从小剂量开始，如患者能耐受且无不良反应，可隔周加倍剂量；

②达到目标剂量或最大耐受剂量后应长期使用，如不能耐受可略减量维持，不宜轻易停药，避免病情恶化；

③长期服用时剂量需个体化。

（4）不良反应：有低血压、咳嗽、蛋白尿、高血钾症、肾损害、贫血、血管神经性水肿、急性痛风、粒细胞减少等，其中以低血压和咳嗽最常见。

（5）禁忌证：①有血管神经性水肿病史；②无尿性肾衰竭；③妊娠妇女。

以下情况慎用：①双侧肾动脉狭窄；②血肌酐水平显著升高（＞3mg/dl）；③高钾血症（＞5.5mmol/dl）；④低收缩压（＜80mmHg）。

3. β 受体阻滞剂　长期应用此药可改善心力衰竭症状，提高患者的生活质量，降低病死率和住院率。

（1）适应证：①各期收缩性心力衰竭；②心功能Ⅱ～Ⅲ级（NYHA 分级）；③左心室射血分数（LVEF）＜35%～40%，病情相对稳定者。

（2）药物的种类及使用方法（表 9-4）。

表 9-4　常用 β 受体阻滞剂的用量及用法

药　物	起始每日剂量(mg)		最大剂量(mg)	
琥珀酸美托洛尔	12.5～25	每日一次	200	每日一次
比索洛尔	1.25	每日一次	10	每日一次
卡维地洛	3.125	每日二次	25	每日二次

（3）注意事项

①必须从很小剂量开始，每 2～4 周剂量加倍，达最大耐受量或目标剂量后长期维持。

②起始治疗可引起体液潴留，应每天监测体重，当体重增加时应加大利尿药的剂量，直到体重恢复到治疗前水平。

③β 受体阻滞剂的临床反应通常延迟，症状改善常在治疗 2～3 个月或以后出现；即使症状不改善，亦能防止疾病的进展，要坚持用药。

④个体化治疗，以达到最大耐受量，要求清醒静息状态下心率不宜＜55 次/min。

⑤一般不用于抢救急性心力衰竭患者，包括难治性心力衰竭需静脉给药者。

（4）不良反应：①低血压；②液体潴留和心衰恶化；③心动过缓和房室阻滞；④疲劳、乏力。

（5）禁忌证：①支气管痉挛性疾病；②窦性心动过缓；③二度及以上房室阻滞（已安装起搏器者除外）；④有明显液体潴留，需大量利尿者。

4. 洋地黄类　由于洋地黄类药物没有明显降低心力衰竭患者病死率的作用，新指南对地高辛的推荐级别从过去的Ⅰ类降为Ⅱa类推荐，仅适用于已在应用 ACEI 或 ARB、β 受体阻滞剂和利尿药治疗但仍持续有症状的心衰患者。

（1）适应证：慢性心力衰竭尤其合并心房颤动；单纯合并快速心室率的心房颤动患者也可应用。

（2）用法：最常用的是地高辛，口服剂量 0.125～0.25mg，1/d。70 岁以上或肾功能减退者宜用 0.125mg,每日或隔日一次口服。

(3)注意事项

①洋地黄(地高辛)的有效剂量与中毒剂量很接近,切勿剂量过大;

②合并肾功能不全、低血钾时更易出现中毒;

③不主张早期和常规应用,亦不推荐用于 NYHA 分级为Ⅰ级患者;

④应与利尿药、ACEI 和 β 受体阻滞剂联合应用。

(4)不良反应:①各种心律失常(房室阻滞、室性期前收缩、室性心动过速、心室颤动);②胃肠道症状;③神经障碍,如视力障碍(黄视、绿视或视物模糊)、定向力或意识障碍。

(5)禁忌证:洋地黄中毒患者。

5. **醛固酮拮抗剂** 螺内酯是应用最广泛的醛固酮拮抗剂。螺内酯既有利尿的作用,又有抗醛固酮的作用。在心力衰竭的治疗上,后者的作用更重要。

(1)适应证:心功能Ⅱ～Ⅳ级的中、重度心衰患者;急性心肌梗死合并心力衰竭其 LVEF<40%的患者亦可应用。

(2)用药方法(表 9-5)。

表 9-5　常用醛固酮拮抗剂的用量及用法

药　　物	起始时每日剂量(mg)		最大剂量(mg)	
螺内酯	12.5～25	每日一次	25	每日二次
依普利酮	25	每日一次	50	每日一次

(3)注意事项

①在使用 ACEI 和排钾利尿药基础上使用;

②开始应用醛固酮拮抗剂后 3d 内和 1 周时应重复检测血钾水平(<5.0mmol/L)和肌酐(<250μmol/L),如果血清钾>5.5mmol/L 则应停药;

③因存在高钾血症的潜在危险,应避免 ACEI、ARB 和醛固酮拮抗剂的三联应用;

④避免应用非甾体类抗炎药和 Cox-2 抑制剂,因可导致肾功能恶化和高血钾。

(4)不良反应:高钾血症、男子乳腺发育症。

(5)禁忌证:高钾血症和肾功能不全。

6. **血管紧张素受体拮抗剂(ARB)** 慢性心力衰竭治疗中,当患者不能耐受 ACEI 或因不良反应(如咳嗽)停用时,可考虑用 ARB 替代(表 9-6)。首选缬沙坦,其次为坎地沙坦、氯沙坦。最新的指南不推荐 ACEI 和 ARB 合用。

表 9-6　常用 ARB 的用量及用法

药物	起始时每日剂量(mg)		最大剂量(mg)	
缬沙坦	25～40	每日一次	160	每日二次
坎地沙坦	4～8	每日一次	32	每日一次
氯沙坦	25～50	每日一次	50～100	每日一次

7. **硝酸酯类**　硝酸酯类在心力衰竭长期治疗中可以缓解症状,尤其适合于伴有心绞痛或高血压的心力衰竭患者。新近研究证实,硝酸盐亦能抑制心肌重构。

(1)用药方法

5-单硝酸异山梨酯,每次 20～60mg,每日 1～2 次口服;硝酸异山梨酯每次 5～20mg,每日 3～4 次。硝普钠对于慢性心衰有很好的疗效,可将 10mg 硝普钠加入生理盐水共 50ml,以 3ml/h,起始泵入。

(2)注意事项:连续应用此药时容易产生硝酸酯类耐受性,通过采取至少 10h 的用药间歇及与 ACEI 合用可减少此现象。

(3)不良反应及禁忌证:头痛和低血压。

8. **钙拮抗剂(CCB)**　目前普遍认为,钙拮抗剂不应常规用于治疗收缩功能障碍所致的心力衰竭。但在下列情况下可酌情使用:①合并心绞痛,尤其是自发性变异型心绞痛或严重的高血压而病情难以控制时,可选用氨氯地平等心脏抑制作用小的钙拮抗剂;②合并快速房颤、房扑时,可选用地尔硫䓬。

(四)非药物治疗

1. **心脏再同步化治疗(CRT)**　CRT 是目前治疗慢性心力衰竭的有效方法之一。ESC 指南中 CRT 的 Ⅰ 类适应证:对于左心室射血分数(LVEF)≤35%、QRS 波群时限延长(≥120ms)、心功能Ⅲ～Ⅳ级(NYHA 分级)并经过最佳药物治疗后仍有慢性心力衰竭症状者,建议使用 CRT 或带除颤功能的 CRT-D。

2. **部分左室切除术**　部分左室切除术又称为心室减容术,但多项研究均发现该手术效果并不理想,因此最新的 ACC/AHA 指南认为其仅可用于治疗冠心病所致的缺血性心力衰竭。

3. **干细胞治疗及基因治疗**　神经内分泌抑制仍是治疗心力衰竭的基础,而干细胞治疗适用于无选择的患者。但目前此种治疗方法仅限于动物实验阶段,还需要进一步大量的临床试验来证明其疗效与安全性。

要点提示

慢性心力衰竭是各种心脏疾病发展到一定阶段引起血流动力学异常的临床综合征。

常见病因:冠状动脉疾病、高血压、瓣膜病、重症心肌炎等。

常见诱因:感染、水钠潴留、不稳定型心绞痛和(或)心肌梗死、高血压、心律失常、贫血等,呼吸道感染为我国老年人心力衰竭最常见的诱因之一。

典型表现:患者可出现劳力性呼吸困难、夜间阵发性呼吸困难,肺部听诊出现大量湿啰音和哮鸣音,左心室增大,二尖瓣听诊区有收缩期杂音,舒张期奔马律和交替脉,BNP 升高。

处理要点:利尿药是治疗的基础,血管扩张药是治疗的重要手段;而且长期应用最大耐受量的 β 受体阻滞剂和 ACEI 可改善心衰症状,降低死亡率,改善预后;此外,应用洋地黄的指征是心力衰竭合并快速心房颤动的患者。

转院:经规范化抗心力衰竭治疗后临床症状无明显改善,或出现并发症者应及时转诊上级医院治疗。

第三节 舒张性心力衰竭

舒张性心衰(diastolic heart failure,DHF)是指具有心衰的症状和体征,而左心室射血分数正常或轻度降低(LVEF≥45%)的心脏舒张功能异常的临床综合征。2009年ACC/AHA指南则采用"射血分数正常的心力衰竭(HFNEF)"代替舒张性心衰,两者意义相同。

【病因】

许多疾病如高血压、冠心病、肥厚型心肌病、糖尿病等,可通过不同机制导致DHF,其中高血压是最常见的原因,高龄亦是独立危险因素之一。

【病理生理】

1. 心肌自身机制

(1)心肌细胞内改变:钙平衡、钙浓度、钙转运等异常可导致心肌主动松弛和被动僵硬度的异常;

(2)心肌细胞的骨架蛋白异常改变能影响舒张功能;

(3)细胞外基质变化以及能量代谢障碍和神经内分泌激素的慢性激活、全身动脉硬化等。

2. 心肌外机制 包括血流动力学负荷,舒张早期前负荷;后负荷、心包结构改变等因素限制心脏的舒张、心室的充盈及血液的排出,导致舒张终末期左心室内压升高,引起DHF。

【临床表现】

患者主要表现为左心衰竭和右心衰竭表现。

【辅助检查】

1. 超声心动图 欧洲心脏学会超声分会指出,采用组织多普勒测定二尖瓣瓣环舒张早期速度(E)和舒张晚期速度(A)可以更准确地反映舒张功能不全。

2. 胸部X线 心脏不扩大或仅轻度扩大,可有肺淤血表现。

3. 核素心血池显像 核素心血池显像可以评价心室快速充盈时间、等容舒张时间、快速充盈占整个舒张充盈的相对比例,以及左室局部功能的非均一性和整体舒张的关系,能为临床评价左室充盈提供有用的信息。

4. 心导管检查 评价左室舒张功能的"金标准"。应用它可同时进行压力和容积的测定,明确左心室舒张速率、左心室充盈的速率和时间,以及心肌和室腔的僵硬度。

5. B型利钠肽(BNP) 血浆BNP水平变化可诊断左心功能不全,并与心脏多普勒的结果高度一致,其水平升高已证实存在于DHF患者中。

6. 心电图 有时可见U波倒置。

【诊断标准及鉴别诊断】

目前临床上有多种舒张性心力衰竭的诊断标准。2007年我国发布的慢性心力衰竭诊断治疗指南认为符合下列条件可作出诊断:有典型心力衰竭的症状和体征;左心室射血分数(LVEF)正常(≥45%),并且左心腔大小正常;超声心动图检查未发现心脏瓣膜疾病,并可排除心脏包疾病、肥厚型心肌病或限制型(浸润型)心肌病等。

【治疗】

对无症状性舒张性心力衰竭是否应该给予处理,或处理是否有益目前尚无定论。对有症状的舒张性心力衰竭的治疗,可概括为两个方面:非药物治疗和药物治疗。

1. 非药物治疗

(1)限盐和限水:减少血容量,使左室舒张末压下降。

(2)适当有氧运动:增加运动耐力,可减慢基础心率以改善心肌的舒张,增加骨骼肌的张力,改善患者乏力症状。

2. 药物治疗

(1)RAAS 拮抗剂:包括 ACEI、ARB 和醛固酮拮抗剂。通过降压和改善心室肥厚和纤维化而产生长期益处。

(2)利尿药:可用噻嗪类和襻利尿药。主要是减少血容量和回心血量,减轻肺淤血。

(3)β受体阻滞剂:可用于减慢心率、降低心肌耗氧量。心率控制在 60～70 次/min 较为理想。

(4)钙通道拮抗剂:减少细胞质内 Ca^{2+} 的浓度,改善心肌的舒张和舒张期充盈,并能减少后负荷,减轻心肌肥厚。其中,维拉帕米和地尔硫草可通过减慢心率而改善心肌的舒张功能。

(5)洋地黄类制剂:由于洋地黄类制剂能增加心肌收缩力,加重心肌舒张功能的损害,一般不用于 DHF 的治疗。

要点提示

舒张性心力衰竭以心室肌舒张功能受损为主要病理特征,且在临床上多见。

典型症状:劳力性呼吸困难、夜间阵发性呼吸困难。

主要病因:高血压、冠心病、糖尿病、心肌病等疾病,亦可见高龄老年人。

临床诊断:1+1+1 模式,即有典型心力衰竭的症状和体征,左心室射血分数(LVEF)正常(≥45%),心脏超声等检查具备舒张功能不全的证据。

处理要点:强调非药物治疗,以限盐、限水和有氧运动为主;药物治疗主要针对病因治疗,使用 ACEI 和β受体阻滞剂和利尿药减轻症状,不宜应用洋地黄类药物治疗。

（易　忠）

第 **10** 章

心血管相关疾病

一、糖尿病与心血管疾病

目前认为"糖尿病是一种心血管疾病"尤其是 2 型糖尿病以心血管患病与死亡风险增加为主要特征,65％的 2 型糖尿病患者的死亡与冠心病、卒中有关,糖尿病还增加颈动脉粥样硬化的风险。无论 1 型还是 2 型糖尿病都是冠心病的独立危险因素。糖尿病患者心脏病的发病率是非糖尿病人的 2～4 倍,病死率高 5～6 倍。我国 7 座城市调查显示,52 家医院 3 513 例冠心病患者,其中高血糖高达 80％以上,糖尿病 53％,糖尿病前期 26％。

(一)糖尿病心血管并发症的危险因素

1. 胰岛素抵抗　目前认为 2 型糖尿病和冠心病之间的共同基础是胰岛素抵抗。胰岛素抵抗作为一个危险因素,与高血压、血脂异常等共同促进动脉粥样硬化的发生发展,其在糖尿病心血管疾病发展过程中起着重要的作用。

2. 高血糖　DCCT 和 UKPDS 研究结果已经提供了强有力的证据,无论是 1 型还是 2 型糖尿病患者,高血糖的程度和冠心病风险密切相关。

3. 脂代谢紊乱　糖尿病和胰岛素抵抗患者常伴有脂质异常,表现为甘油三酯、极低密度脂蛋白升高,高密度脂蛋白降低。不过尽管极低密度脂蛋白无明显改变或轻度升高,但其颗粒的大小和密度发生了变化,更易氧化,且更加具有致动脉粥样硬化的作用。

4. 循环中黏附分子增加　糖尿病心血管危险性增加的原因部分来自血液中黏附分子水平增高,包括 vWF、VCAM-1 和 E 选择素。

5. 纤溶酶原激活物抑制因子-1　纤溶酶原激活物抑制因子-1 是纤溶酶原系统主要的生理调节剂,可以增加纤维蛋白溶解,从而减少血栓的溶解。已证实纤溶酶原激活物抑制因子-1 升高与急性心肌梗死危险性增高密切相关。

6. C 反应蛋白和纤维蛋白原　C 反应蛋白的急性相蛋白标记物,与冠心病危险性增加有关。糖尿病和胰岛素抵抗患者中 C 反应蛋白增高。除此,纤维蛋白原也是炎症时升高的急性相蛋白,糖尿病患者的纤维蛋白原水平与冠心病的危险性相关。

7. 高血压　高血压是冠心病的重要危险因素,通常和胰岛素抵抗合并存在,UKPDS 研究证实严格的血压控制可以显著降低 2 型糖尿病患者发生血管事件的危险性。

(二)糖尿病血管病变并发症的发病机制

1. **胰岛素对血管壁的作用**　动脉壁是胰岛素敏感组织,其血管内皮细胞和平滑肌细胞可以表达胰岛素和胰岛素样生长因子-1受体。高胰岛素血症相关的胰岛素浓度病理性增高,使胰岛素和胰岛素样生长因子-1受体发生交叉反应,从而刺激血管内皮细胞和平滑肌细胞迁移和增殖。

2. **高血糖的作用**　高血糖可以增加非酶的糖基化、糖酵解增加糖代谢等可损伤血管内皮功能。

3. **其他**　氧化应激增加、纤溶系统异常、肾素血管紧张素系统的异常均在糖尿病心血管病变中起着重要的作用。

(三)糖尿病患者心血管病变的特征

1. **无症状性心肌缺血**　糖尿病患者比非糖尿病患者发生无症状性心肌缺血更为常见,主要是神经病变引起的痛觉减弱,同时存在自主神经病变累及心脏感受器。

2. **糖尿病患者发生急性冠脉综合征**　心肌急性缺血事件是糖尿病人群的主要死因,例如心肌梗死后糖尿病患者在急性期和长期随访中的病死率均高于非糖尿病患者。多项研究证明,糖尿病患者心肌梗死住院病死率比非糖尿病患者高1.5～2倍。

3. **糖尿病性心肌病**　糖尿病性心肌病是糖尿病引起的一种特殊的心肌疾病。与冠心病不同,其表现为心肌肥大坏死、纤维化,引起心脏扩大及严重的心力衰竭,而且病死率很高。

(四)糖尿病心血管病变的治疗

由于糖尿病患者存在更多的心血管病变的危险性,因而应用有效的预防和治疗措施可以带来更大的生存获益。

(五)针对降低心血管危险因素的治疗

1. **控制目标**(表 10-1)

表 10-1　心血管危险因素的控制目标

危险因素	治疗目标	推荐组织
吸烟	完全戒烟	ADA
高血压	<130/80mmHg	ADA
LDL 胆固醇	<100mg/dl	ADA
糖化血红蛋白	<7%	ADA
	<6.5%	IDF CDS

2. **药物治疗**

(1)降血糖:目前 ADA 推荐的 2 型糖尿病患者血糖控制的目标是糖化血红蛋白<7%,IDF 和我国糖尿病学会推荐的血糖控制目标是糖化血红蛋白小于 6.5%。

(2)降血压:UKPDS 和 HOT 研究显示,强化降压治疗使糖尿病患者心血管并发症降低,严格控制血压还可以降低糖尿病患者脑卒中、肾病的风险。降血压药物包括血管紧张素转化酶抑制剂(ACEI)、血管紧张素受体阻断剂(ARB)、β 受体阻断剂、利尿药和钙拮抗剂。多个大型研究显示,对糖尿病患者应用 ACEI、ARB 更多获益,除了降低血压之外,还可降低白蛋白尿、降低新发生糖尿病的风险、改善糖尿病心力衰竭患者的心脏结局等。

(3)调脂治疗:饮食控制的有效率20%,绝大多数患者需加用他汀类药物,若三酰甘油高于2.2mmol/L,应考虑使用或加用贝特类药物治疗。要强调强化降脂和长期坚持治疗。

(4)阿司匹林:糖尿病患者血小板的黏附性伴随着血栓烷A_2释放而增加。美国2008年指南推荐使用阿司匹林治疗方案包括:①对有冠心病病史的糖尿病患者口服75~162mg/d,作为二级预防;②40岁以上且有传统冠心病危险因素(冠心病家族史、高血压、吸烟、脂代谢紊乱、蛋白尿)的1型或2型糖尿病患者,口服75~162mg/d,作为二级预防。

(5)糖蛋白Ⅱb/Ⅲa受体拮抗剂:已成为不稳定型心绞痛和心肌梗死抗血小板治疗的重要方式,糖尿病患者也从中获益。

(6)溶栓治疗和血运重建:是急性心肌梗死的重要治疗手段。

(7)危险因素评估:对糖尿病患者要进行心血管风险的评估,做到早诊断、早处理,以减少心血管事件的发生。

二、慢性肾衰竭的心血管病变

(一)概述

心血管疾病(cardiovascular disease,CVD)是慢性肾衰竭(chronic renal failure,CRF)患者常见的并发症,亦是其进展到尿毒症期首位死亡原因。其中50%的CRF患者死于心血管疾病。因此,提高对尿毒症心血管并发症的认识,在临床上具有重要意义。

(二)发病机制

心血管疾病(CVD)是慢性肾衰竭(CRF)患者最常见的并发症,其发病机制尚不完全清楚,其可能的机制如下。

1.代谢紊乱:慢性肾衰竭可促使甲状旁腺功能亢进,使心肌损害和(或)功能障碍。

2.慢性肾衰竭由于肾素分泌增加、血钠增高、血浆容量增多,同时血浆中儿茶酚胺、前列腺素A和E增加,致使血压升高、心脏负荷增加,出现心脏扩大和心功能不全。

2011ESC报道了MAGGIC研究的亚组分析结果,表明肾衰竭与射血分数降低的心力衰竭患者(HF-REF)及大部分射血分数正常的心力衰竭(HF-PEF)患者不良预后密切相关,因此,肾功能不全是心力衰竭患者预后不良的预测指标。

3.左心室肥厚是对左心室压力或容量负荷过度的反应,是对心肌工作量长期增加的一种适应过程。CRF患者通常伴有左心室壁增厚及明显的左心室腔扩大,组织学检查可见心肌细胞肥大和非心肌成分增生。

4.心肌病是指尿毒症毒素所致的特异性心肌功能障碍,病理特征性变化是心肌间质的纤维化,发生原因有尿毒症毒素、脂代谢障碍、肉毒碱缺乏、局部AngⅡ作用及透析相关性淀粉样变,尤其是近年来尿毒症毒素中PTH(降钙素)被认为是尿毒症性心肌病的重要因素,PTH不仅能引起心肌内转移性钙化,而且还能抑制心肌细胞Ca^{2+}-ATP酶、Na^+-Ca^{2+}-ATP酶和Na^+-K^+-ATP酶活性,促进细胞钙超载,治疗措施中,甲状旁腺切除、1、25(OH)$_2$维生素D_3和钙通道阻滞剂可使尿毒症性心肌病有所缓解。临床上尿毒症性心肌病最突出的表现为左心室肥厚和左心室舒张功能下降,还可有充血性心力衰竭、心律失常和缺血性心脏病。近年来,透析技术有了很大的发展,但终末期肾病(end-stage,renal disease,ESRD)经长期血液透析的患者其心血管病变(cardiovascular disease,CVD)的年病死率仍显著高于普通人群,而且CVD也成为ESRD患者最主要的死亡原因。除此,很多研究报道了ESRD和心血管疾病病死率之间的关系,其中 ESDR 死亡的最普遍原因是心血管疾病(46%)。Muntner 等对 6 000 例以上随访长达 16 年的社区调查显示,轻至中度肾功能异常是影响心血管疾病病死率和总死亡率的独立风险因素。与 GFR＞90ml/min 人群相比,GFR＜70ml/min 者心血管疾病死亡率和总病死率(OR1.53)风险性均明显增加。据中华肾脏病学会透析移植登记报告,我国透析患者 51% 死于心脑血管疾病,其中心力衰竭占 32%。另外,传统的危险因素(如年龄、性别、家族史、吸烟、高血压、糖尿病和高胆固醇血症等)并不能完全解释尿毒症心血管病变的发生,而某些尿毒症毒素,尿毒症内环境中某些非生理性因素以及与透析相关因素成为促发 CVD 的原因。

(三)临床表现

心血管疾病(cardiovascular disease,CVD)如高血压、慢性充血性心力衰竭(congstive heart failure,CHF)、心包炎、心肌病等是慢性肾衰竭患者极为常见的并发症,主要表现为左心室肥大(left ventricular hypertrophy,LVH)、心脏体积增大、心绞痛、心肌梗死、心律失常以及周围血管疾病等。其中,LVH 的发生率占 40%～60%。CRF 患者 CVD 不仅出现早,而且病情隐匿,早期易被忽视,一旦出现症状则难以逆转,对患者危害极大。

1. 高血压　患者的血压多为中度升高,部分患者血压高达 230/130mmHg 以上。当出现高血压后使肾功能进一步减退,肾功能减退又使血压进一步升高,造成恶性循环,最后发展为恶性及顽固性高血压,常引起剧烈头痛、呕吐、视物模糊,甚至抽搐等高血压脑病症状,严重者发生脑出血而死亡。

2. 心力衰竭　患者感到乏力、心悸、气短、端坐呼吸,并出现颈静脉怒张、肝大及水肿,检查可见心脏扩大、心率加快,甚而出现奔马律。

3. 心肌病　患者感胸闷、气促、心前区不适,重者可出现心衰症状,检查见心脏扩大、心率加快并可出现奔马律或心律失常。心电图示心肌肥厚及劳损图形、心律失常和(或)传导阻滞图形。超声心动图检查示左室舒张末期容量增大、左室内径缩短、射血分数正常或稍增高。

4. 心包炎　患者感心前区刺痛或挤压感,心前区可闻及心包摩擦音,常伴心力衰竭症状。X 线检查见心脏向两侧扩大。当出现心包积液后,心包摩擦音消失,心音减弱,大量心包积液患者不能平卧、颈静脉怒张、心界向两侧扩大、肝大及脉压减少并出现奇脉。心电图示低电压及 ST-T 改变。

(四)治疗

慢性肾衰竭出现心血管并发症的治疗,首先应针对各种风险因素的治疗,包括控制血压、降低血脂、戒烟、适当活动与抗凝治疗、纠正贫血及改善钙磷代谢及防止血管钙化等。

据加拿大科研人员报道,尽管慢性肾功能不全患者常伴发心血管疾病,但多数患者尚未获得有效的心脏保护治疗或血压控制。对于存在多种心血管疾病危险因素或血管病病史的慢性肾功能不全患者,肾病专家完全有机会发现他们并进行治疗。除此,还考虑到透析患者常伴发心血管疾病,我们不应放弃这个机会。

三、心源性脑卒中的一级预防

脑卒中一级预防为源头预防,主要控制脑卒中发病前的病因和危险因素,包括控制高血压、心源性脑卒中、糖尿病、高脂血症、吸烟、饮酒以及肥胖。中国为脑卒中的高发国家,每年约有 200 万～250 万新发脑卒中患者,每年死于脑血管病的患者 150 万人,而脑卒中存活者致残率达 75% 以上。各种心脏病都显著增加脑卒中的风险,故近年来有效预防心源性脑卒中的发生备受关注。

(一)心源性脑卒中

房颤是心源性因素中导致脑卒中最常见的原因。各种心脏病包括心肌梗死、心肌炎、心肌病、心脏瓣膜病和先天性心脏缺陷等,均可导致心脏扩大、心律失常及诱发房颤,并导致心源性脑卒中。其中20%的缺血性脑卒中是由房颤引起的,房颤患者并发脑卒中的风险比正常人大5倍。

1. 房颤与脑卒中 继发于瓣膜病与非瓣膜病性房颤的脑卒中年发病率为3%~5%,其中50%为血栓栓塞,且发生比例随年龄增长而增加,例如50—59岁年龄段为1.5%,80—89岁年龄段为23.5%。现有研究表明,华法林或阿司匹林使房颤引起的脑卒中的发生率降低68%。另外,AFASAK和SPAFI两项研究比较了阿司匹林对脑卒中一级预防的有效性,结论:75岁以上慢性房颤,如有左心室功能下降或心内附壁血栓,或既往有血栓栓塞性疾病,应长期口服华法林;而75岁以下无上述危险因素的慢性房颤者应口服阿司匹林来预防发生脑卒中。

循证医学证据表明,华法林预防房颤继发脑卒中安全有效的监测指标是国际标准化比值(intemationalnormalized ratio,INR)应维持在2.0~3.0。我国2004年发表的一项华法林对中国人心房颤动患者治疗的安全性和有效性研究证实,中国人服用华法林抗凝目标INR值应在1.5~3.0,但需进行大规模的验证。

2009年3月公布了ACTIVE二期研究(即ACTIVE~A)结果,对不能或不愿接受华法林的房颤患者,氯吡格雷联合阿司匹林治疗比单用阿司匹林显著减少主要血管事件,虽有出血和颅内出血发生率升高,但致命性全身出血和脑出血发生率没有显著升高。

推荐:

(1)适量华法林抗凝,目标剂量为维持INR 2.0~3.0(Ⅰ级推荐,A级证据)。

(2)不接受抗凝者使用抗血小板药物预防(Ⅰ级推荐,A级证据)。氯吡格雷联合阿司匹林优于单用阿司匹林(Ⅰ级推荐,A级证据)。

2. 心脏结构异常与脑卒中

目前认为,右向左分流是心源性脑卒中的另一主要原因,最具有代表性的是卵圆孔未闭(PFO)。PFO是心脏结构异常导致脑卒中和复发性脑卒中的主要原因。目前PFO继发的脑卒中预防主要有4种方法:抗血小板、抗凝、经导管封堵和手术闭合。之前,曾经手术闭合用于脑卒中一级预防取得了较好疗效,在术后12个月的随访期间虽没有给予抗凝治疗的情况下无脑卒中或短暂脑缺血发作(TIA)复发、神经影像上无新发病灶、神经心理评价未见异常。此外,尽管目前仍缺乏大样本随机对照临床研究证据,但普遍认为高危患者应尽早手术治疗。

口服抗凝药和(或)抗血小板药仍是预防PFO继发脑卒中的首选方法。然而,一项法国多中心的研究结果显示,尽管给予了抗血小板和口服抗凝药,仍有3.4%的PFO继发脑卒中或TIA,并有1.2%的患者脑卒中频繁复发。最近,美国QSSAAN(the Quality Standards Sub-committee of the American Academy of Neurology)发表了PFO和ASA继发脑卒中的循证指南,但如何预防PFO和ASA继发脑卒中仍无定论。还有一项对比血管内介入治疗PFO和标准化抗凝抗血小板药物治疗的疗效的临床随机对照研究(PC-Trial)已经开始(口服Warfarin 6个月后给予抗血小板治疗,初级终点为死亡、非致命脑卒中和周围血管栓塞),但尚无最终结果。

3. 急性心肌梗死和左心室血栓与脑卒中 心肌梗死(MI)并发脑卒中的危险因素主要有:

前壁心肌梗死、高血压、房颤和高龄等。抗栓治疗是重要而有效的预防手段。美国心脏病学会（American College of Cardiology，ACC）/美国心脏协会（American Heart Association，AHA）在急性 ST 段抬高型心肌梗死治疗指南中推荐尽早使用阿司匹林 160～325 mg/d，如不能使用阿司匹林，则考虑用氯吡格雷 75 mg/d 或华法林预防，后者应控制 INR 在 2.5～3.5。

4. 心肌病患者的心力衰竭与脑卒中　扩张型心肌病的房室扩大、心腔内附壁血栓形成很常见。对有房颤或深静脉血栓形成等栓塞性疾病风险且无禁忌证者，口服阿司匹林 75～100 mg/d 预防附壁血栓形成。而且对已有附壁血栓和发生了血栓栓塞者须长期抗凝治疗。

对于心衰患者，华法林、阿司匹林和氯吡格雷三药主要终点（心肌梗死、脑卒中、死亡）事件的发生率无明显差异，而华法林组出血事件多于其他两组，且未能为脑卒中预防提供有利证据。

(二)高血压病、糖尿病、高脂血症与脑卒中

高血压是脑卒中发病最重要的因素，77％的初发脑卒中与高血压病有关。高血压可致脑血管内皮损伤、动脉粥样硬化斑块形成等，易引起脑卒中。研究发现，每降低 10mmHg 收缩压或 5mmHg 的舒张压，脑卒中风险降低 30％～40％。因此，预防高血压能有效降低脑卒中。

糖尿病患者发生缺血性脑卒中的可能性比正常人高 1.8～6 倍。糖尿病可加速动脉粥样硬化斑块形成，进而增加脑卒中的发病率。建议通过对不良生活和饮食习惯的调节，包括降低食物中脂肪含量、增加运动量来减轻体重，并通过口服降糖药、注射胰岛素来控制血糖水平。

高水平 LDL 胆固醇可导致颈动脉粥样硬化，易使斑块破裂出血，导致脑卒中的发生。最近的几项试验表明，当总胆固醇水平降低时脑卒中的风险也随之降低。美国胆固醇教育计划推荐低脂饮食、增加体力运动、使用他汀类药物或其他抗高血脂药物联用来降低血脂。

四、睡眠呼吸暂停与心血管疾病

(一)概述

睡眠呼吸暂停（sleep apnea，SA）包括阻塞性睡眠呼吸暂停（obstructive sleep apnea，OSA）和中枢性睡眠呼吸暂停（central sleep apnea，CSA），均会引起或加重高血压、冠心病、心律失常和心力衰竭等疾病。临床上以 OSA 最为常见，主要表现为睡眠时打鼾并伴有呼吸暂停和呼吸表浅，夜间反复发生低氧血症、高碳酸血症和睡眠结构紊乱，导致白天嗜睡、心脑肺血管并发症乃至多脏器损害，严重影响患者的生活质量和寿命。

2008 年美国心脏协会、美国心脏病学基金会（AHA/ACCF）联合发表了《睡眠呼吸暂停与心血管疾病科学声明》，为多学科联合防治 SA 提供了科学依据和借鉴。

(二)SA 与心血管疾病的关系

1. OSA 与高血压　OSA 与高血压相关，甚至是因果关系。其对高血压患病率的影响独立于年龄、性别、BMI 和高血压家族史等其他混杂因素。2003 年美国高血压评价和防治委员会第七次报告中已经明确将 OSA 列为继发性高血压的主要病因之一。经治疗 OSA 能有效控制继发于 OSA 的高血压患者的血压。此外，持续气道正压通气（continuous pressure，CPAP）是目前治疗 OSA 的首选方法，也是治疗 OSA 患者高血压的有效方法。

2. OSA 与冠心病　呼吸暂停低通气指数（AHI）是预测冠心病死亡的独立危险指标。OSA 与冠心病和心肌梗死显著相关。OSA 合并冠心病患者中，治疗 OSA 与新发心血管事件减少相关。例如重度 OSA 患者夜间心绞痛发作时均存在呼吸暂停，同时 SaO_2 降低，CPAP 治

疗后患者 AHI 下降,SaO_2 上升,症状显著缓解,夜间心绞痛症状消失。

3.OSA 与心律失常　心率快-慢交替是 OSA 患者睡眠时最典型的心电图改变。严重的 OSA 患者发生夜间复杂性心律失常的风险是非 OSA 患者的 2～4 倍。近年来的研究表明,OSA 本身确实是导致夜间心律失常的原因之一,包括缓慢性心律失常(窦性停搏、二度房室传导阻滞合并频发室性早搏及短阵室性心动过速),房颤、室性心律失常(短阵室速及多发室性早搏如二联律、三联律甚至四联律),甚至心源性猝死。

OSA 是发生房颤的独立危险因素。2011ESC 报道了在睡眠呼吸暂停综合征患者中导管消融治疗房颤的有效性,证实了导管消融能有效治疗 OSA 中的房颤患者。AHA/ACCF 联合发表的《睡眠呼吸暂停与心血管疾病科学声明》建议,对于拟进行心脏起搏治疗的缓慢性心律失常,特别是夜间心律失常为主者,如确诊为 OSA 可进行试验性 CPAP 治疗,无效后再考虑进行起搏治疗。

4.SA 与心衰　OSA 是促进、诱发、加重心衰的高危因素,其中未经 CPAP 治疗的 OSA 是心衰患者病死率增加的独立危险因素。心衰患者中 CSA 患病率很高,且常常以陈-施呼吸(Cheyne-Stokes respiration,CSR)即 CSR-CSA 形式出现。CSR 最多见于慢性充血性心衰患者,反过来 CSR 又会进一步加重心力衰竭。除此,严重左心室功能受损、NYHA 分级≥Ⅲ级及 B 型利钠肽(BNP)升高也与 OSA 的发生密切相关。两者相互作用形成恶性循环,加速疾病的进程,增加心衰患者的病死率。

5.OSA 与肺动脉高压　OSA 可引起肺动脉压(PAP)增高,这些患者体型普遍肥胖,而且有白天低氧血症和高碳酸血症,有一些处于慢性阻塞性肺疾病(COPD)前期。

(三)SA 引发或加重心血管疾病的机制

OSA 的主要病理生理改变是由于呼吸暂停引起慢性间歇低氧、二氧化碳潴留、胸腔负压增大、反复微觉醒、睡眠结构异常,在此基础下引发自主神经功能紊乱、氧化应激及炎症反应、血管内皮细胞损伤、高凝状态、纤溶系统异常及内分泌代谢异常等。

(四)诊断标准及临床分型诊断

1.诊断标准　主要根据病史、体征和 PSG 监测结果。临床上有典型的夜间睡眠时打鼾及呼吸不规律、白天过度嗜睡,经 PSG 监测提示每夜 7h 睡眠中呼吸暂停及低通气反复发作在 30 次以上,或 AHI≥5 次/h。

2.临床分型

(1)OSAHS:主要是由于上气道解剖学异常及功能异常导致夜间睡眠中出现呼吸暂停或低通气,PSG 监测图上表现为有胸腹运动但是没有气流或呼吸幅度下降(≥50%)。

(2)中枢型睡眠呼吸暂停综合征(CSAS):主要是由于呼吸中枢驱动障碍导致夜间睡眠呼吸暂停,PSG 监测时既无胸腹运动也无气流。

(3)混合型睡眠呼吸暂停低通气综合征(MSAHS):睡眠过程中交替出现上述两种类型的睡眠呼吸暂停低通气。

(五)治疗

应根据 SA 的病情选择不同的治疗方法:

1.改变生活方式　除其他治疗方法外,肥胖和超重的患者还应该减轻体重。有些研究认为,乙醇和镇静药可能加重上气道的塌陷趋势,因此应该避免服用。

2.CPAP 治疗　这种治疗方法使用广泛,特别适用于中重度患者。睡眠时戴一个与呼吸机相连的鼻面罩,由呼吸机产生的强制气流增加上呼吸道内压力,使上气道始终保持开放,但应根据每个人的病情自动调整输送的压力,对合并 COPD 者可选用双水平持续气道正压通气(BiPAP)。

3. 口腔矫正器 对轻度的 OSA 患者疗效好,使用塑料的口腔矫正器,使下颌骨或舌体向前上方提起,增加咽部横截面积,增加呼吸气流量,这种方法应用简便、经济,在我国尤其值得提倡推广,但是对中重度患者疗效欠佳。

4. 手术 手术对上气道阻塞的病例疗效好,包括摘除肥大的扁桃体和腺样体(目前常用的手术为悬雍垂腭咽成形术及其改良式)、鼻息肉切除、正畸术和颌面部手术等。

5. 对于糖尿病的治疗原则是严格科学控制饮食,减轻胰岛负担,提倡各种有益的运动,在此基础上合理应用药物控制血糖水平及有效减少并发症。

五、甲状腺疾病与心血管疾病

甲状腺疾病较普遍,最近统计显示 9%～15% 成年女性患有不同程度甲状腺疾病,成年男性患病相对较低。心脏是甲状腺激素的主要靶器官,很多甲状腺疾病的临床表现都与甲状腺激素影响心血管系统有关。甲状腺功能异常包括甲状腺功能亢进症、甲状腺功能减退症、亚临床甲状腺功能亢进症和亚临床甲状腺功能减退症。甲状腺功能亢进性心脏病与甲状腺功能减退性心脏病临床较常见。

(一)甲状腺激素对心血管系统的作用机制

甲状腺激素通过特异性受体发挥多种生物学效应,心血管系统是最重要的靶器官之一。随着现代分子生物学的发展,人们对甲状腺激素作用的分子机制有了更深入的了解,为理解甲状腺激素的病理生理机制奠定了基础。目前已证实,心肌富含甲状腺素受体,甲状腺素可影响肾上腺素能与胆碱能受体、腺苷酸环化酶活性、钠-钾 ATP 酶、钙转运及心脏肌球蛋白 ATP 同工酶等。现已明确,心肌细胞肌球蛋白 ATP 酶可使 ATP 代谢功能,引起心肌收缩。

甲状腺激素对维持心血管系统的正常功能至关重要。甲状腺激素过多可出现窦性心动过速、心悸、运动耐力减弱,甚至导致房颤、劳力性呼吸困难、心绞痛和心力衰竭等。甲状腺功能亢进患者心率、收缩压、左心室收缩功能和舒张功能提高,全身血管阻力下降,肾素分泌增多,血管紧张素-醛固酮活性增加,血容量增多,静息时心输出量明显增多,应激时则可造成心力衰竭。甲状腺激素过少则引起心率减慢,心肌收缩力下降,外周阻力升高。甲状腺功能减退症尚可降低成纤维细胞、肝以及其他组织中 LDL 浓度升高,使 LDL-C 在血中积聚增多,VLDL 升高,HDL-C 降低,这对心血管系统都会产生不利影响。

(二)甲状腺功能亢进性心脏病

1. 甲状腺功能亢进性心脏病的主要特征 甲状腺功能亢进不仅可以加重原有的心脏病,而且还可单独引起心房纤颤、传导阻滞、心脏房室增大,甚至心力衰竭等心脏病变,收缩压和(或)舒张压升高,心音亢进,心尖区可闻及 2/6～3/6 级收缩期杂音。

2. 治疗

(1)控制甲状腺功能亢进:甲状腺功能亢进性心脏病的治疗关键在于对甲状腺功能亢进的治疗。甲状腺功能亢进本身的治疗一般分为抗甲状腺药物、甲状腺次全切除术和放射性碘治疗三类方法。

①抗甲状腺药物治疗:为基本疗法。常用药物有丙硫氧嘧啶、甲硫氧嘧啶、甲巯咪唑,一般

先用其中一种。甲硫氧嘧啶或丙硫氧嘧啶 300～450mg/d、甲巯咪唑 30～45mg/d,在治疗过程中根据甲状腺功能亢进的症状适当调整剂量。当甲状腺功能亢进症状被控制后,可将有效剂量改为维持量。

②放射性^{131}I治疗:也是较好的疗法,尤其是老年患者。当抗甲状腺药物治疗不佳或病性较重者,可选用^{131}I治疗。对曾行甲状腺切除术而复发的患者更为适合,相比手术治疗更安全,对年龄在 20 岁以下的患者及孕妇禁忌。具体方法:首先用抗甲状腺药物治疗,待甲状腺功能亢进症状减轻,停药 4～7d 后再给药。8 周后根据临床表现再决定是否继续用药。

③外科治疗法:一般采用甲状腺次全切除术,凡疑有甲状腺癌、胸骨后甲状腺有压迫症状者,均考虑手术治疗,手术前应用抗甲状腺药物降低基础代谢,改善临床症状后,根据需要给复方碘溶液术前准备。

(2)治疗心脏病

①甲状腺功能亢进合并心力衰竭的治疗:减轻心脏负荷,增加心肌收缩力,减少水钠潴留。

卧床休息,限制水、钠摄入,间断吸氧。

洋地黄类药物。应注意:甲状腺功能亢进时心肌对强心苷存在抵抗。使用洋地黄类药物必须预先或同时使用抗甲状腺药物,否则心衰症状不能得到满意控制。应严格掌握适应证,一般有心力衰竭或快速房颤时,考虑选用快速制剂如毛花苷 C。心衰伴有房室阻滞者应禁用。

利尿药,以口服为主,间断使用强效药物,从小剂量开始,注意防止低血钾。

肾上腺皮质激素。应用洋地黄类药物和利尿药等,心衰控制不满意或病情较重时,可使用肾上腺皮质激素。口服泼尼松 30mg/d,必要时可静脉滴注氢化可的松。

β肾上腺素能受体阻断剂:窦性心动过速加重心功能不全时可慎用。

②甲状腺功能亢进合并心房颤动的治疗:

甲状腺功能亢进性心脏病发生心房颤动,在甲状腺功能亢进控制后,有些可恢复窦律。但发生房颤较久的患者,单用抗甲状腺药物难以转为窦性心律,可酌情选用抗心律失常药物。但必须同抗甲状腺药物同时应用。

心律转复。对手术后 2～3 周房颤不消失,心功能代偿良好者;甲状腺功能正常后 15 周仍有持续性房颤者;伴有其他器质性心脏病,或未发现心脏病,房颤在 1 年以上者,均应做心律转复。

③甲状腺功能亢进性心脏病发生心绞痛的治疗:甲状腺功能亢进性心绞痛也可能在有效治疗甲状腺功能亢进后消失,某些患者适当应用扩冠状动脉药物也能改善心绞痛症状。

(三)甲状腺功能减退性心脏病

1. 甲状腺功能减退性心脏病:主要是心脏增大、心包积液、心力衰竭、心律失常等的临床表现为特征。

2. 甲状腺功能减退性心脏病治疗及预防

(1)常规治疗

①甲状腺素片:原则上从小剂量开始,10～20mg/d,晨起一次服用,每 1～2 周适当增加5～10 mg,在 2～3 个内增加至替代治疗剂量 40～80 mg/d,个别患者可达 120～160 mg/d。

②甲状腺素(T₄):一般为左甲状腺素钠盐,口服剂量 100～200μg/d,每天一次,足以维持体内甲状腺素水平,在紧急情况下可以静脉注射。

(2)心血管病变的治疗

①心绞痛:可用硝酸甘油及其长效制剂对症治疗。

②心力衰竭:可在应用甲状腺素替代治疗的同时加用洋地黄制剂。洋地黄在体内半衰期延长,加之心肌纤维黏液水肿,对洋地黄的反应差,故往往疗效不佳又易中毒,需慎用。

③心包积液:因临床症状多不明显,极少发生心脏压塞症状,且用甲状腺素替代治疗后大多数能吸收消退,故一般不需穿刺抽液。对心脏压塞症状明显,或甲状腺功能已改善而心包积液仍多者,可行心包穿刺抽液或做心包切开引流。

④高血压:开始治疗阶段慎用降压药,据报道单用甲状腺素治疗可使 1/3 患者血压恢复正常。在甲状腺功能恢复正常后血压仍高者,才考虑使用降压药治疗。

(3)甲状腺功能减退性心脏病预防

①一级预防:通过对各种病因的预防从而避免甲状腺功能减退的发生,其中包括预防桥本甲状腺炎,避免缺碘或碘过多,Graves 病的适量放射性碘治疗,避免抗甲状腺药物过量,及其他可致甲状腺功能减退的药物如对氨基水杨酸、保泰松、过氯酸钾、钴、锂及胺碘酮的长期过量应用。

②二级预防:及早发现、及早诊断非常重要,定期(6 个月至一年)体检,尤其对接受放射性碘治疗及服用抗甲状腺药物或服用对氨基水杨酸、保泰松、过氯酸钾、胺碘酮的高危老年人,应定期行甲状腺功能测定(3 个月至 6 个月)。

③三级预防:对于诊断明确的老年人,应予以甲状腺素替代治疗,以减少病残率及甲减性昏迷及心脏并发症的发生。

六、心血管疾病的心理表现

(一)心脏病患者心理问题常见

心脏病患者的精神心理异常十分常见。冠心病患者合并抑郁症 40%,高血压 20%,心肌梗死后抑郁症的发生率为 45%～55%。心脏手术后患者抑郁状态发生率高达 60%～75%。置入心脏起搏器患者心理障碍的远期发生率 10%～20%,远高于普通人群心理障碍发病率。约 1/3 的埋藏式心脏自动复律除颤器(ICD)术后患者出现明显抑郁、焦虑情绪,并害怕自动转复除颤的发生。

心脏病后精神心理异常的发生与发展和患者的康复密切相关。尽管这些抑郁症绝大多数是轻中度抑郁,重度抑郁者仅占 5%。心肌梗死后抑郁患者的病死率比非抑郁者高 30%,再次发生心血管事件的概率高 50%。以往的研究表明,抑郁对于心肌梗死患者是非常重要的危险因素,提示患者在心肌梗死后 6～18 个月的死亡风险大大增加。

(二)发病机制

现在医学模式把疾病分为:躯体疾病、身心疾病及精神疾病三大类。冠心病属于身心疾病的范畴,虽病理改变主要在心脏,但心理因素在发病机制中起着重要的作用。研究证实,在焦虑抑郁和心血管疾病之间可能存在共通的病理生理机制,具有相同的神经、生化、内分泌和神经解剖的改变(血小板比较容易凝结形成血栓;免疫系统功能失调,大量化学介质分泌等),这些可导致心肌缺血加重和心电的不稳定性。同时心理因素和身体因素均会引起焦虑、紧张、愤怒、烦恼等不良情绪,会引起血液中肾上腺素和其他紧张激素大量涌出,在身体上造成明显后果,如血压升高,心率加快,应激能力增强。严重时还会引起冠状动脉血管痉挛、阻塞而发生心绞痛、心肌梗死。当患者不能适应机体的调节反应时,将会导致原本正常的应激反应逐步演变为病理状态,产生慢性广泛性焦虑和惊恐障碍。

(三)常见心理问题

心脏病发作的严重症状,会直接导致患者产生创伤后情绪紊乱、抑郁、悲观,性格变得暴躁、失眠等;对周围事物冷漠,食欲缺乏,丧失生活目标和乐趣;劫后余生的心情导致患者对生命异常珍惜。担心疾病复发,怕死的心理使患者处处小心翼翼,敏感的患者甚至妄想随时都会有生命危险,对将来的生活失去信心,担心出院后病情复发,得不到及时救治,认为住在医院最安全而拒绝出院。他们对前胸的任何症状都特别敏感。只要一有风吹草动,无论其是否与心脏相关,都会联想到心脏而马上就医。上述精神神经的症状对患者的身体恢复十分不利,使住院时间延长,严重者还会导致病情的恶化。很多医师对此不甚了解,认为患者是"无病呻吟"或"神经兮兮"而未加重视,另有医师会对这类患者反复检查,给予必要的药物治疗。由于长期处于一种惊恐状态而无法正常生活,更有甚者会萌发轻生的念头,需要住院治疗。尽管这么做符合患者的"要求",但是"破财"未能"免灾",无法从根本上解决问题,结果医患双方都不满意。

调查表明,在心脏起搏器手术前,72.6%的患者对心脏起搏器置入术不了解,81.7%的患者担心手术中的并发症,60.9%的患者担心术后丧失劳动能力,65.8%的患者担心加重家庭的经济负担。而手术后,有30%～61%的患者出现了置入心脏起搏器前没有的症状,都认为与心脏起搏器有关,其原因28.6%的患者怀疑手术没有做好,17.8%的患者认为心脏起搏器工作不正常,49.5%的患者经常担心心脏起搏器质量问题,12.7%的患者担心疾病发展心脏起搏器不够安全,伴有手术后心理障碍的起搏器置入患者往往存在长期过分关注起搏器,期望值过高,认为心脏起搏器能帮助他解决所有问题,一旦有临床其他不适症状或疾病,都会归咎于心脏起搏器。在手术后近期的心理障碍研究表明,有高达35%～42.7%的患者存在焦虑,38.7%～39.9%存在抑郁,它与心脏起搏器置入术后出现的各种各样躯体症状有密切关系。

(四)抑郁障碍的识别

在社区或综合医院门诊,应注意评估患者的心理状态,在处理躯体疾病的同时,应注意患者症状的躯体成分和心理成分。患者是否存在难以解释的躯体症状?现有的客观检查不足以用躯体疾病来解释,应注意患者的情感,是否表现为悲伤,是否存在不安、压抑或是惊恐甚至激动的情况,主动询问患者是否会常觉得闷闷不乐甚至痛苦不堪?如果回答是或可疑时,应进一步询问内心感受和主观感觉。同时注意患者的睡眠情况,有无入睡困难、眠浅多梦、易惊醒或是早醒,其中早醒往往是抑郁症的特征性表现。此外,临床医师应主动询问患者有无消极念头和自杀想法,这对抑郁症的诊断和治疗非常重要。

(五)治疗

1. 建立良好的医患互信关系 心脏病发作是一种危、急、重症,患者的心理负担很重,医护人员应该体谅患者,给患者无微不至的关怀,贴心的照顾。医患间的真挚情感与信任,是培养良好医患关系的基础。医疗人员要用温和的语言,娴熟的技术,善意的同情,才能取得患者认可,做到身体在场,心理共鸣的境界。

2. 心理与疾病关系的知识宣教 医师应该向患者介绍有关心脏病的基本知识,使患者意识到积极乐观的情绪和良好的行为模式有助于疾病的治疗和康复。医护人员应采取认真的倾听、鼓励、说服、启发和指导的方式,再配合宣传手册、网络资讯等手段,让患者了解疾病。

3. 药物治疗 对于那些病况比较严重的患者,适当地使用抗抑郁药物,能明显减轻患者的焦虑、抑郁症状帮助他们渡过难关。

各方面资料显示,采取这种综合性疗法后,近乎95%以上的患者都会得到有效的治疗或

附1：糖尿病社区管理流程

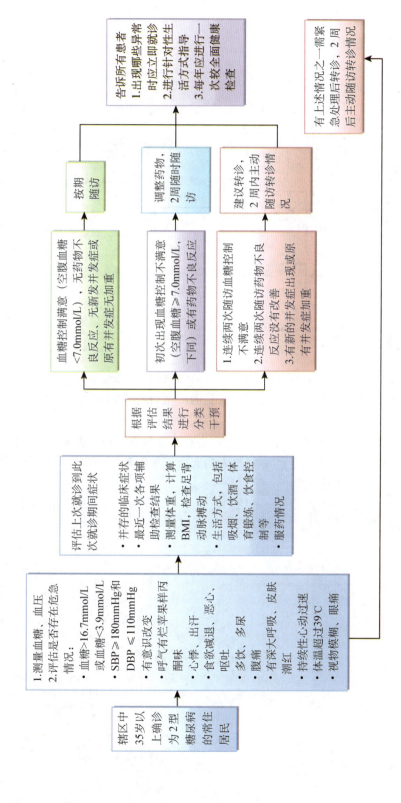

辖区中35岁以上确诊为2型糖尿病的常住居民

1.测量血糖、血压
2.评估是否存在危急情况：
- 血糖>16.7mmol/L或血糖<3.9mmol/L
- SBP≥180mmHg和DBP≤110mmHg
- 有意识改变
- 呼气有烂苹果样丙酮味
- 心悸、出汗
- 食欲减退、恶心、呕吐
- 多饮、多尿
- 腹痛
- 有深大呼吸、皮肤潮红
- 持续性心动过速
- 体温超过39℃
- 视物模糊、眼痛

评估上次就诊到此次就诊期间症状
- 并存的临床症状
- 最近一次随访检查结果
- 测量体重、计算BMI，检查足背动脉搏动
- 生活方式，包括吸烟、饮酒、体育锻炼、饮食控制等
- 服药情况

根据评估结果进行分类干预

血糖控制满意（空腹血糖<7.0mmol/L），无药物不良反应，无新发并发症或原有并发症无加重

初次出现血糖控制不满意（空腹血糖>7.0mmol/L，下同）或药物不良反应

1.连续两次随访血糖控制不满意
2.连续两次随访药物不良反应没有改善
3.有新的并发症出现或原有并发症加重

按期随访

调整药物，2周后随时随访

建议转诊，2周内主动随访转诊情况

告诉所有患者
1.出现哪些异常时应立即就诊
2.进行针对性生活方式指导
3.每年应进行一次较全面健康检查

有上述情况之一需紧急处理后转诊，2周后主动随访转诊情况

附 2：脑卒中社区慢病管理流程

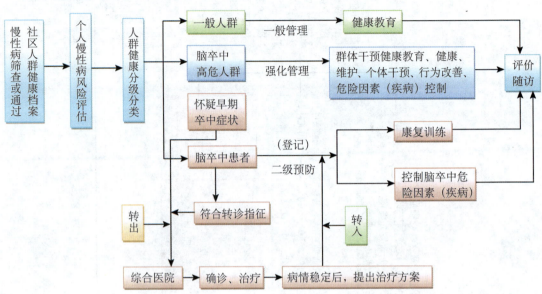

痊愈。

　　总之，心脏病后心理障碍，只要医患双方都加以重视，对病情进行正确的评估，施予积极的心理治疗，必要时给予抗抑郁药物，是可以克服的。值得再次强调的是，医院有必要为医护人员提供心理方面的培训，心内科医师应该提高对这种精神疾病的认知水平，必须清楚精神障碍是一种疾病，而不是病后的"自然反应"。因此心脏科医师不但要为患者治疗躯体的疾病，还要关注患者的心理状态，给予恰当干预，使患者彻底地恢复健康，享有更高的生活质量。

（姚晓爱　杨水祥　黄红东　孟然　邹辉　关付　王效敏）

第 **11** 章

其他心血管病

一、瓣膜性心脏病

(一)流行病学

心脏瓣膜疾病是指瓣膜因风湿热、黏液变性、退行性改变、先天性畸形、缺血性坏死、感染或创伤等出现了病变,影响血流的运动,从而造成心脏功能异常,最终导致心功能衰竭的单个或多个瓣膜病变。在我国是一种非常普遍的心脏疾病,其中风湿热导致的瓣膜损害是最为常见原因之一。20 世纪 70 年代我国成年人发病率为 0.19%～0.29%,儿童为 0.04%～0.27%。随着人口老龄化加重,老年性瓣膜病越来越常见。2000 年由卢赛兰等人做的湖南省邵阳地区心瓣膜病发病率调查结果显示:在 1 010 名 18－74 岁人群中心脏瓣膜病总发病率为 5.3%,男性发病率 3.8%,女性 6.9%。报告病因分析:老年退行性瓣膜病排第一位占 31.5%,其次高血压、冠心病各占 16.7%,高血压合并冠心病占 1.9%,风湿性心脏病占 13.0%,扩张型心肌病和甲状腺功能亢进症各占 3.7%,心肌炎、先天性心脏病各占 1.9%,糖尿病占 3.7%,另有 5.6%原因不明。这些瓣膜病变不但危害患者生命安全、影响生活质量,同时给家庭和社会带来沉重的负担和压力,因此需要全社会人群不断重视和提高对这种疾病的认识。

(二)临床诊断要点与治疗(表 11-1)

表 11-1　临床常见几种心脏瓣膜疾病诊断要点与治疗

	发病率	主要症状	主要体征	超声心动图	主要治疗
主动脉瓣狭窄	先天性、风湿性、钙化性是最常见的病因。其中钙化性疾病在 70 岁以下先天畸形占手术病例 50%,70 岁以后退行性改变占手术病例 50%	早期无症状。发病通常年龄 50－60 岁;典型三联征是:呼吸困难、胸痛(心绞痛)、劳力性晕厥	主动瓣区可闻及收缩期、粗糙、有明显传到的杂音	主动脉瓣瓣口狭窄变小、瓣叶钙化或纤维化所指的增厚	外科手术瓣膜球囊扩张

（续　表）

	发病率	主要症状	主要体征	超声心动图	主要治疗
主动脉瓣反流	占心脏瓣膜病的10%，男性多见。先天性、风湿性、钙化性是最常见的病因，尤其注意感染性心内膜炎常易受累导致急性反流	轻、中度反流多无症状；重度反流常见症状：疲乏、劳累性呼吸困难。注意：生活能力的丧失常表现为隐匿性	脉压差增大；多种周围血管征阳性表现；胸骨左缘第3肋间可闻及舒张期、高调、柔和、吹风样杂音	M超可见舒张期二尖瓣前叶或室间隔纤细扑动；彩色多普勒超声血流显像为最敏感的检查	外科手术
二尖瓣狭窄	为风湿性最常见瓣膜病；女性是男性的2倍，常见联合瓣膜病，与主动脉反流合并	呼吸困难、咯血、咳嗽	二尖瓣面容；心尖部可闻及舒张期、隆隆样、左侧卧位更明显的杂音	M超可见二尖瓣呈"城墙样"，彩色多普勒超声二尖瓣舒张期湍流样频谱	并发症的处理介入与外科手术
二尖瓣关闭不全	慢性病变中风湿最常见；非风湿病变：脱垂、乳头肌功能不全、退行性、感染性；急性病变中以心肌梗死最多见	轻、中度反流多无症状；重度反流常见症状：疲乏、劳累性呼吸困难出现较晚	心尖区、粗糙、连续、吹风样、向腋下传导、收缩期杂音	彩色多普勒超声血流显像为最敏感的检查	外科手术
三尖瓣关闭不全	常见的是功能性	轻、中度反流多无症状；重度反流常见症状：疲乏、腹胀等右心衰竭表现	颈静脉怒张；胸骨左下缘与剑突下可闻及高调、粗糙、全收缩期、吹风样杂音；肝大，有腹水征，双下肢水肿	彩色多普勒超声血流显像为最敏感的检查	外科手术，但无肺动脉高压不需手术

> **要点提示**
>
> 1. 发病率　心脏瓣膜病临床常见，风湿性瓣膜病发生率明显下降，患者生存率不断提高，老年退行性瓣膜病发病不断升高，尤其是主动脉瓣狭窄和二尖瓣关闭不全。
>
> 2. 诊断　患者早期多无症状，临床诊断并不困难，主要依靠听诊发现心脏杂音，训练听诊的基本功十分重要。确诊靠超声心动图检查。
>
> 3. 处理　接诊时不能仅满足听到杂音，还要评估有无并发症、心功能状况；对新出现的杂音一定要高度关注，尽早转诊。最重要的社区医疗管理就是心力衰竭的管理。

二、心 肌 病

(一)概述

1. 心肌病涵盖的是一组疾病,均以心脏肌肉本身受累为主要表现。此类疾患在过去的教科书定义为"原因不明的心肌病",要求与已知心脏病如:冠心病、心瓣膜病、先天性心脏病等鉴别。随着生活水平的提高以及医疗诊断技术的改进,可查明原因的心肌病越来越多,如:中毒性[钴、乙醇、多柔比星(阿霉素)、一氧化碳等]、过敏性(抗结核药、磺胺类药等)、各种获得性(产后心肌病、肥胖性心肌病)、内分泌性(糖尿病、甲状腺功能减退症、甲状腺功能亢进症等)。

2. 按照心脏结构改变主要分为:我们熟悉的扩张型心肌病、肥厚型心肌病、限制型心肌病,以及过去不熟悉的致心律失常性右心室心肌病、未分类心肌病。

3. 原因不明的心肌病目前治疗无重大突破。

(二)几种常见心肌病临床诊断要点以及治疗(表 11-2)

表 11-2　几种常见心肌病的临床诊断要点以及治疗

	扩张型	限制型	肥厚型
症状	疲乏、呼吸困难等,以左心衰为主,发生体循环栓塞或肺栓塞所出现的症状,如:咯血,偏瘫,肢体疼痛等	呼吸困难、乏力,以右心衰竭为主	呼吸困难、心绞痛、疲乏、晕厥、心悸
体格检查	心脏扩大明显 可闻及二尖瓣关闭不全的杂音	轻、中度扩大,可闻及二尖瓣关闭不全的杂音	轻、中度扩大,可闻及胸骨左缘 3～4 肋间的收缩期、粗糙杂音
X线检查	心脏扩大明显,以左心室大为主,肺淤血明显	心脏轻度扩大,有肺淤血表现	心脏轻度扩大
心电图	窦性心动过速、ST-T异常、室内阻滞	低电压、室内传导阻滞、房室传导阻滞	左室肥厚、ST-T 异常明显、病理性 Q 波
超声心动图	典型描述为"大心腔小开口",心室壁整体收缩功能减弱	左心室腔变小、收缩功能正常、心包多有积液	室间隔非对称性肥厚、左心室流出道狭窄、左心室腔变小
治疗	心力衰竭的药物治疗(详见有关章节)。特别注意:洋地黄类药物已发生中毒,应用时剂量要小、监测要严密;抗凝治疗;心脏起搏器治疗;心脏移植	心力衰竭的药物治疗。特别注意:洋地黄类药物作用有限,利尿药与血管扩张剂慎用;抗凝治疗;外科手术(主要是切除附壁血栓、剥除纤维化的心包膜)	药物治疗。特别注意:硝酸盐类、利尿药、ACEI/ARB 以及洋地黄类药物可加重症状或增加心率失常的发生,使用时应慎重;起搏器治疗;介入室间隔射频治疗

要点提示

1. 预后差　不论哪种类型的心肌病（扩张型、肥厚型、限制型、分类不明、右室心肌病）预后都很差，恶性心律失常发生率高，猝死概率大。接诊时一定要与家属充分告知风险，避免因沟通不到位引发医疗纠纷。

2. 治疗　治疗无重大突破，全科医师处理要点是加强患者教育，要求患者到正规医院就诊，切忌乱用药或随意改变治疗方案。

3. 严密随访　心肌病患者心肌状态很差，极易发生药物不良反应；因此，一定要建立患者特殊档案，加强随访，严密监测药物不良反应，发现问题时要及时转诊，切不能等待。

三、先天性心脏病

（一）流行病学

先天性心脏病是患病率最高的出生婴儿缺陷疾病。2011年11月15日，《美国心脏病学会杂志》发表了一篇综述，系统性回顾了世界范围内1930—2010年先天性心脏病及其8种最为常见亚型（室间隔缺损、房间隔缺损、动脉导管未闭、肺动脉狭窄、法洛四联症、主动脉缩窄、主动脉狭窄、大动脉转位）的出生患病率。作者检索了1 136篇相关文献，筛选出其中114篇，共纳入近2 410万名婴儿（其中先天性心脏病患儿164 396例），并对相关数据进行了综合分析。主要结果：

1. 总体患病率升高　从1930—1934年的0.6例/1 000名新生儿，到1995年后的9.1例/1 000名新生儿，患病率增长趋势呈S形。

2. 存在明显地域差别　亚洲患病率最高（9.3例/1 000名新生儿），欧洲次之（8.2例/1 000名新生儿），非洲最低（1.9例/1 000名新生儿）。国内上海市资料完整的两个区调查结果证实，杨浦区0.67%，徐汇区0.72%；据此推测我国每年的新生儿中，有10万以上患先天性心脏病。

先天性心脏病畸形种类很多，造成血流动力学影响差别悬殊，有些出生后不能存活，或必须尽快手术才能生存，而另一些先天畸形可通过自身调节、代偿血流动力学的异常，而存活成长至成年人。在近30年来，随着诊断方法的改进，治疗技术的提高，世界各地先天性心脏病患儿存活率显著增加，85%以上出生时有心血管疾病的患者现在能够活到成年。

（二）临床诊断要点（表11-3）

表11-3　临床常见几种先天性心脏病诊断要点以及治疗

	发病率或定义	主要症状	主要体征	超声心动图	主要治疗
室间隔缺损	占儿童先天性心脏病20%～30%；成年人先天性心脏病10%	左向右分流量轻者无症状，重者心衰症状，晚期右向左分流还可出现发绀	胸骨3～4，4～5肋间响亮、粗糙、连续收缩期杂音	能确定室间隔缺损部位与大小，二维超声可直接观察到室间隔缺损	外科手术通过导管置入Amplatzer封堵器

（续　表）

	发病率或定义	主要症状	主要体征	超声心动图	主要治疗
房间隔缺损	国内统计占先天性心脏病 21.4%，女性高于男性	缺损较小无症状；30 岁以后患者出现劳累性气短；较大缺损会出现右心衰症状以及房性心律失常；50 岁后更加明显	胸骨左缘 1～3 肋间收缩期吹风样杂音，晚期出现右心衰体征	能确定房间隔缺损部位与大小，二维超声可直接观察到房间隔缺损	外科手术通过导管置入 Amplatzer 封堵器
动脉导管未闭	占先天性心脏病 15%～21%，女性是男性的 2～3 倍	左向右分流量轻者无症状，重者有心衰症状，晚期右向左分流还可出现发绀	无发绀；杂音出现在胸骨左缘 2 肋间，为连续机器样（收缩期、舒张期均有）	彩色多普勒超声可见动脉导管与肺动脉干内连续性高速湍流	外科手术通过导管采用弹簧圈堵塞法与 Amplatze 蘑菇伞法
肺动脉瓣狭窄	是成年人先天性心脏病最常见的类型之一，占 5%～8%	早期出现活动后乏力、呼吸困难、胸痛、晕厥；晚期右心衰竭表现	肺动脉瓣听诊区出现收缩期、粗糙收缩期杂音	经胸超声分辨率差，易误诊；目前多采用经食管超声发现肺动脉瓣狭窄	首选导管治疗：经皮球囊肺动脉瓣成形术
法洛四联症	是 1 岁后引起婴儿发绀最常见的先天性心脏病，发病率接近 10%。由四部分组成：室间隔缺损、右心室流出道阻塞、主动脉骑跨、右心室肥大	出生时或 1 岁前即出现发绀，劳力性呼吸困难，晕厥	杵状指（趾）明显，胸骨左缘可扪及右心室搏动与收缩期震颤，胸骨左缘下端和心尖区、肺动脉瓣区可闻及收缩期杂音	可发现主动脉增粗，主动脉与间隔连接中断，主动脉骑跨室间隔	外科手术
主动脉瓣狭窄	是成年人先天性心脏病最常见的类型之一，占 7%	早期无症状。发病通常年龄 50—60 岁；典型三联征是：呼吸困难、胸痛、劳力性晕厥	主动脉瓣区可闻及收缩期、粗糙、有明显传到的杂音	主动脉瓣叶呈现：二叶式、瓣膜异常增厚、卵圆形狭窄	外科手术换瓣

	发病率或定义	主要症状	主要体征	超声心动图	主要治疗
艾森-曼格综合征	是指房缺、室缺、动脉导管未闭晚期发生严重肺动脉高压时,使左向右分流转变为右向左分流而形成的一组临床综合征	多在劳累后出现并加重的发绀;劳累性呼吸困难;严重时可出现:胸痛、咯血、晕厥、猝死	除原有先天性心脏病体征以外还会出现右心室扩大、有心衰表现	除原有先天性心脏病表现外还会出现右心室肥厚,心房扩大;胸片:右心室扩大,肺动脉高压	主要是药物治疗。房缺与室缺合并艾森-曼格综合征已失去手术机会,内科治疗控制心衰;动脉导管未闭目前是否手术或导管治疗有争议

要点提示

1. 诊断　先天性心脏病是婴幼儿常见而严重的心脏病,听诊及超声心动图有重要诊断价值。平素要注意心脏听诊的训练,接诊前来就诊的儿童均应做心脏听诊检查;成年人先天性心脏病发病率近年不断上升,接诊时发现患者有心脏杂音,应及时做心脏超声检查,进而提高成年人先天性心脏病的早期诊断率。

2. 重要体征　发绀是先天性心脏病非常重要的体征,也是病情严重程度的重要表象,发现时要及时确诊,必要时转诊。

3. 预后　先天性心脏病病死亡率高,预后与确诊时间关系密切,早发现、早治疗几乎可治愈。

4. 全科处理　先天性心脏病最重要的全科医疗管理与心力衰竭的管理相同。

四、心 肌 炎

(一)概述

1. 心肌是心肌的炎症性疾病,这种炎症可以是各种常见病毒、细菌等感染所致;随着我国广泛开展的抗生素应用专项整治工作的深入,病毒感染性心肌炎发病将会呈增高趋势。

2. 目前虽然许多感染性心肌病变已建立了组织学、免疫学以及免疫组化学的多种诊断手段,但尚未在临床上广泛推广使用,尤其在小规模医院、社区医院确诊还是比较困难。

3. 心肌炎的临床表现取决于受累心肌范围大小,局灶性可以没有临床症状,甚至被忽略,发展为特发性扩张性心肌病。而重症弥漫性心肌炎可引发暴发性致命性心律失常、急性心力衰竭。

(二)几种临床常见心肌炎临床诊断要点以及治疗(表 11-4)

表 11-4 几种临床常见心肌炎的临床诊断要点以及治疗

	病毒性心肌炎	白喉性心肌炎	莱姆心肌炎
流行病学	发病最高年龄组是 15 岁以下儿童,其中婴幼儿比例最高;也是健康儿童和青少年不明原因猝死的重要原因之一;成年人好发年龄 31—35 岁;近几年日本统计高发年龄 10 岁以下与 60—69 岁。任何季节均可发病	是最常见的细菌感染所致心肌炎,占白喉患者发病10%～15%。在死亡患者中,心肌炎发生率高达 50%～60%	莱姆病也称蜱媒螺旋体病,是由蜱媒螺旋体感染所致的一种自然源性疾病,表现为多系统炎症。该病的传播媒介为——蜱。我国部分地区已有发病报道。莱姆病临床分三期;心肌炎多发生在 2 期,发病率 10%
症状	发热、感冒或腹泻;胸闷、心悸、胸痛等;严重时出现心律失常、心源性休克等	白喉发病后 2～3 周,可有发热、乏力、面色苍白、烦躁不安	多为急性心肌炎表现,如:急性心衰表现、急性心包炎表现;同时还伴有全身多系统损害,涉及范围很广,如:皮肤、关节、肝、眼、脊髓等
体格检查	可无体征;也可有心律失常与心衰体征	心率快,第一心音减弱,可闻及收缩期杂音、奔马律;还可有心衰体征	新出现的心脏杂音以及心包摩擦音;奔马律;肺部啰音等
实验室检查	血沉快、白细胞计数升高、心肌酶异常、肌钙蛋白 T、I 均可升高;大型医院还可做病毒学检查	白细胞以及中性粒细胞均高,白喉杆菌相关检查阳性	血沉快、白细胞高、心肌酶异常,IgM 升高,有血尿以及尿蛋白;螺旋体检查阳性
心电图	窦性心动过速、病态窦房结表现、ST-T 异常、各种传导阻滞、各种早搏等	窦性心动过速、病态窦房结表现、ST-T 异常、各种传导阻滞、各种早搏等	ST-T 异常、各种传导阻滞、各种心律失常等
超声心动图	严重者可出现:心室壁局部运动障碍、附壁血栓、心包积液、左室壁增厚		可发现心包积液,二尖瓣反流
治疗	心力衰竭的治疗(同前);抗心律失常治疗;抗病毒治疗;免疫治疗;改善心肌代谢治疗	一般治疗;抗毒素治疗;抗生素治疗;激素治疗;改善心肌代谢治疗;心力衰竭与抗心律失常治疗	一般治疗;抗生素治疗;激素治疗;心力衰竭的治疗;抗心律失常治疗

要点提示

1. **病因** 心肌炎患者明确病因非常重要,但有些诊断检查手段特殊,检测价格高,仅大型医院才能检查,故在社区医院接诊时,如果高度怀疑急性心肌炎,应及时转诊。

2. **治疗** 目前治疗无重大突破,可给心肌营养或代谢药物,市场上比较混乱,缺乏有循证医学为依据的有效药物。因此,社区工作的重点是加强患者教育,要求患者到正规医院就诊,切忌乱用药或随意改变治疗方案。

3. 预后　重症心肌炎患者预后很差,恶性心律失常发生率很高,容易发生猝死,接诊时一定向家属告知猝死风险,避免因沟通不到位引发的医疗纠纷。

4. 全科医师处理要点　这些疾病患者心肌状态很差,极易发生药物不良反应;因此,要建立特殊档案,加强随访,严密监测药物的不良反应,发现问题时一定要及时转诊,切不可等待。

五、心包疾病

(一)概述

1. 急性心包炎较常见于成年男性,年龄通常 20-50 岁。急性心包炎实际的发病率和患病率目前尚无准确的数据,甚至有相当多的病例没有得到准确的诊断。心包炎在尸检中的发生率为 2%～6%。但是,在以胸痛为主诉到急诊室就诊的患者中,急性心包炎的病例所占比例多达 5%;在住院患者中,急性心包炎病例达 0.1%。

2. 慢性心包炎临床并非罕见,但起病隐匿,误诊率高。目前对慢性缩窄性心包炎发病率的人群基础研究资料较少,尚无法全面了解本病的发病趋势。据国内两组报道慢性缩窄性心包炎发病率分别占心脏病的 1.25% 及 1.60%,国外资料为 0.5%～1.1%,占各种心包炎的 20.7%。国内发病年龄以 20-30 岁最多,10-20 岁其次;男性多于女性,男女比例约为 1.5:1。

(二)常见急、慢心包炎的临床特点以及治疗(图 11-5)

表 11-5　常见急、慢心包炎的临床特点以及治疗

	急性心包炎	慢性心包炎
病因	包括很多种,如:非特异性、感染、肿瘤、内分泌及代谢病变、外伤、心肌梗死后、药物、自身免疫性疾病等	急性期未控制,迁延为慢性,如:结核等
症状	胸痛,呼吸困难,心脏压塞症状,全身症状	乏力,食欲缺乏,腹胀腹痛,呼吸困难,咳嗽咳痰
体征	心包摩擦音,心包积液体征(心尖波动减弱,心浊音界扩大,肝大,腹水形成)、急性心脏压塞体征(动脉压下降,脉压变小,休克表现,心动过速,奇脉形成)	颈静脉怒张,心浊音界不大,有时可听到心包叩击音,心动过速,肝大,腹水征阳性,双下肢水肿
实验室检查	血白细胞计数升高,血沉增快,以及不同病因相应检查;心包积液检查,根据不同病因:漏出液、渗出液等	长期肝淤血出现相应化验异常
心电图	有类似急性心肌梗死的 ST-T 改变,但 ST 段弓背向下抬高,没有病理性 Q 波;大量心包积液心电图表现为低电压	低电压,普遍 ST-T 改变
超声心动图	是简单而最可靠的检查	心包固定不动、增厚、密度增高;但超声心动敏感性比 CT/MRI 要差
治疗	一般处理(如:口服激素、阿司匹林等药物),病因治疗,心包积液穿刺	外科手术,内科对症治疗

要点提示

1. 病因　中青年患者的单纯心包炎,以结核菌感染最多见;确诊后抗结核治疗需要坚持 9 个月以上;监测药物不良反应尤为重要,是该类疾病全科医师工作的重点。

2. 急性心包炎　常是多种疾病的严重并发症之一,如尿毒症患者的心包摩擦音被称为"丧钟音";急性心肌梗死患者出现心包摩擦音,说明心外膜受累、梗死面积大;因此患者预后差,必须住院。

3. 慢性心包炎　慢性心包炎尤其是缩窄性心包炎除手术外,内科治疗主要针对右心功能不全。

4. 心包疾病虽发病率不高,但临床预后差,需高度关注。其涉及各种不同心脏疾病大多诊断并不困难,有特异性体征,甚至可以通过心脏听诊达到确诊;超声心动图是最重要的确诊手段。

（黄若文）

第 **12** 章

心血管病介入与心外科手术治疗后的管理

　　心血管疾病发病率及病死率均很高,随着治疗技术的进步,越来越多的心血管病可以通过介入手段或外科手术的手段进行治疗,甚至达到根治的效果。然而,不同心血管疾病的介入治疗手段不同,因此其后的管理、随访也不同。在此,将几种常见的心血管病介入治疗和外科手术后的管理做一个介绍。

一、冠心病介入治疗

(一)概述

　　通过导管途径将以球囊扩张(PTCA)和支架支撑等物理手段为基础的可以解除冠状动脉狭窄病变的介入治疗技术统称为经皮冠状动脉介入治疗(PCI)。其治疗的原理是利用加压充盈球囊的机械作用,直接扩张粥样硬化性狭窄部位,从而增大血管内径,改善心肌血供,减少心肌梗死的发生。冠状动脉支架置入术是将金属支架永久性地置放于冠状动脉病变处,支撑住血管壁,以保护冠状动脉管腔的开放,减少了 PTCA 术后残余狭窄、弹性回缩及血管再塑性,从而使再狭窄率明显降低。现在使用的支架为金属裸支架或药物洗脱支架(DES),后者可以降低再狭窄率、延缓内皮的愈合。

(二)手术后随访管理

　　冠心病患者的治疗是一个系统工程,除介入治疗或外科搭桥手术外,还包括药物治疗、随访和患者的自我管理等一系列的内容。一些患者认为,只要做了介入手术、冠状动脉疏通了,其他治疗就不重要了,这显然是错误的。事实上,介入治疗虽然能够立即解除冠状动脉的狭窄,但是不能永久性预防冠状动脉狭窄。

　　1. 随访内容

　　(1)患者原来缺血表现和心功能状态是否改善?了解患者的胸痛及呼吸困难的症状。

　　(2)介入治疗是否有并发症,如血管穿刺部位或肢体血肿、动静脉漏、肢体缺血疼痛等。

　　(3)常规随访项目,包括①一般检查项目,如体重、心率、血压、腰围、心肺检查、皮肤有无瘀斑、穿刺部位或肢体有无异常等;②常规实验室检查项目,如血糖、血脂、肝功、肾功、心肌酶谱、血常规、粪常规及隐血;③心电图。

　　(4)患者的药物治疗方案是否得以坚持,有无不良反应,是否需要调整。

　　(5)危险因素的控制情况,如血压、血糖、血脂的情况。

(6)生活方式的指导,包括饮食、运动。

(7)特殊项目的复查,如心脏超声检查、运动试验、放射性核素心肌显像、冠状动脉造影以及冠状动脉 CT 造影检查(CTA)。

2. 用药指导　PCI 术后患者药物治疗可分为:①必须服用的药物为双联抗血小板药物(阿司匹林和氯吡格雷);②应该服用的药物为他汀类降脂药;③需要服用的药物包括 β 受体阻滞药、硝酸酯类;④可考虑服用的药物,包括改善心肌代谢的药物等。除上述药物外,一些患者合并高血压、糖尿病等疾病,需要加用相应的药物治疗,但需要与统一规划,以增加药物的作用,减少药物之间的冲突和不良反应。

(1)抗血小板治疗:氯吡格雷加阿司匹林双联抗血小板治疗是目前采用的常规方案。该方案能显著降低冠状动脉介入术后血栓形成的发生率,从而降低心脏病复发、脑卒中甚至死亡的风险,对患者具保护作用。

①服药方案

阿司匹林:100mg/d,终身服用。也有人主张介入治疗后的第一个月阿司匹林的服用剂量为 250~300mg/d。

氯吡格雷:75mg/d,其服用时间因介入治疗方法而异:植入药物洗脱支架者至少服用 1 年,置入多个支架或左主干支架者应延长服用时间甚至终身服用;置入金属裸支架者(现在国内使用金属裸支架比例很少)至少服用 3 个月;单纯球囊扩张(PTCA)未置入支架者,至少服用 1 个月。

②不良反应:阿司匹林、氯吡格雷的不良反应有出血、胃肠道不适、皮疹、肝功能异常、中性粒细胞减少症和血栓性血小板减少性紫癜等。尤以后两种最为严重,其中中性粒细胞减少发生率为 1%,多在服药后 2 周内出现。合并消化道溃疡或出血时,应加用质子泵抑制药(PPI),如雷贝拉唑、泮托拉唑等,但应避免使用奥美拉唑,因其影响氯吡格雷的抗血小板作用。

③个别患者因需较强的抗栓治疗,但因为耐受性差或不良反应的原因只能服用 1 种抗血小板药物时,需加服西洛他唑 50~100mg、2 次/d,口服半年至 1 年。如有出血性胃部病变患者冒险 PCI 术后服用氯吡格雷维持剂量 75mg/d,如不能应用阿司匹林,可联合使用培达 50~100mg、2 次/d,同时应用胃黏膜保护药;换瓣术后患者可继续服华法林,维持国际标准化比值 INR 在 2~3。

④PCI 患者因故需提前停用或减量抗血小板药物时,全科医师一定要咨询相关专科医师意见,以免发生不良后果。

⑤一旦术后发生心绞痛症状,有条件应及时返回原介入治疗医院就诊。如在其他医院就诊,全科医师应告知接收医院冠脉支架手术病情,以便其及时判定是否发生了支架内血栓,并相应给予及时的处理。

(2)他汀类调脂药物:这类药物可以降低总胆固醇及低密度脂蛋白胆固醇、升高高密度脂蛋白胆固醇,同时还可以阻止或延缓冠状动脉粥样硬化进展,防止血管内再狭窄,因此术后应该常规服用。应该强调的是,即使血胆固醇不高的冠心病患者,介入手术后也应服用他汀类降脂药,尤其是阿托伐他汀。这类药物主要的不良反应是肝酶的升高和肌病、肌溶解。服药后 0.5~1 个月或以后检查肝功能、血脂、心肌酶,如无异常,以后 3~6 个月检查 1 次。如果肝酶升高≥3 倍,应考虑减量,或换为对肝影响较小的他汀类药,如瑞舒伐他汀、普伐他汀或氟伐他汀。

(3)β受体阻滞药:PCI患者术后常用的治疗药物,如无禁忌证,应该坚持应用。可以使用美托洛尔(倍他乐克)(每次6.25～25mg,每日2～3次)、比索洛尔(每次2.5～5mg,每日1次)、普萘洛尔等。

(4)硝酸酯类药物:如单硝酸异山梨酯,可以作为一个常规的用药。如5-单硝酸异山梨酯,每次20mg,每日2次。

(5)血管紧张素转换酶抑制剂(ACEI)/血管紧张素受体拮抗剂(ARB):这类药物可以用于改善心功能、减少心室重构、降低血压、减少蛋白尿等,因此适用于合并高血压、糖尿病、心肌梗死的PCI患者。可首先选择ACEI类药物,如因咳嗽等不良反应不能耐受者,可用ARB类药物。

3. 改善生活方式

(1)适量运动:根据术前、术后冠状动脉病变程度、术前功能状态、年龄及住院期间的运动训练情况制定院外运动计划。一般情况下,患者运动应量力而行,逐步增大活动强度,以不感觉疲劳和不适的有氧运动为主。对术后残余3支病变或较严重的2支病变、较大范围心肌梗死、术后曾出现并发症、存在糖尿病、年龄大、一般情况较差者,应视为高危人群,采用低强度运动方案。告知患者及家属,如运动过程中如出现心前区不适、心悸、气短、心率明显增快、活动后眩晕头昏、疲劳、血压上升或下降等均要暂停活动。

(2)合理膳食:饮食宜清淡多样化,做到低热量、低脂肪、低脂(低胆固醇)、低糖、高纤维,切忌过饱、乙醇和辛辣的食物。高血压、心力衰竭者应低盐饮食,肾功能不全者应进食少量优质蛋白质,高尿酸者应限制肉食、海鲜。多进食蔬菜,没有糖尿病者多进食水果。

(3)戒烟限酒:吸烟增加冠心病发病率和病死率高达2～6倍,必须使患者意识到其危害性,尽量鼓励并帮助患者戒烟,或先减少吸烟量再过渡到完全戒烟。男性每天的饮酒量不应超过两个量,女性不应超过一个量。一个量定义为葡萄酒150ml,或者啤酒350ml,或者白酒30ml。

(4)体重的监测:对于超重或肥胖患者,应制定出较严格的饮食和运动方案,把体重降到合适范围。同时要让患者认识到这种治疗的重要性,并给予配合。

(5)保持良好心态:减轻负性心理对患者的不良影响。PCI患者出院后有一个适应疾病的过程,应帮助患者获得心理支持,有助于患者正确面对疾病,保持平和的心态,从而减轻负性情绪,避免引起急性冠脉事件的发生。一旦有新的情况,应及时就医。

4. 控制危险因素 长期高血压、高血糖容易导致血管的再狭窄以及急性事件的发生,因此应积极治疗和控制血压及血糖。糖尿病患者,糖化血红蛋白(HbA1c)应控制在7%以下(用DCCT所采用的方法测量),餐前血糖控制在90～130mg/dl(5.0～7.2mmol/L),餐后血糖高峰值<180mg/dl(10.0mmol/L)。

5. 随访计划

(1)常规复查

①一般检查项目:如体重、心率、血压、腰围、心肺检查、皮肤有无出血瘀斑,应在患者出院后2周到门诊复查1次,以后每个月复查1次。对于穿刺部位或肢体有无异常,可在术后2～4周时检查,如无明显异常则以后不再常规检查。

②常规检查项目:如血脂、血糖、心肌酶、肝功、肾功、血常规、粪常规隐血及心电图等,应在患者出院后2周到门诊复查1次,如正常,则1个月后再次复查。如无特殊,以后每3～6个月

复查一次血脂、肝功、血常规、粪常规隐血。因为服用阿司匹林和氯吡格雷可引起消化道出血，因此应考虑常规检查粪常规及隐血。

（2）心脏超声：对于有心功能不全或其他心脏异常的 PCI 患者，术后应该定期复查心脏超声，了解心功能的变化情况以及介入治疗对心功能的改善情况。通常可在 PCI 术后出院半个月～1 个月、3 个月、6 个月复查，如无特殊变化，以后可 6～12 个月复查 1 次。

（3）冠状动脉造影复查：冠状动脉造影仍然是 PCI 术后一项重要的复查项目，没有特殊情况应该按时进行。分以下几种情况。

①常规介入治疗：建议一般患者在介入治疗后 9～12 个月复查冠状动脉造影。一些患者更愿意接受冠状动脉 CTA 检查（64 排 CT），对于置入较大直径（≥3.5mm）支架的患者，如无症状，可考虑先进行 CTA 检查。

②左主干置入支架患者应在 4～6 个月、12 个月复查冠状动脉造影。如无症状，可考虑先进 CTA 检查。

值得指出的是，如果患者有心肌缺血的症状、心电图改变，应及时进行冠状动脉造影复查，不要再考虑先进行冠状动脉 CTA 检查。

（4）心肌缺血的其他检查：心电图的运动试验、放射性核素心肌显像等对心肌缺血的诊断仍有一定的价值，适用于介入治疗后 6 个月复查，或劳累型心绞痛症状时复查。由于冠状动脉造影/CTA 的更广泛应用，其临床应用的价值已经减少。

放射性核素正电子发射计算机成像（PET）检查，主要用于心肌梗死患者的检查，以判断梗死区有无存活心肌，进一步决定是否有进行非药物治疗（介入或旁路移植手术）的必要。

6. 常见问题简答

（1）支架植入后会移位吗？ 一些患者植入支架后，由于担心支架移位或"跑"，不敢活动。其实这是一个误区，置入血管内的支架是根据血管大小选择的，而且通过较高的压力扩张、膨胀，因此不会移动，更不会由于活动或运动移位。

（2）做介入治疗以后就要终身服药吗？ 不管是否置入支架，冠心病患者几乎都需要在医师指导下终身服药，并按时监测药效及不良反应。

（3）接受 PCI 的患者，血脂不高就可以不用服用他汀类降脂药吗？ 目前认为，不管血脂是否高（尤其是血胆固醇），都应该服用他汀类降脂药。因为这类药物不单纯降低血脂（尤其是胆固醇和低密度脂蛋白胆固醇），还能软化血管和抗炎。

（4）置入心脏支架后能否做磁共振（MRI）检查？ 一般说来，做完心脏支架后是可以做 MRI 的，一般 1.5 T（特斯拉）以下场强的磁共振对于冠状动脉支架影响不大。冠状动脉支架都是非磁性或者弱磁性，非磁性的支架当场就可以做 MRI 检查，弱磁性的建议 6 周后比较稳妥。也有多个试验验证，植入药物洗脱支架做核磁共振是安全的，产生的热效应是微小的，不会产生大的影响。

二、冠状动脉旁路移植术后管理

（一）概述

冠状动脉旁路移植术（CABG）俗称冠状动脉搭桥术，通过取一段自身血管（动脉或静脉），在主动脉和冠状动脉狭窄或堵塞病变的远端之间做一主动脉与冠状动脉的旁路移植，从而使主动脉的血液绕过冠状动脉的堵塞病变段，通过移植的血管直接供应到冠状动脉狭窄或堵塞的远端,以恢复相应心肌的血流供应,改善心肌缺血、缺氧状态,解除心绞痛、心肌梗死等症状,改善心功能。

(二)手术后随访管理

冠心病患者旁路移植术后管理在许多方面与介入治疗(PCI)术后的管理相似,涉及多个方面。下面就重点说明其随访中一些特殊的地方。

1. 随访内容

(1)患者原来缺血表现和心功能状态是否改善,了解患者的胸痛及呼吸困难的症状。

(2)搭桥手术切口的愈合情况,是否有并发症,如胸部和下肢手术切口愈合情况、有无疼痛、下肢水肿等。

(3)其他随访项目参照 PCI 术后随访项目。

2. 手术相关症状 由于需要开胸和取下肢静脉,因此术后会出现一些与此有关的症状。有些患者,尤其是老年人和糖尿病患者,伤口延迟愈合,应加以关注。

(1)胸前区疼痛:旁路移植手术需要切开胸骨,造成一定损伤是必然的,术后出现心前区疼痛是一个很正常的现象,和术前的心绞痛是不一样的,这种疼痛不需要处理,一般在 3～6 个月会自动消失。如果患者感觉到疼痛与术前的心绞痛是一样的,这时患者就应该请医师帮助鉴别是不是心绞痛,如果是心绞痛就需要进一步检查,甚至还需要做一个冠状动脉造影或 CTA。由于用特殊的钢丝固定胸骨,因此少部分患者会在阴天时出现胸部不适或隐痛。

(2)下肢水肿:旁路移植术后一部分患者会出现下肢水肿,因为取大隐静脉后其他血管还没有完全起到代偿的作用。正常情况下肿胀的下肢经过 24h 的平卧休息会基本缓解,但到下午或晚间又加重,这是重力作用的结果。如果下肢肿胀比较严重,可以在白天就把它垫高,具体办法是找个舒适的地方躺下来,把肿胀的下肢用枕头或其他软的东西垫高,使其高于心脏水平,这样可以促进血液回流。平时应避免过多的行走或站立,或者穿上一个弹力袜。一般来说,水肿现象在半年到一年之后就会逐渐消失。如果出现伤口发红、疼痛、溢液甚至溢脓等现象应立即和医师联系或去医院就诊。如果没有手术的下肢也出现肿胀的现象也要尽快去医院就诊。

3. 用药指导 与冠心病 PCI 治疗患者有所不同,冠状动脉旁路移植手术后患者常更强调服用一段时间的血管扩张药,如硝酸脂类、钙离子拮抗剂;其次,对双联抗血小板治疗要求没有 PCI 强。

必须服用的药物:抗血小板药物(常为阿司匹林);应该服用的药物:他汀类降脂药、β 受体阻滞剂、扩血管药物(硝酸酯类、钙通道阻滞药);需要服用的药物:可考虑服用的药物包括利尿药、洋地黄类等治疗心力衰竭的药物等。合并高血压病、糖尿病患者的用药参照 PCI 术后管理。

(1)抗血小板治疗:主张采用阿司匹林作为终身的抗血小板治疗药物。但是,越来越多专家主张同时使用氯吡格雷治疗,即双联抗血小板治疗。

①服药方案

阿司匹林:100mg/d,从术后第 3 天开始,终身服用。有胃肠道不良反应时可用氯吡格雷替代。

氯吡格雷:75mg/d,从术后第 3 天开始,如代替阿司匹林,需要长期服用。一些专家建议,如与阿司匹林联合应用,则应用 1 年。

②阿司匹林、氯吡格雷的不良反应及处理参照 PCI 介入术后随访管理。

(2)β 受体阻滞剂:冠脉旁路移植术后往往心率偏快,因此常需要应用 β 受体阻滞剂来控制心率,使心率维持在 60～80 次/d 比较理想。如果患者同时有心力衰竭,应按照心力衰竭的方案用药,必要时改用或加用洋地黄类药(地高辛)。

(3)硝酸酯类药物:如单硝酸异山梨酯,每次 20mg,每日 2 次,可以作为一个常规的用药,服用 1 年。

(4)钙通道阻滞剂:由于手术的刺激和损伤容易使冠状动脉及桥血管痉挛,因此建议术后患者常规服用钙通道阻滞剂 6 个月。如果心率正常,可以考虑使用地尔硫䓬 15～30mg,每日 3 次;地尔硫䓬缓释胶囊 90mg/d,心率慢的患者,可考虑用硝苯地平缓释片、非洛地平(波依定)、氨氯地平等。

(5)他汀类调脂药物、ACEI/ARB、β 受体阻滞剂等使用参照 PCI 患者术后随访管理。

4. 改善生活方式

(1)适量运动:冠心病患者冠脉旁路移植术后应坚持锻炼,但应采取逐步、稳妥增加活动量的方式。最初可以在室内和房子周围走动,走动时要扶着东西。在感觉到室内走动没有困难时,可以开始散步,开始行走的速度、步伐以感觉舒适为标准。这样不仅增加肌肉和骨骼的力量,也可以改善血液循环。之后,散步逐渐加快步伐,以增加心率和呼吸频率,可以每天 3 次,每次 5min。然后逐渐增加散步的时间和距离,以患者自己能够耐受为准。以后,通过不断延长散步次数和时间,只要能够耐受,可以慢慢地上楼梯,上小山坡。全科医师在进行运动指导时,一定要强调,在运动和锻炼的过程中,如果出现胸痛、气短、哮喘和严重疲劳,就应立即停止运动,原地休息(最好采用坐位或平卧位),必要时请与医师联系或呼叫 120。

在冬季或炎热的夏天,可能无法在户外散步,可以使用室内自行车或健身器,每天锻炼 2 次,每次 30min。

(2)控制其他危险因素、合理膳食及其他方面参照 PCI 术后管理。

5. 随访计划

(1)常规复查、心脏超声复查参照 PCI 术后患者的随访管理。

(2)冠状动脉造影/CTA 复查:目前,冠状动脉旁路移植术后什么时候复查冠状动脉造影仍然不一致,因为动脉桥在 5 年的通畅率是 90%,静脉桥通畅率是 80%。一般说来,患者术后仍有胸闷、胸痛症状,或症状复查时应及时行冠状动脉造影检查。

值得一提的是,桥血管的造影有时会遇到一些困难。冠状动脉 CTA 检查技术的成熟,能够比较清晰的显示出冠状动脉以及桥血管的走向和通畅情况。了解冠状动脉及桥血管的通畅情况可首先考虑 CTA,尤其是没有搭桥手术相关资料的情况下。

6. 心理疏导 与介入手术相比,冠脉旁路移植手术损伤大、术后恢复时间长,部分患者还会出现手术切开引起的疼痛等症状,因此更容易引起患者的焦虑等症状。还有一些患者认为,开胸就等于伤了“元气”,难以彻底恢复。因此在随访的过程中,不仅需要关注患者身体本身的痛苦和异常,更需要关注患者的心理状态,有针对性地进行心理疏导。

(三)常见问题简答

1. 术后运动会使手术伤口裂开吗 不会。手术中做旁路移植手术的吻合口一般在 72h 内就初步愈合了,胸骨愈合的比较牢固大约在术后 1 个月。由于有钢丝固定,一般不会出现这种问题。但是,要注意的是,术后前 1～2 个月活动量要少些,按照前面讲到的方式进行循序渐进的运动,尤其是上肢和胸部的活动。对于老年人、合并糖尿病者,愈合时间可能推迟,活动的方式和量也要相应调整。

2. 旁路移植术后血管再堵塞怎么办 尽管旁路移植的血管通畅率比较高,因为受血管状态、缝合技术以及吻合口愈合的情况等影响仍然有堵塞的可能;其次,原来堵塞不重甚至正常的血管也可能出现狭窄甚至堵塞。无论是哪种情况,仍然可能需要重新处理。

理论上讲,再堵塞后仍然可以旁路移植或做介入手术,但由于首次旁路移植外科手术造成的组织层次的改变和黏连,可选择的桥血管减少,再次旁路移植的手术难度很大。因此,出现这种情况最好采用介入手术,可根据造影的情况,决定是打通原来堵塞的血管还是堵塞的桥血管。

三、导管消融术

(一)概述

导管消融是指通过导管对引起快速心律失常的心肌组织进行破坏性的治疗手段,包括射频消融术、冷冻消融术、加热消融术甚至化学消融术。但目前临床上广泛应用的是射频消融术。

射频消融术将电极导管经静脉或动脉血管送入心脏内,经导管将射频电流导入心脏组织,使局部组织温度升高,产生局部凝固性坏死,从而达到阻断异常传导束或破坏异常兴奋点,根治心动过速的目的。经心导管向心脏导入的射频电流,损伤范围仅在 1~3mm,温度在 40~60℃,故不会对人体造成太大伤害。

射频消融术可以治疗室上性心动过速、室性心动过速、房性心动过速、心房扑动、心房纤颤。

(二)术后管理

在多数情况下,射频消融术对快速型心律失常是一种根治性治疗,但一部分心律失常仍然有复发的可能。因此,针对不同的心律失常,术后的随访管理也是不同的。

1. 房颤导管射频消融术后随访管理

(1)监测的项目(表 12-1)。包括肝功能、血常规化验、凝血功能检查、心电图及动态心电图、心脏超声。

表 12-1 房颤消融随访

项 目	检查时间	说 明
肝功能、血常规	出院后 1 周、1 个月、3 个月	
凝血功能(INR 等)	开始每周 1 次,结果达标后每月 1 次,至华法林停用	使用华法林的情况下
心电图	出院后 1 周,以后每月 1 次	了解心电图改变以及心律失常发作情况
动态心电图	出院后第 1、3、6 个月	了解心律失常发作情况
心脏超声	出院后第 1、3、6 个月	了解左心房大小、有无血栓、左心室大小功能

出现持续房颤或其他心律失常发作时,应及时就诊。

(2)心律失常的监测:术后 3 个月内患者仍然可能会感觉到心悸甚至短阵的房颤感觉,这是由于术后心房肌存在顿抑,是正常的。当心脏功能完全恢复,就有可能转复。房颤消融的复发率为 20%～30%,有一些患者表现为房速或房扑。因此,术后应常规监测心律失常的发作情况。虽然常规心电图有一定的价值,但是由于记录时间太短,所以意义不大,最好在患者发作时或出现症状时做心电图。一方面要了解患者的感受或症状,其次应该定期做动态心电图(Holter)检查。如果发生这些情况,应转诊至手术医师。如果 3～6 个月或以后仍有房颤发作,应联系手术医师,考虑做第 2 次消融手术。

(3)药物治疗:术后常规需要药物治疗,包括抗凝药物华法林、抗心律失常药物。一些研究认为,血管紧张素转化酶抑制剂和血管紧张素 Ⅱ 受体阻滞剂对减少房颤的复发也有作用。

①华法林:因为心房消融范围比较大,如果再有房颤发作,形成血栓的机会增大。术后 3 个月内须服用抗凝药华法林以预防血栓。服用的方法:华法林 每次 1.5～6mg,术后停止肝素抗凝时即开始服用,每日 1 次,共 3 个月。服药期间需频繁监测 INR,使之维持在 2～3,并依此来调整华法林的用量。

②抗心律失常药物:目前应用比较多的是胺碘酮。其服用的方法:从消融手术前即开始服用,持续到术后 3 个月。服用方法:开始第一周,每次 200mg,每日 3 次;第 2 周,每次 200mg,每日 2 次;以后每日 1 次,每次 200mg。服药期间监测心电图心率、Q-T 间期、肝功能、甲状腺功能。

有些患者不适合使用胺碘酮,可考虑用普罗帕酮(心律平),每次 150mg(3 片),8h 1 次口服,共 3 个月。

③质子泵抑制剂(PPI):由于食管紧贴左心房后壁,因此左心房消融中可能会伤及食管,甚至引起严重的并发症——心房食管瘘。有试验显示,给予 PPI 可以减少房颤消融时食管的损伤,减少这种并发症的发生。奥美拉唑,每次 20mg,每日 2 次,从消融前 3d 开始服用,持续到消融后 2 周。也可使用其他 PPI。

④ACEI/ARB:考虑到可能具有预防消融后房颤复发的作用,可考虑加用,尤其适合于伴随高血压的房颤消融患者。

(4)手术相关的损伤监测:一般来说,射频消融手术经过血管途径完成,因此可能对血管穿刺部位造成一些损伤,但通常无大碍。①穿刺部位有无血肿、疼痛;②穿刺侧的肢体有无肿胀、疼痛;③手术出现并发症者,应有针对并发症的监测项目;④如无特殊,术后 1～2 周可以洗澡。

2. 其他心律失常消融术后的随访管理　对于除房颤外的其他心律失常消融术后的复查相对比较简单,因为这类心律失常多能根治。主要注意以下几点。

(1)常规消融随访管理:出院后 1～2 周、1 个月复查心电图一次。如患者有症状,可考虑进行动态心电图检查。

(2)手术损伤部分观察:参照房颤消融。

(3)心律失常发作的检查:对于室上速等一般心律失常,消融术后无需特殊监测。如果再次发作时最好记录到发作时的心电图,以明确诊断。对于难治性的心律失常,消融术后复发率高者,应考虑进行动态心电图检查,方案参照房颤消融术后随访。

(4)对于心律失常合并心脏扩大、心功能不全者,应定期做心脏超声检查心腔的大小、心功能,参照房颤消融术后随访。

四、起搏器置入术

(一)概述

心脏起搏系统是由起搏器和电极导线构成的。心脏起搏器是由电池和微电脑组成的脉冲发生器,通过起搏电极导线与心房或心室肌相连。它能定时发放一定频率的脉冲电流,使心房和(或)心室肌受到刺激而兴奋,从而引起整个心房和(或)心室的收缩。同时,心脏的电信号通过电极导线传给起搏器,起搏器通过分析来决定是否发放脉冲电流,从而使人工心脏起搏器的工作呈现按需型、生理性和智能型。

起搏器的出现最初是用于治疗缓慢型心律失常的。随着起搏技术的进步和一些疾病发病机制的明确,起搏器已经能够治疗充血性心力衰竭、晕厥、肥厚型心肌病等。心脏再同步治疗(CRT)和可置入式心脏转复除颤器(ICD)也已经在临床上广泛应用。

(二)术后管理随访

起搏器术后随访要注意原来心脏病情况、心律情况、起搏器工作情况、手术切口和囊袋的情况、患者注意事项。

1. 原有症状仍然存在 置入心脏起搏器后,原来由于心动过缓引起的头晕、胸闷、无力、心悸等症状应该有明显的改善。如果症状仍然明显,应考虑:①起搏器参数设置不合适;②起搏系统的故障,包括电极导线移位、接口接触不良、起搏刺激不能夺获心脏等。

2. 症状加重 置入起搏器后,尤其是心室单腔起搏器(VVI),尽管心率正常,但患者头晕、胸闷的症状较前加重,尤其是在起搏器工作时,应考虑起搏器综合征。

3. 出现新的症状 置入起搏器后,如果出现下列新症状,如心慌、胸闷等,应考虑起搏器相关的心律失常。

(1)起搏器介导的心动过速(PMT),见于双腔起搏器伴随室房逆传者。

(2)心室不适当的快速跟随。当肢体活动时,如果心房的感知灵敏度设置较敏感(数字较低),心房感知器就容易感知到电信号,如果感知到肌肉活动时的电信号或其他信号,则可以触发心室快速起搏。如果房颤或室上速发作时,如果没有将自动模式转换功能打开,则容易引发心室快速起搏跟踪。

(3)运动或肢体活动时,频率适应功能设置过于灵敏时,这样轻度的活动即可引起较快的心室起搏,从而引发患者的不适。

除了进行动态心电图检查外,应让患者到心血管专科处理。

4. 手术切口及囊袋 出现下列情况,应建议患者找置入医师就诊。

(1)感染:若伤口出现发热、疼痛、有液体流出等症状,应立即与置入医师联系。

(2)血肿:囊袋(装起搏器部位)出现肿胀、青紫、疼痛,但无明显发热,考虑囊袋内血肿。多见于正在服用抗血小板药物(阿司匹林、氯吡格雷)、抗凝药物(华法林)的患者。我们曾遇到一例起搏器置入半年出现血肿的患者。

5. 患者注意事项

(1)运动:术后仍要适当活动手术侧的上肢,避免两个极端:剧烈运动和很少活动。一般说来,置入起搏器一侧的手臂在1~2个月不要高举或剧烈运动,避免起搏器电极导线移位。值得注意的是,一部分患者因为担心起搏器移位而不敢活动置入起搏器侧的患肢,这样2~3个月或以后就会出现上肢僵硬、肩关节活动受限,甚至肩周炎。不活动患肢的另一个问题是上肢的静脉血栓形成。由于静脉内有电极导线,再加上不活动、血流缓慢,容易形成血栓,从而引起上肢的肿胀、疼痛。

(2)养成良好的习惯,每天定期测量脉搏并记录,有症状时及时检查脉搏、心搏,有较大的异常反应及时就诊。

6.随访计划　患者随访时,应携带起搏器卡(或由置入医师填写的卡片)、以前的心电图、起搏器置入的资料以及随访资料。起搏器置入后应定期随访。现在,已经有起搏器可以通过无线网络随访。

(1)起搏器随访:最为关键的时间段是置入后的第一年和接近使用年限的最后一年。出院前、术后第1、4、10个月末进行起搏器检测、程控,以后每年检查一次。起搏器电量开始不足时,每3~6个月检查、程控一次,重点检查起搏器的剩余电量。置入三腔起搏器(心脏同步起搏治疗 CRT)、自动转复除颤器(ICD)患者因为临床表现变化很快,需经常增加随访频率。

(2)心电图:在每次随访时同时都做心电图检查,了解心律、起搏器工作状态。

(3)动态心电图:患者有症状而起搏器随访又不能发现问题或不能解释时,尤其是怀疑间歇性的异常,应该进行动态心电图检查,以获得有用的信息。

(4)运动试验:对运动较多的人,尤其是年轻患者,为了评估起搏器的频率适应功能,有时需要做运动心电图试验。做正规平板运动试验时,如果频率适应起搏器的工作状态满意,那么尽可能不让患者坚持试验的时间太长,否则会削弱传感器的反应导致不恰当的程控。

(5)心脏超声:在住院进行起搏器置入时,围术期应做一次心脏超声检查,了解心脏结构、大小和功能。对于心脏功能正常的患者,以后可每年进行一次检查。对于心功能不全患者,需要6个月检查一次,或依照心功能不全评估要求进行检查。

(6)X 线胸片:怀疑电极导线问题时,需要进行 X 线胸片检查或透视检查。没有必要进行常规检查。

7.常见问题

(1)如何避免电磁场对起搏器的干扰:由于起搏器的工作受电场、磁场的影响很大,因此患者应尽量避免进入强电场、强磁场的环境。

①要求避免的强磁场环境:包括磁共振检查(MRI)、电磁门、高压变电站、外科手术时使用电刀、以电磁场为主的理疗设备。

②日常生活中的电磁场影响不大:包括手机、电视、电吹风、电剃须刀和微波炉等一般不会影响起搏器的正常工作,但要确保无漏电。但为了安全起见,尽量使用未置入起搏器侧的手接打手机,或者手机距离起搏器 15cm 以上。在使用电磁炉和老式微波炉时应保持 1m 的距离,以免电磁辐射干扰心脏起搏器工作。

(2)为什么患者心跳会快于起搏器设置的频率:起搏器出厂时的基本频率多设置在 60 次/min,但是患者自查时常常发现心搏快于 60 次/min。这是一种正常现象。起搏器基本工作原则是尽可能"尊重"自身的心律(率),双腔起搏器具有跟踪自身心律的作用,所以,自身心房率快,心室起搏也相应快。另一方面,带有频率适应功能的起搏器,肢体活动或运动时也会自动增加心率。

(3)置入起搏器后会影响正常生活吗? 有的患者认为安装了起搏器后就不能打手机、不能外出旅游,因为手机和飞机的磁场会干扰仪器的正常运作,这是个误区。其实,在某种意义上,置入起搏器是为了保障生命安全、提高生活质量。当然,也有注意事项,那就是不要接触强磁场,置入起搏器的上肢不要进行过大幅度的运动。

(4)起搏器会与正常心律冲突吗? 一般不会。因为起搏器工作的原则是"尊重自身节律",这也是起搏器程控的原则。当有自身心脏电活动时,起搏器就处于一种待命状态,一旦心脏停搏,则起搏器马上按要求发放冲动刺激心脏搏动。为了减少与自身心律的冲突,起搏器还增加了一些特殊功能,如滞后功能、窦律优先功能等。

(5)怎样知道起搏器是否有电? 一般说来,如果按照起搏器出厂所标识的参数工作,双腔起搏器可以使用至少 5 年,单腔起搏器可以使用 7 年,三腔起搏器和 ICD 使用的时间较短些。因此,起搏器快到寿命时,应定期检查,现在的程控仪多可以直接显示出起搏器电池的可持续工作时间。为了保证起搏器的安全,正常情况下,起搏器的电池电量是逐渐下降的,可持续3~6个月,以便早期发现,及时更换,可以避免突然停电而发生意外。在正常使用情况下,如果起搏器起搏的频率比设置的频率低 10% 或 10 次/min,提示电量不足,应及时就诊,检查起搏器。目前起搏器不能换电池,只能换整个脉冲发生器。因为脉冲发生器必须保证绝对密封,任何的液体(血液、体液)渗透到脉冲发生器内都可能导致起搏器的失灵。更换起搏器时,通过测试证实电极导线性能良好则可以继续使用。

五、心脏瓣膜置换术

(一)概述

心脏瓣膜疾病是由于炎症、黏液样变性、退行性改变、先天性畸形、缺血性坏死、创伤等原因引起的单个或多个瓣膜结构(包括瓣叶、瓣环、腱索取或者乳头肌)的功能或结构异常,导致瓣膜狭窄和(或)关闭不全,从而引起血流动力学异常,最终可导致心力衰竭。最常受累的瓣膜是二尖瓣,其次为主动脉瓣。引起瓣膜病的原因包括风湿热、黏液变性、退行性改变、先天性畸形、缺血性坏死、感染和创伤等。心脏瓣膜病早期可以先用药物治疗,一旦出现明显的血流动力学异常,则应尽早考虑手术或介入治疗。

(二)术后管理

1. 复查项目 瓣膜置换术术后,应注意患者的症状(如呼吸困难等)的变化、查体心脏杂音的变化、心电图、X 线胸片、心脏超声检查等,可在手术后 1 个月复查,如无特殊,可间隔 3 个月、6 个月复查,以后每 12 个月复查一次。凝血功能的复查见下面抗凝治疗部分。

对于刚做完换瓣手术的患者来说,需要半个月复查一次,如果达到抗凝标准的话,1 个月再复查一次,如果继续达到标准的话,3 个月复查,以后就是半年复查。有问题者及时就诊。

2. 手术切口及并发症

(1)手术切口的处理:通常情况下,患者出院时,切口虽已痊愈,但切口处愈合的皮肤仍然比较娇嫩,患者合适穿柔软的内衣防止切口受损。保持切口附近的皮肤清洁干燥。沐浴可待2~3 周后,切口结硬痂后。为了减少刺激,沐浴时可使用温和、不刺激的皂液清洗愈合的切口,动作轻柔。

(2)感染:瓣膜病患者容易发生呼吸道感染,由于人工瓣膜本身没有毛细血管和血液循环,一般血液循环当中有感染性的因素,比如淋巴结发炎、肺部的感染、胆囊炎等都会有一部分细菌进入血液循环,可能"潜伏"在心脏瓣膜等部位,最后引发心内膜炎。

(3)瓣周漏:指人造瓣膜与患者自身瓣环组织之间存在空隙,造成血液的返流,可能与术后感染、缝合技术有关。临床上可出现心力衰竭再次加重、杂音出现。

(4)出血及血栓:与抗凝治疗不当有关。

(5)溶血及溶血性贫血:可出现面色苍白、贫血、尿呈浓红茶色。

3. 生活方式

(1)适当运动,避免劳累。手术后 3 个月以内,因为胸骨愈合尚不牢固,不要负重和做剧烈的活动,更不要做抱小孩的动作,以防手术切口裂开。

(2)保持良好饮食习惯,注意饮食卫生。少量多餐,每餐不可过饱。动物的肝和绿叶蔬菜(西兰花、芥兰登以及某些豆类)维生素 K 含量高,应少食。以免影响抗凝药的效果。

(3)忌烟酒。

(4)保持心情愉快,情绪稳定,养成良好的生活习惯,保证充足的睡眠。

4. 预防感染　尤其是呼吸道感染。注意口腔卫生,防止受凉、感冒。一旦发生呼吸道感染,要及时治疗,避免引起心内膜炎。

5. 抗凝治疗

(1)抗凝药应用持续时间:术后应常规进行抗凝治疗,生物瓣替换术后抗凝治疗 3~6 个月,如有房颤,巨大左房则适当延长抗凝时间,机械瓣替换术后需要终身抗凝治疗。

(2)抗凝监测指标:抗凝药用量不足,有致血栓形成、栓塞的危险,抗凝药物过量,有致出血的危险,正确抗凝非常重要。抗凝正确的标准为凝血酶原时间 PT 为正常值的 1.5~2 倍(21~28s,正常 12~14s)。活动度在 35%~50%(正常≥80%),国际比值(INR)在 2.0~3.0。

(3)华法林使用剂量及调整:一般首次剂量华法林 3~5mg,维持量华法林在 3mg/d,但由于个体差异,所需剂量差别较大,0.5~7mg/d。

①抗凝不足:如凝血酶原时间低于正常值的 1.5 倍或活动度>60%,可酌情加服维持量的 1/8~1/4,如凝血酶原时间接近正常要查找原因,重新抗凝。

②抗凝过量:如凝血酶原时间超过正常的 2.5 倍或活动度低于 25%,可减少用量 1/8~1/4。如活动度低于 20%,可停用一次,次日化验后再调整,如误服(或重复服药),无出血倾向可密切观察,有出血倾向就立即注射维生素 K_1 拮抗。

(4)凝血功能监测:为了正确抗凝,要经常采血做化验,以调整用药量。开始使用时,在摸索合适药量期间(即找出用药规律期间),一般每日或隔日验血一次,找到规律后可每周测一次,如反复测定多次都很稳定,可 2~4 周测定一次,最长可 3 个月测定一次。

(5)临床出血和血栓监测

①注意有无出血倾向,常表现为鼻出血、牙龈出血、尿血,腹内出血表现为腹痛,颅内出血表现为昏迷等。如有出血征象,即使检验结果在适当范围,也应减量或暂停。

②注意有无血栓形成和栓塞现象:血栓形成的原因除抗凝不足外尚与瓣膜材料、结构有关,血栓形成表现为瓣膜音响改变,出现心力衰竭,如脑血管栓塞出现神经系统症状:神志不清、偏瘫等。肢体动脉栓塞出现肢体疼痛。

6. 坚持药物治疗　更换瓣膜的患者常有心功能不全,因此,术后除了服用抗凝药物华法林外,还要坚持服用其他药物,如 ACEI、利尿药、洋地黄和 β 受体阻滞剂,不可自行停药或减药。学会观察药物的反应和不良反应。

7. 妊娠与生育　风湿性心脏病患者换瓣术后心功能和体力恢复很好,可以结婚。婚后要注意维护好心功能。置换机械瓣的女性患者婚后应该避孕,不能妊娠,因为妊娠和分娩会加重其心脏负担,而且在分娩时可能由于抗凝药的使用而引起大出血,造成生命危险。因为要始终服用华法林抗凝,而华法林又可能通过胎盘,导致婴儿畸形。但如果坚持怀孕、生育,需要在医师的指导下根据情况决定是否继续妊娠。继续怀孕者应考虑停用华法林,使用肝素。肝素分子量大,不能通过胎盘,没有致畸作用。

如果是置换生物瓣的患者,可根据病情选择妊娠时机,最好是心功能状态好、已停用抗凝药的情况下。

六、其　他

(一)先天性心脏病病封堵术

1. 概述　先天性心脏病是出生后就具有的结构异常的心血管疾病,可分为:①非发绀型先天性心脏病:患儿通常无青紫表现,一般是在体检时发现心脏杂音而就诊。如动脉导管未闭,房、室间隔缺损,部分型肺静脉畸形引流等。②发绀型先天性心脏病:患儿出生后即刻或以后逐渐出现发绀,如法洛四联症等。目前,先天性心脏病是无法通过药物治愈的。主要的治疗手段是手术治疗和介入治疗。介入治疗主要适用于房间隔缺损(ASD)、动脉导管未闭(PDA)、室间隔缺损、肺动脉瓣狭窄(PS)、主动脉缩窄、冠状动脉瘘等。

介入治疗是指通过血管(动脉、静脉)用特殊的器械对先天性心脏异常结构进行治疗的方法。对于缺损型的先天性心脏病主要进行封堵术,对于狭窄型病变主要进行球囊扩张术,属于微创手术。术后患者卧床 12～24h 即可下地活动,3～5d 后出院,不影响其正常的生活、学习、工作。目前,临床上应用最多的是封堵术,下面就封堵术后的随访管理进行讨论。

2. 术后管理

(1)随访复查项目及时间

术后 1 个月、3 个月、6 个月、1 年和 3 年时复查心电图、超声心动图和胸部正侧位片。

(2)心脏病症状

①原心脏病症状:注意术后患者症状的改善情况,有无新的症状出现。

②介入治疗相关并发症的观察:介入治疗出院后可能存在或出现的并发症包括:心脏压塞、心律失常(尤其是各种心脏传导阻滞,2.93%)、封堵器脱落(发生率 0.12%～0.47%,以 ASD 多见)、残余分流与溶血(常见于 PDA <0.80%,VSD 0.51%～5.88%)、三尖瓣关闭不全(多见于肺动脉瓣球囊成形术,也可见于 VSD 封堵术)、主动脉瓣关闭不全(主要见于 VSD 封堵)、主动脉-心房瘘(在 ASD 封堵术后晚期)等。

注意有无突然胸闷、呼吸困难、血压下降,注意心脏压塞、封堵器脱落(早期)、主动脉-心房瘘(晚期)。

无力、心率慢:提示心脏传导阻滞。

面色苍白、贫血、尿呈浓红茶色、心脏杂音:提示溶血、残余分流。

(3)药物治疗

①阿司匹林:房间隔和室间隔缺损封堵术后患者,成年人口服阿司匹林肠溶片每次 100～300mg/d,共 3～6 个月。注意消化道不良反应。

②其他药物治疗:有肺动脉高压、心功能不全者仍需要继续坚持用药。

(4)预防感冒:术后 3 个月内,如出现病毒或细菌性感染时,要服用抗病毒药物或抗生素,及时治疗,以预防心内膜炎的发生。

(5)避免剧烈运动:术后 3 个月内,避免如跑步、跳跃、游泳等运动,不宜从事重体力活动。

学生免体育课 3 个月。

（6）先天性心脏病介入封堵术后不能做磁共振检查。

（二）先天性心脏病矫正术

1. 概述　通过外科开胸或胸腔镜的途径，对心脏结构的异常进行修补、矫正为主的治疗方式，适用于各种简单先天性心脏病（如：室间隔缺损、房间隔缺损、动脉导管未闭等）及复杂先天性心脏病（如：合并肺动脉高压的先心病、法洛四联症以及其他有发绀现象的心脏病），也是先天性心脏病的主要治疗手段。对于一些复杂的先天性心脏病，有时需要 2 次或更多次的手术。

2. 术后管理

（1）随访复查项目及时间

术后 1 个月、3 个月、6 个月、1 年和 3 年时复查心电图、超声心动图和胸部正侧位片。以后的随访时间逐渐延长，直至心电图、超声及心脏 X 线检查正常可停止随诊。

需要 2 次或以上手术的患者，其术后随访要求更严格，要按照手术医师制订的具体随访方案进行。

（2）生活方式

①限制运动：术后要适当锻炼，逐步增加活动量，但 3～6 个月要限制剧烈活动和重体力劳动。如果心脏功能基本恢复，一般儿童在术后 3～6 个月恢复上学，6 个月恢复较大的活动量。

②饮食：尽可能多样化，给予易消化的食物，保证足够的蛋白质和维生素的摄入。勿暴饮暴食。

③沐浴：术后 2～3 周，伤口脱痂后即可沐浴。

（3）心脏病症状及手术并发症观察：手术后要注意原来的症状是否改善，有无新的症状出现。出院 1 个月内有可能出现 2 个并发症，此后再出现并发症的概率低。

①心包积液：无任何原因频繁的恶心、呕吐、气短，要尽快做心脏超声检查，若有中到大量积水，应尽快行心包穿刺引流。

②胸腔积液：表现为呼吸困难、气促、脸肿、呼吸快、嘴唇紫、哭闹烦躁。应立即摄胸片、心脏超声检查。确认有中到大量胸腔积液，要用最快的速度穿刺引流。此时要严格控制入水量，加强利尿治疗。

③术后手术切口疼痛：少部分患者手术后可出现手术切口疼痛，严重者可用镇痛药，如吲哚美辛（消炎痛）等口服。

④防止鸡胸：对于正中切口患儿，手术后胸骨用钢丝或胸骨线直接缝合的，胸腔会有压力，孩子咳嗽都会使胸骨突出。对于＞6 个月的患儿，建议用鸡胸防治仪。侧切口不需要鸡胸防治仪。

（4）预防感染：室内空气要流通。定时开窗通风，以加强空气对流。一旦发生感染应及时治疗。

（5）坚持药物治疗：对于合并心功能不全、肺动脉高压等情况的先天性心脏病患者，术后仍需遵医嘱坚持服药，不可随意停药或增减药物用量。

（6）心理疏导：大部分先天性心脏病患者往往为未成年人，甚至幼儿，往往受到家长的过度重视、宠爱、娇纵，不利于其正常人格的培养。多数先天性心脏病患者，手术后心脏的功能基本恢复正常，手术后的患儿生长发育与正常儿童相同。因此，家长应该按照正常儿童对待先天性心脏病手术后的患儿,不要过度宠爱。

(三)心脏瓣膜病的介入手术

目前,心脏瓣膜病的介入治疗还仅限于狭窄型病变,以二尖瓣狭窄应用最多。

1. 概述 二尖瓣狭窄在风湿性心脏病中较为常见。当瓣膜发生炎症后,瓣叶逐渐增厚、黏连,影响瓣膜的活动能力,导致瓣口开放受限,形成二尖瓣狭窄。二尖瓣狭窄引起的症状与二尖瓣口的面积大小有关,适合于球囊扩张的二尖瓣狭窄程度为中重度,同时瓣膜的弹性好,无明显关闭不全。

部分二尖瓣狭窄患者可采取介入疗法——经皮穿刺二尖瓣球囊扩张术。这是一种微创手术,通过穿刺右侧股静脉和房间隔插入一根球囊导管置于二尖瓣口,快速充盈球囊,使狭窄的二尖瓣口面积增大,左心房内的血液通过二尖瓣口流到左心室通畅,肺淤血减轻,患者的临床症状缓解。介入疗法的总成功率可达98%,优势为:创伤小,不需要全身麻醉,不需要输血,不需要开胸手术,不需要长期服用抗凝药,住院时间短,术后恢复快。

2. 术后随访复查

(1)随访项目:包括患者的症状、体征、血常规、肝肾功能、凝血功能、心电图、心脏超声、X线胸片等。

应注意患者的症状(如呼吸困难等)的变化、检查心脏杂音的变化、心电图、X线胸片、心脏超声检查等,可在手术后1个月复查,如无特殊,可间隔3个月、6个月复查,以后每12个月复查一次。

二尖瓣球囊成形术后容易出现的并发症包括中重度二尖瓣关闭不全、心功能不全以及介入治疗后的再狭窄。出现再狭窄者仍然可以使用介入治疗。

(2)生活方式:患者应注意休息、劳逸结合、避免过重体力活动。但在心功能允许情况下,可进行适量的轻体力活动或轻体力的工作。

(3)预防感染:尤其是呼吸道感染。

(4)抗凝治疗:合并房颤者应给予华法林抗凝治疗,可参照心脏瓣膜病外科手术后抗凝治疗内容。

要点提示

1. 全科医师要认识到冠心病的治疗是一个系统工程。患者进行PCI术或CABG术后仅仅是完成了冠心病治疗的一部分,其治疗后的服药、锻炼和医师随访对患者康复具有重要意义。

2. 冠心病管理是社区医院进行慢病管理的重要疾病之一,需要为其建立健康档案,在全科医师指导下进行药物调整、康复训练和定期随访,监督患者坚持服用抗血小板药物等,减少心绞痛复发,提高生活质量,改善患者预后。

3. 全科医师要掌握心律失常介入治疗的随访流程、随访内容,指导服药与康复锻炼。

(王 斌)

第13章

多种疾病共存时用药难点解答

一、合并COPD，β受体阻滞剂的应用

β肾上腺素能受体阻滞剂（β受体阻滞剂）在20世纪60年代问世，40余年来随着循证医学的发展，其对缺血性心脏病、慢性收缩性心力衰竭、高血压、心律失常等疾病预后改善的重要临床价值已被确立，是心血管领域极其重要的药物之一。

(一)目前我国β受体阻滞剂的使用情况不容乐观

1. 我国目前药物使用率及应用剂量明显低于其他国家，远不能达到权威指南建议的使用范围和力度。这部分源于临床医师对β受体阻滞剂不良反应的顾虑，如担心β受体阻滞剂对气道疾病的潜在不良反应。在合并慢性阻塞性肺疾病（COPD）的患者中，β受体阻滞剂往往应用不充分甚至不被使用。调查显示，仅18%的COPD合并心力衰竭的患者使用了β受体阻滞剂，而不伴COPD的心衰患者有41%使用β受体阻滞剂。调查显示，住院的ST段抬高心肌梗死患者中β受体阻滞剂使用率为62.7%～74.5%，非ST段抬高心肌梗死和不稳定性心绞痛患者中使用率分别为80%和65%～70%。对基层医院内科医师的问卷调查显示慢性心衰患者β受体阻滞剂使用率仅40%，而达到目标剂量的使用率只有1.0%。2004年所做调查情况表明，各级医师最常用的降压药排序β受体阻滞剂列第5位，使用率仅2.0%。

2. COPD患者常伴发各种心血管疾病，合并心血管疾病的COPD患者病死率显著增高。如限制和顾虑对β受体阻滞剂的使用，将使这部分患者的心血管疾病无法得到合理而有效的治疗。β受体阻滞剂能否用于COPD这类气道阻塞性疾病，其安全性究竟如何，已经成为临床医师和患者遇到的一个实际难题。近几年的荟萃分析显示，使用心脏选择性β_1阻滞剂治疗COPD伴发的心血管疾病，可减轻心血管疾病相关症状，降低病死率，而不会使呼吸道症状和肺功能指标恶化，提示β受体阻滞剂不应在COPD患者中禁用。我国"β受体阻滞剂在心血管疾病应用专家共识"提出，对某些COPD患者而言，使用β受体阻滞剂利大于弊，COPD并非β受体阻滞剂禁忌证，除非有严重的反应性气道疾病。

(二)慢性阻塞性肺疾病(COPD)简述

1. COPD是一种具有气流受限特征的疾病，气流受限不完全可逆、呈进行性发展，与肺部对香烟烟雾等有害气体或有害颗粒的异常炎症反应有关，主要累及肺，但也可引起全身不良效应。

2. COPD 是目前全球导致死亡的第四大疾病,预计到 2020 年会上升到第三位的水平,并居世界疾病经济负担的第 5 位。COPD 患病人数众多,据统计全球 40 岁以上成年人患病率为 9%～10%,我国 7 个地区 20 245 位成年人群调查显示 40 岁以上人群 COPD 患病率为 8.2%。COPD 是严重危害人民身体健康的重要慢性呼吸系统疾病,患者生活质量下降,社会家庭负担沉重,是一个需要关注的重要公共卫生问题。

3. 肺功能是诊断 COPD 的金标准,并在严重程度分级中起重要作用,应用支气管舒张药后第一秒用力呼气量(FEV$_1$)与用力肺活量(FVC)的比值<70%,表明存在不完全可逆的气流受限,可诊断 COPD。

(三)COPD 与心血管疾病

1. 心血管疾病是 COPD 最重要的并发症 COPD 患者发生心血管病的风险约为正常人群的 2～3 倍。据统计,COPD 患者中合并冠心病为 27%,合并慢性心力衰竭者为 23%～33%,慢性心力衰竭患者中有 COPD 共存者占 20%～30%。美国调查显示,65 岁及以上的心力衰竭患者中 COPD 的发生率占 26%,并且这部分患者预后较差。COPD 患者心血管风险增加的基础机制尚不完全清楚。研究显示,COPD 发病机制有全身炎症反应参与,而炎症反应也是动脉粥样硬化进展和心血管疾病发生的重要机制,另外,吸烟是 COPD 的主要病因之一,同时也是冠心病危险因素,因此 COPD 与心血管疾病的共病率较高。

2. COPD 患者的病死率与 COPD 疾病本身和 COPD 合并疾病有关 合并心血管疾病对 COPD 患者的全因病死率有非常显著的影响。Short 等的回顾性队列研究显示,随访 4 年余 5 977 例 COPD 患者共死亡 2 005 例,其中 32% 死于 COPD 本身,14% 死于心肌梗死。英国 Miller 等报告一组 40 岁以上的 COPD 患者,在基线调查时有或没有心血管疾病,其 1～3 年随访期间的全因病死率分析显示,COPD 合并心血管疾病患者的病死率明显高于 COPD 未合并心血管疾病患者;GOLD(慢性阻塞性肺疾病防治全球倡议)Ⅰ级的 COPD 合并心血管疾病患者,其 1 年和 2 年病死率是无心血管疾病 COPD 患者的 3 倍;其他 GOLD 分级合并心血管疾病患者,其病死率比无心血管疾病 COPD 患者平均高 60%,提示合并心血管疾病对于 COPD(特别是 GOLD Ⅰ级)患者的全因病死率有显著影响。美国肯塔基大学医学中心的研究发现,肺功能受损不仅可使肺病患者的心血管事件风险升高,而且显著加速心血管疾病患者的病情进展,对超过 146 000 例对象随访 15 年的数据显示,基线时有 COPD 的患者,其心血管疾病发生率增高约 3 倍,随访期间发生或复发心血管疾病的风险增加 2.4～3.9 倍。

3. 心血管疾病对 COPD 患者生活状态有不利影响 Black 等发现心血管疾病与 COPD 不仅呈独立相关,而且 COPD 合并心血管疾病患者的 6min 步行试验距离显著低于无心血管疾病的 COPD 患者,提示心血管疾病与 COPD 的共病状态和运动能力降低相关。美国一项研究结果表明,伴有心血管病的 COPD 患者与不伴心血管病的 COPD 患者比较,存在多种并发症(关节炎、睡眠呼吸暂停、慢性疼痛、抑郁、胃食管反流、骨质疏松和糖尿病)的比例较高,且严重呼吸困难更为常见。

因此,对 COPD 合并或潜在心血管疾病的患者,通过治疗改善患者的心血管风险,对改善 COPD 患者的预后至关重要。

(四)β 受体阻滞剂的心血管获益及应用现状

1. β 受体阻滞剂对心血管疾病的防治有重要意义 β 受体阻滞剂是治疗心血管疾病适应证最多的一类药物,除高血压、冠心病、心力衰竭和心律失常外,还广泛地应用于各种肥厚型心肌病、主动脉夹层、二尖瓣脱垂和长 QT 综合征等,并且常常是治疗这些心血管疾病的首选药物。β 受体阻滞剂能对抗儿茶酚胺类肾上腺素能递质毒性尤其是通过 β_1 受体介导的心脏毒性作用,是其发挥心血管保护效应的主要机制。

2. β 受体阻滞药是治疗冠心病的基石　其抗心肌缺血作用通过减慢心率、增加舒张期心脏血液灌注、降低心肌收缩力和收缩压使心脏耗氧减少等机制实现。对超过 3.5 万例心肌梗死后存活患者的随访显示,β 受体阻滞剂可降低心源性死亡、心脏性猝死和再梗死发生率,使患者生存率提高 20%～25%。荟萃分析(包括 82 项随访研究)表明,长期应用 β 受体阻滞剂患者急性心肌梗死后的发病率和病死率均显著降低,β 受体阻滞剂治疗使每百例患者每年减少 1.2 例死亡,减少再梗死 0.9 次。在心血管合作项目中对超过 20 万例心肌梗死患者的回顾性分析表明,β 受体阻滞剂的应用与病死率降低有关,并独立于年龄、伴肺部疾病、糖尿病、血压、心率、肾功能、左室射血分数以及冠脉血供重建术等因素。国际及我国指南均提出,所有冠心病尤其劳力性心绞痛患者需应用 β 受体阻滞剂,伴陈旧性心肌梗死、心力衰竭或高血压者应优先使用,除非有禁忌证;所有的冠心病患者均应长期应用 β 受体阻滞剂作为二级预防;对 ST 段抬高的心肌梗死或非 ST 段抬高的急性冠脉综合征患者如急性期因禁忌证不能使用则出院前再次评估,尽量应用 β 受体阻滞剂改善预后。

3. β 受体阻滞剂在慢性心衰治疗中具有不可取代的地位　改善心脏功能的具体机制是减慢心率、延长心室舒张期充盈时间和冠状动脉舒张期灌注时间、减少心肌氧耗、改善能量代谢、降低氧化应激反应等。心脏性猝死是心衰死亡的主要原因。根据 MERIT-HF(美托洛尔缓释片治疗心力衰竭的随机干预临床试验)亚组分析,在 NYHA 心功能 Ⅱ、Ⅲ、Ⅳ 级的患者中猝死分别占心衰死因的 64%、59% 和 33%,而 β 受体阻滞剂可使猝死率显著降低达 41%～44%,这种获益是其他药物所未能达到的。CIBIS Ⅱ 研究(比索洛尔心功能不全研究)和 COPERNICUS 研究(卡维地洛对累积生存率影响的随机、前瞻性研究)的阶段性分析显示心衰患者死亡率可分别降低 34% 和 35%。国外指南推荐应用美托洛尔缓释片、比索洛尔和卡维地洛这 3 种 β 受体阻滞剂正是基于这些试验的充分证据。我国共识提出,β 受体阻滞剂适用于所有慢性收缩性心衰患者,对于 NYHA 心功能 Ⅱ、Ⅲ 级患者以及阶段 B、NYHA 心功能 Ⅰ 级(LVEF<40%)者均须终身应用 β 受体阻滞剂,除非有禁忌证或不能耐受;NYHA 心功能 Ⅳ 级者待病情稳定后在严密监护下应用;尽早开始应用有可能防止死亡。

4. β 受体阻滞剂是高血压指南推荐用于起始和维持用药的五大类降压药物之一　通过降低心排血量、抑制肾素释放和血管紧张素 Ⅱ 产生、阻断能增加交感神经末梢释放去甲肾上腺素的突触前 α 受体及降低中枢缩血管活性等发挥抗高血压作用。

5. β 受体阻滞剂还是唯一能减少心脏性猝死而降低总死亡率的抗心律失常药物　其具有心脏直接电生理作用,可通过减慢心率、抑制异位起搏点自律性、减慢传导和增加房室结不应期、下调交感活性和抗心肌缺血等机制发挥其抗心律失常作用。其应用指征作为 Ⅰ 类推荐的包括部分窦性心动过速、心房颤动伴快速心室反应、室性心动过速风暴、交感神经兴奋性快速性心律失常及某些类型长 QT 综合征等。

(五)β 受体阻滞剂的药理介绍

1. 适用范围　除了在心血管领域广泛应用外,β 受体阻滞剂还用于临床医学的很多非心血管疾病领域,包括神经精神性疾病如偏头痛预防、特发性震颤、情境性焦虑和戒酒综合征等,内分泌疾病如甲状腺毒症、甲状旁腺功能亢进和嗜铬细胞瘤等。

2. 作用机制　　在体内β肾上腺素能受体(β受体)广泛分布于大部分交感神经节后纤维所支配的效应器细胞膜上,β受体阻滞药选择性地结合β受体,竞争性、可逆性拮抗β肾上腺素能刺激物对各器官的作用。β受体分为β₁受体、β₂受体和β₃受体3种类型。人体交感神经活性主要由β₁和β₂受体介导,心、肺以及全身的周围组织均有β₁和β₂受体,但不同组织和脏器内β₁、β₂受体的分布密度和亲和力不同。β₁受体主要分布于心脏和脂肪组织,多由去甲肾上腺素和肾上腺素所激动,兴奋时可使心率加快、心肌收缩加强、肾素分泌增加;同时β₁受体还介导交感神经系统儿茶酚胺的作用,参与心力衰竭和高血压的发病过程。β₂受体分布于血管和支气管平滑肌等,主要由肾上腺素激动,兴奋时表现为支气管扩张、血管舒张、胰岛素分泌增加和糖原分解增强。气道平滑肌尤其是外周气道以β₂受体为主,此外β₂受体还存在于气道上皮、黏膜下腺、肺动脉内皮、肺动脉平滑肌、肺泡壁中以及许多免疫细胞表面。β₃受体主要存在于脂肪细胞,可激动引起脂肪分解。

3. β受体阻滞剂的选择性分类　　根据对β受体的选择性将β受体阻滞剂分为:①非选择性阻滞剂:可以同时阻断β₁和β₂受体,如普萘洛尔、索他洛尔、噻吗洛尔和纳多洛尔,主要影响心率、心脏传导和收缩力,对β₂受体的阻滞可导致平滑肌收缩,在气道高反应性人群会导致支气管痉挛;②选择性β₁受体阻滞剂:主要阻断β₁受体,对β₂受体影响较小,如美托洛尔、比索洛尔、阿替洛尔和奈比洛尔;③兼有α受体阻断作用的β受体阻滞剂:兼有β₁、β₂受体和α₁受体阻滞作用,如拉贝洛尔和卡维地洛。β受体阻滞剂对心血管的有益作用主要归因于对β₁受体的阻滞,β₂受体的阻滞多与不良反应密切相关,可引起气道、血管平滑肌收缩,骨骼肌和肾血流量减少;增加呼吸道阻力甚至诱发支气管痉挛;增加精神紧张和低血糖或吸烟时的升压反应等。另外需要指出β受体阻滞剂的选择性是相对的,为剂量依赖性,高剂量时将使选择性减弱或消失。

4. β受体阻滞剂还分为脂溶性和水溶性　　脂溶性β受体阻滞剂(如美托洛尔、普萘洛尔、噻吗洛尔)可迅速被胃肠道吸收,并在胃肠道和肝被广泛代谢,口服生物利用度低(10%～30%),当肝血流下降(如老年人、心力衰竭、肝硬化)时药物容易蓄积;另外脂溶性药物较易进入中枢神经系统,故能作用于中枢阻断交感神经,增强迷走神经对心脏的作用,减少猝死的发生。水溶性β受体阻滞剂(如阿替洛尔)在胃肠道吸收不完全,以原型或活性代谢产物从肾排泄,与肝代谢药物无相互作用,很少穿过血脑屏障,当肾小球滤过率下降(老年人、肾功能障碍)时半衰期延长。

(六)COPD患者应用β受体阻滞剂的相关研究

1. 初始的不足　　β受体阻滞剂刚上市时是非选择性药物,对β₁和β₂受体有相同的亲和力,使用剂量大,由此产生了一些呼吸系统不良反应。一些研究报道,气道阻塞疾病患者在服用非选择性β受体阻滞剂后,出现呼吸困难加重、FEV₁下降和对β受体激动剂的反应性下降,如普萘洛尔可以引起明显的肺通气功能下降。

2. β受体阻滞剂可以使心血管患者受益　　由于COPD患者的心血管疾病风险明显增加,β受体阻滞剂治疗能起到重要作用,如其应用不足可能会影响患者的预后。如何权衡β受体阻滞剂在COPD合并心血管疾病患者的利弊,是临床迫切需要解决的问题。为此学界开展了很多研究,探讨β受体阻滞剂的应用对COPD患者呼吸系统及心血管系统的影响,现在已有了一些研究结果。

(1)近期一项研究纳入1996－2006年期间2 230例45岁以上的COPD患者,其中665例

使用 β 受体阻滞剂,1 565 例未使用 β 受体阻滞剂,经过平均 7.2 年的随访共 686 例患者死亡,使用 β 受体阻滞剂组死亡比例为 27.2%,未使用 β 受体阻滞剂组死亡比例 32.3%($P=0.02$),1 055 例发生 1 次以上 COPD 急性加重,使用 β 受体阻滞剂组发生比例为 42.7%,未使用 β 受体阻滞剂组发生比例 49.3%($P=0.005$),提示 β 受体阻滞剂可以减少 COPD 患者全因死亡率,并降低发生 COPD 急性加重的风险。

(2)新近发表的一项研究是 Short 等对苏格兰 2001—2010 年期间 5 977 例年龄超过 50 岁的 COPD 患者开展的回顾性队列研究,根据 FEV_1 水平划分 COPD 分级,患者中 COPD 1 级者占 15%、2 级占 55%、3 级占 25%、4 级占 5%,患者给予 COPD 阶梯治疗方法,平均随访 4.35 年,有 819 例(13.7%)患者同时使用了 β 受体阻滞剂(88% 为心脏选择性),分析显示使用 β 受体阻滞剂者随访期间的 FEV_1 无明显改变,且患者全因病死率降低 22%,在降低心肌梗死死亡和 COPD 死亡方面有同样效果。同时研究显示,在 COPD 阶梯治疗的各个阶段,合用 β 受体阻滞剂都有能降低全因病死率,与对照组(仅吸入短效 β 受体激动剂或短效抗毒蕈碱药物)相比,接受吸入性皮质激素＋长效 β 受体激动药＋噻托溴铵治疗的患者合用 β 受体阻滞剂的校正全因死亡危险比为 0.28(95% 置信区间 0.21～0.39),而不加 β 受体阻滞剂者为 0.43(95% 置信区间 0.38～0.48)。研究者认为,在有效的 COPD 阶梯治疗基础上合用 β 受体阻滞剂,可以降低心血管风险,并且不会对肺功能产生不利影响。

3. 选择性 $β_1$ 阻滞剂的进步。

(1)研究显示,COPD 患者使用选择性 $β_1$ 阻滞剂未影响呼吸道症状及肺功能指标。MER-IT-HF 研究报告,使用美托洛尔的患者与使用安慰剂患者对比,呼吸道系统的不良反应基本相同。研究报道,大多数心力衰竭伴 COPD(EF<0.45,FEV_1 占预计值的 40%～70%)的患者,能耐受比索洛尔逐步加量到 CIBIS-Ⅱ 所要求的目标剂量,而并不产生气道阻塞的临床症状。Salpeter 对 1966—2001 年期间 COPD 患者使用 β 受体阻滞剂的研究进行荟萃分析,结果显示与安慰剂组相比,COPD 患者使用单剂或长疗程的心脏选择性 $β_1$ 受体阻滞剂,未出现 FEV_1 下降,未诱发呼吸系统症状,亚组分析显示严重慢性气道阻塞患者也未出现呼吸系统的不良反应。国内荟萃分析汇总 20 个心脏选择性 β 受体阻滞剂治疗 COPD 的随机盲法对照试验,证实与安慰剂比较,单剂或较长期的选择性 β 受体阻滞剂治疗未对 FEV_1 和呼吸系统症状产生明显影响,未增加 COPD 急性加重的风险,也未明显影响 β 受体激动剂的治疗效果。2007 年美国心脏协会科学文告就已指出,对于轻至中度反应性呼吸道疾病患者,心脏选择性 $β_1$ 阻滞剂不会导致临床显著呼吸道不良反应,这些患者不应当禁用 β 受体阻滞剂。

(2)另外研究显示,COPD 患者使用 β 受体阻滞剂可以改善预后。1998 年美国心血管协作计划表明,对于轻、中度无支气管痉挛的 COPD 患者,使用 β 受体阻滞剂的 COPD 患者生存率高于没使用 β 受体阻滞剂的 COPD 患者。国际循证医学协作组的研究表明,COPD 患者不应当禁用心脏选择性 β 受体阻滞剂。Chen 等报道,在调整了相关因素后,COPD 或哮喘人群接受 β 受体阻滞剂治疗者的一年病死率低于未使用 β 受体阻滞剂患者(相对风险为 0.85,95% 置信区间 0.73～1.00),与不合并 COPD 或哮喘者相似(相对风险为 0.86,95% 置信区间 0.81～0.92),使用 β 受体阻滞剂同时仍接受 β 受体激动剂治疗及严重 COPD 或哮喘患者未能获益。Dransfield 等回顾调查了 1999—2006 年的 825 例 COPD 急性加重期使用 β 受体阻滞剂对住院病死率的影响,多元回归分析显示 β 受体阻滞剂的使用会减少住院病死率。Gestel 等调查了 3 371 例心血管手术的患者,其中部分患者合并 COPD,在这些患者中服用 β 受体阻滞剂不会影响术后患者的生活质量,还会降低这些患者的术后病死率。

(七)合并 COPD 时可以使用 β 受体阻滞剂

1. 轻至中度 COPD 患者,选择性 β₁ 受体阻滞剂不会导致临床显著呼吸道症状和肺功能恶化,并可降低患者全因病死率,使用 β₁ 受体阻滞剂治疗利大于弊,在有明确或潜在心血管风险的 COPD 患者中,不应当禁用 β 受体阻滞剂,尤其是可以在有效 COPD 阶梯治疗的基础上合用 β 受体阻滞剂。

2. 临床医师在用药前应评价患者肺功能,在用药过程中观察病情。

3. 尽可能使用临床证据充分的 β₁ 受体阻滞剂(如美托洛尔、比索洛尔和卡维地洛),治疗自小剂量起始,逐渐加量,根据患者的耐受性进行调整。减量时同样需缓慢,防止病情反弹。

4. 虽然动物和人群试验报道支气管哮喘中应用选择性 β₁ 受体阻滞剂也可能获益,但在目前证据不充分的条件下,仍不推荐在支气管哮喘或 COPD 合并哮喘患者应用 β 受体阻滞剂。

要点提示

现状:全科医师在治疗合并 COPD 的患者中,β 受体阻滞剂往往应用不充分甚至不被使用,这与其非选择性药物可以引起明显的肺通气功能下降有关。随着越来越多的循证医学证据,"除非有严重的反应性气道疾病,COPD 并非 β 受体阻滞剂禁忌证"已经取得专家共识。

分类:

①非选择性阻滞剂:如普萘洛尔、索他洛尔、噻吗洛尔和纳多洛尔;

②选择性 β₁ 受体阻滞剂:美托洛尔、比索洛尔、阿替洛尔和奈比洛尔等;

③兼有 α 受体阻断作用的 β 受体阻滞剂:如拉贝洛尔和卡维地洛。

注意事项:

①轻至中度 COPD 患者,有明确或潜在心血管风险时,可以在有效 COPD 阶梯治疗的基础上合用选择性 β₁ 受体阻滞剂;

②用药前应评价患者肺功能并在用药过程中观察病情;

③自小剂量起始使用 β₁ 受体阻滞剂,逐渐加量,治疗根据患者的耐受性进行调整;

④减量时同样需缓慢,防止病情反弹;

⑤不推荐在支气管哮喘或 COPD 合并哮喘患者应用 β 受体阻滞剂。

二、高血压合并前列腺病,α 受体阻滞剂的应用

良性前列腺增生症(benign prostatic hyperplasia,BPH)又称前列腺肥大,是老年男性的常见疾病之一,60 岁时发生率为 50%,80 岁时高达 83%。因此 BPH 常与高血压等慢性疾病并存。

目前,治疗 BPH 的下尿路症状首选 α 肾上腺素能受体阻滞剂(α 受体阻滞剂)。该药通过阻滞分布在前列腺和膀胱颈部平滑肌表面的肾上腺素能受体,松弛平滑肌,达到缓解膀胱出口动力学梗阻的作用。但由于在血管上也存在 α 肾上腺素能受体,因此 α 受体阻滞剂也用于降压。

非选择性 α₁ 受体阻滞剂酚妥拉明和酚苄明,同时具有 α₁ 和 α₂ 的阻断作用,除用于嗜铬细

胞瘤引起的高血压外，一般不用于高血压患者。各种 α_1 受体阻滞剂的降压作用按药动学尚有所不同，主要有哌唑嗪、特拉唑嗪及多沙唑嗪等，后者较哌唑嗪脂溶性差，与 α_1 受体亲和力只有 1/2 或更少，血压下降缓和，作用时间长，直立性低血压较少。通常为维持 24h 持续降压，特拉唑嗪或多沙唑嗪只需要每日服用一次。

1999 年，美国的一项涉及 2 084 名患者的评价降压药物 α_1 受体阻滞剂特拉唑嗪治疗有症状的良性前列腺肥大患者的心血管安全性的回顾性研究表明：加用特拉唑嗪对于为降压治疗的患者可降低平均收缩压 5.3mmHg，对于已治疗的病人降低 6.7mmHg，对于进入时有高血压而未行降压治疗的患者平均降低的收缩压分别是 2.1mmHg 和 1.1mmHg。加用特拉唑嗪后对于已应用利尿药降压的患者影响最大，平均降低收缩压 12.3mmHg。对于舒张压的影响类似。应用特拉唑嗪对于是否以降压治疗患者的血压相关性不利事件分别为 13.5% 和 14.3%。因此，对于各种血压水平和降压治疗的良性前列腺肥大患者加用特拉唑嗪是安全有效的。

高血压合并 BPH 的患者，尤其是老年患者在使用 α_1 受体阻滞剂的第 1 个月内既要观察效果还要注意不良反应。严重的不良反应是直立性低血压，这在老年人更易发生。所以必须评定站立时的血压。万一发生血压过低，可加用多巴胺予以纠正。老的 α_1 受体阻滞剂如哌唑嗪首次应用可出现严重的低血压、眩晕、昏厥、心悸等（即"首次效应"）不良反应（其实是直立性低血压的发生率不足 1%），故要求首次剂量减半并在睡前服用。对于特拉唑嗪，建议从 1/2 片开始，连续服用 3 天没有不良反应改为服用 1 片。而缓释的多沙唑嗪和阿夫唑嗪由于剂型的关系，不能掰开服用。老年人晚上起夜时，不要马上起床，应该先在床边小坐一会，无头晕时再站起来，避免直立性低血压造成摔倒。如果服用 α_1 受体阻滞剂不良反应严重，可以选择选择性更高的 α_1A 受体阻滞剂如坦索罗辛。

不同患者对不同种类的 α_1 受体阻滞剂的不良反应不完全相同，因此相互间可以替换。α_1 受体阻滞剂治疗后 48h 内即可出现症状的改善，如果连续使用 α_1 受体阻滞剂 1 个月症状仍无改善则不应该继续使用。

要点提示

良性前列腺增生症（BPH）常与高血压等慢性疾病并存。α 受体阻滞剂即可以治疗 BPH 的下尿路症状又有降压作用，故常被选用。

药物选择：①特拉唑嗪或多沙唑嗪血压下降缓和，直立性低血压较少，只需每日服用一次；②如果不良反应严重，可以选择选择性更高的 α_1A 受体阻滞剂，如坦索罗辛；③除用于嗜铬细胞瘤引起的高血压外，酚妥拉明和酚苄明一般不用于高血压患者。

注意事项：①如连续使用 1 个月症状仍无改善则应停用；②应用前必须评定站立时的血压，预防服药后的直立性低血压，如已经发生，可予以多巴胺纠正；③哌唑嗪首次应用可出现严重的低血压、眩晕、昏厥、心悸等"首剂效应"，故要求首次剂量减半（连服 3 天没有不良反应改为治疗剂量）并在睡前服用；④缓释剂型的药物可以在一定程度上减轻药物不良反应，不能也不必掰开服用。

健康教育：患者晚上起夜时，应该先在床边小坐一会，无头晕时再站起来，避免直立性低血压造成的摔倒或其他问题。

三、合并慢性肾病时,ACEI 及 ARB 的应用

慢性肾脏病(CKD)是世界范围内的公共健康问题,患病率逐渐增加。一旦进展至终末期肾衰竭,患者必须依赖肾脏替代治疗维持生命,预后差,花费高,因此必须积极进行干预治疗。应用血管紧张素转化酶抑制剂(ACEI)或血管紧张素 1 型受体拮抗剂(ARB)来拮抗血管紧张素 Ⅱ 是 CKD 一种重要的干预治疗。下面就 ACEI 及 ARB 类药物在慢性肾病中的应用做一简要介绍。

(一)K/DOQI 指南关于慢性肾脏病(CKD)的定义

1. 肾损害≥3 个月,有或无 GFR 下降。肾损害是指肾结构或功能异常,表现为下列之一:

(1)肾脏病理形态学异常;

(2)具备肾损害的指标,包括血、尿成分异常或肾脏影像学检查异常。

2. 肾小球滤过率(GFR)< 60ml/(min·1.73m^2)≥3 个月,有或无肾损害的表现。符合上述两项标准中的任一项即可诊断。

(二)慢性肾病的分期(表 13-1)

表 13-1　慢性肾病的分期

分期	描述	肾小球滤过率[ml/(min·1.73m^2)]
1	肾损伤伴 GFR 正常或升高	≥90
2	肾损伤伴 GFR 轻度下降	60~89
3	中度 GFR 下降	30~59
4	严重 GFR 下降	15~29
5	肾衰竭	<15 或透析

(三)ACEI 与 ARB 类降压药在 CKD 中的应用

1. 作用机制

(1)降血压作用:ACEI 通过阻断血管紧张素 Ⅱ 生成,ARB 通过阻断血管紧张素 Ⅱ 与血管紧张素 Ⅱ 1 型受体结合,从而阻断血管紧张素 Ⅱ 致病作用,降低血压。

(2)肾保护作用:通过血流动力学效应和非血流动力学效应发挥肾保护作用。通过对肾小球血流动力学的特殊调节作用——扩张入球小动脉和出球小动脉,但对出球小动脉的扩张强于入球小动脉,直接降低肾小球内三高状态(高压、高灌注和高滤过),同时通过降低系统高血压,间接改善三高状态,从而延缓肾损害进展。另外,还能通过非血流动力学作用——改善肾小球滤过膜选择通透性、保护肾小球足细胞、减少肾小球内细胞外基质的蓄积,达到减少蛋白尿、延缓肾小球硬化进展和肾脏保护的作用。

2. ACEI 与 ARB 的临床应用　由于 ACEI 与 ARB 类药物有上述作用,因此广泛应用于肾内科疾病,对于肾小球疾病、慢性肾脏病病程中的高血压、蛋白尿均可使用。对于无系统性高血压的慢性肾脏病患者也可使用,以减少蛋白尿,延缓肾功能恶化。

3. ACEI 与 ARB 的不良反应及使用中的注意事项

（1）咳嗽：ACEI 由于抑制缓激肽降解，导致血中缓激肽、前列腺素及 P 物质增多而引发刺激性干咳。固有咳嗽、哮喘的患者应慎用。ARB 无此不良反应。

（2）血钾增高：主要见于肾功能不全患者。ACEI 通过减少醛固酮生成和增加前列腺素浓度导致血钾升高。ARB 抑制醛固酮作用弱于 ACEI，且对前列腺素无影响，故血钾升高不良反应较轻。对于高钾血症患者、慢性肾功能不全患者应避免与保钾利尿药、β 受体阻滞剂及补钾药同用。终末期肾病透析患者，应用 ACEI 或 ARB 时，应该密切监测血钾水平，避免高钾血症的发生。

（3）血肌酐上升：应用 ACEI 或 ARB 后扩张出球小动脉，减低肾小球内"三高"状态，可能导致 GFR 下降，血肌酐上升。应用 ACEI 或 ARB 后血肌酐无变化或轻度升高（升高幅度＜30％）属正常现象，无需停药，继续观察。但是如用药后血肌酐值＞30％，甚至 50％，则为异常。主要见于肾缺血的情况下，如脱水、有效血容量不足、心搏出量减少、肾动脉狭窄等。此时应该停用 ACEI 或 ARB，寻找肾缺血病因，及时纠正，若能纠正，血肌酐下降至用药前水平，可以再用，否则若不能纠正，不能再用这类药。

4. 禁忌证　双侧肾动脉狭窄、妊娠妇女、高钾血症患者禁用。

> **要点提示**
>
> ACEI 或 ARB 对肾小球疾病、慢性肾脏病病程中的高血压、蛋白尿均可使用，无系统性高血压的慢性肾病患者使用也有益处。
>
> 注意事项：
>
> ①ACEI 可引发刺激性干咳，多数患者随着用药时间延长可减轻，ARB 无此不良反应。
>
> ②对于肾功能不全患者，ACEI 可导致血钾升高，ARB 血钾升高不良反应较轻，使用该类药物时应密切监测血钾水平并避免与保钾利尿药、β 受体阻滞剂及补钾药同用。
>
> ③血肌酐上升：应用 ACEI 或 ARB 后血肌酐无变化或轻度升高（升高幅度＜30％）属正常现象，无需停药，继续观察。但是如用药后血肌酐值＞30％，甚至 50％，则应该停用并考虑请专科医师会诊或转诊。
>
> ④双侧肾动脉狭窄、妊娠妇女、高钾血症患者禁用 ACEI/ARB。

四、有出血病史者，阿司匹林与华法林的应用

抗栓治疗在心脑血管疾病中占有重要地位。当我们面对一个血小板减少或出血的患者，应如何应用华法林或阿司匹林呢？如果患者血小板低于 $50×10^9/L$ 或有活动性出血，原则上应停用抗栓药物，但有可能影响临床预后，因此预防出血和合理应用抗栓药物是至关重要的。

（一）识别出血的高危因素是预防出血的基础，对于急性冠脉综合征来说，女性、高龄、低体重、介入治疗、出血病史以及肾功能不全是出血的高危因素

（二）严格掌握抗栓药物的应用指征和禁忌证，用药前应仔细评估，包括

1. 患者是否存在出血的危险　询问既往史特别是异常出血史（如胃溃疡、出血性休克、外科手术后出血时间延长）和其他主要的出血事件。饮酒者，应注意乙醇的类型和数量，静脉药

成瘾者,家族性出血史者。

2. 患者是否服用其他药物　许多药物与华法林相互作用:①胺碘酮,某些抗生素药物(特别是环丙沙星,红霉素和甲硝唑),增加国际标准化比值(INR)。②非甾体类消炎药和抗血小板药物(双嘧达莫、阿司匹林、氯吡格雷)增加胃肠道出血。③皮质类固醇、甲状腺素、别嘌醇、西咪替丁、奥美拉唑和降脂药等提高华法林的活性。④对乙酰氨基酚(每周大于28片)能增加INR。⑤抗癫痫药物,利福平和灰黄霉素经常拮抗华法林。⑥低剂量阿司匹林(75mg)可与华法林联合用于动脉血栓栓塞性疾病,但会增加出血的危险。⑦抗血小板药物提高肝素的抗凝作用。⑧胃肠外双氯酚酸或酮洛酸合用增加出血的危险。⑨硝酸甘油减少华法林的抗凝作用。

(三)华法林剂量调整和监测

1. 药理学　维生素K依赖因子Ⅱ,Ⅶ,Ⅸ和Ⅹ及凝集抑制蛋白C和S需要羧化形成功能复合物,华法林抑制这一过程。华法林吸收迅速,大约1.5h达到血浆峰浓度,半衰期2～3d。

2. 剂量调整和监测　通过测定INR调整华法林用量。平均每日剂量3～9mg,范围0.5～25mg。高负荷量华法林导致抗凝蛋白C和S迅速减少,可引起皮下血管的血栓和皮肤坏死。预防措施:静脉血栓性疾病患者开始应用华法林前给予肝素,应用直至INR>2持续2d。有抗凝指征而非血栓(如房颤)的患者,开始用药前必须排除静脉血栓的家族史,开始剂量不超过5mg/d。INR目标2.0～3.0。

3. 高INR(没有出血)建议

INR>规定范围,没有出血:停用1～2d,低剂量重新开始

INR>8.0,没有出血:停药,直至INR<5.0(2～3d),如有出血危险,维生素K,0.5～2.5mg口服。

4. 出血　如果INR>5.0,出血的风险呈指数增加,但80%的出血发生在规定的INR范围。治疗依赖于出血的部位和严重性。对于大出血,根据INR,给予50U/kg凝血酶复合物;如难以获得,应用新鲜冰冻血浆15ml/kg。维生素K,1～5mg,缓慢静脉注射,可能需要24h后重复。抗凝治疗直至出血控制。评估微量出血(如鼻出血、血尿、结膜下出血),采取局部措施止血。逆转药物维生素K,可能导致华法林耐药,应根据人工心瓣膜患者的个体基础决定,逆转的程度依赖出血的严重性。应识别出血的原因并进行治疗。

(四)阿司匹林剂量调整和监测

一级预防的剂量以75～150mg/d为宜,用于二级预防的剂量以150～300mg/d为宜。对有出血风险的患者,应尽量采用最低的有效剂量。最佳服药时间——早晨,最佳剂型——肠溶制剂。

目前已知低剂量阿司匹林导致消化道出血的相关危险因素包括:①消化道溃疡或出血史;②年龄;③合用抗凝药;④合用糖皮质激素;⑤幽门螺杆菌(pylori)感染;⑥长期合用其他NSAIDs,包括选择性COX-2抑制剂;阿司匹林剂量增加等。采用保护策略如合用质子泵抑制剂对于平衡利弊、增加临床获益非常重要。

要点提示

　　用药前评估：①患者合并高龄、女性、出血病史以及肾功能不全时出血风险增加；②应注意饮酒、静脉药瘾和家族性出血史；③了解患者是否正在服用胺碘酮、非甾体类消炎药、西咪替丁和降脂药等药物。

　　华法林剂量调整和监测：①有抗凝指征而非血栓（如房颤）的患者，开始剂量不超过 5mg/d，INR 目标 2.0～3.0；②INR＞规定范围但没有出血时，应停药 1～2d，低剂量重新开始；INR＞8.0 但没有出血时应停药，直至 INR＜5.0（2～3d），如有出血危险，给予维生素 K 0.5～2.5mg 口服；③静脉血栓性疾病患者应用华法林前应请专科医师会诊或转诊；④用药过程中发生出血或血小板低于 50×10^9/L，应立即停药、给予相应处理并及时转诊。

　　阿司匹林剂量调整和监测：①一级预防以 75～150mg/d 为宜，用于二级预防以 150～300mg/d 为宜；②有出血风险的患者（消化道溃疡或出血史、合用抗凝药、合用糖皮质激素、幽门螺杆菌感染等），应尽量采用最低的有效剂量；③最佳服药时间是早晨，最佳剂型是肠溶制剂。

五、合并糖尿病，利尿药及 β 受体阻滞剂的应用

　　研究显示，至少 60％ 以上的心血管病患者存在不同程度的糖代谢异常。因此，在治疗心血管疾病时还应关注所选药物对于糖代谢的影响。利尿药与 β 受体阻滞剂均是常用的心血管活性药物，在高血压、心力衰竭和（或）冠心病与心律失常等疾病的治疗中具有重要地位。然而，长期大剂量使用此两类药物时可对糖代谢产生不利影响，因此在选择治疗药物时需根据患者具体情况权衡利弊，充分发挥其有益作用、并最大程度地降低其对糖代谢的不利影响。

　　1. 高血压　利尿剂与 β 受体阻滞剂均具有理想的降压效果与靶器官保护作用，因此我国现行高血压防治指南将其推荐为一线降压药物。然而，当高血压患者合并糖尿病时，降压药物的选择则应有别于普通高血压患者。全科医师在决定治疗方案时可以考虑以下几点：

　　(1)由于血管紧张素转化酶抑制剂（ACEI）与血管紧张素受体阻滞剂（ARB）在有效降压的同时，还可对糖代谢产生有益影响，应作为合并糖尿病的高血压患者的首选用药。

　　(2)钙通道阻滞剂对糖代谢无显著影响，亦可用首选用于此类患者。若单药治疗后患者血压不能达标，可首先考虑联合应用 ACEI 或 ARB 与钙通道阻滞剂。

　　(3)上述方法仍不能达标时可在此基础上加用小剂量噻嗪类利尿药。由于噻嗪类利尿药对糖代谢的影响具有明显的剂量依赖性效应，因此联合应用小剂量噻嗪类利尿药与 ACEI 或 ARB 也是伴有糖尿病的高血压患者的合理治疗方案。

　　(4)经前述治疗后疗效仍不满意时方考虑加用 β 受体阻滞剂。

　　(5)利尿药与 β 受体阻滞剂对糖代谢的不良影响具有叠加效应，长期大剂量联合应用此两类药物时可显著加重糖代谢紊乱，甚至诱发急性高血糖事件，因此降压治疗时应避免此种联合用药方式。

　　2. 慢性心力衰竭　β 受体阻滞剂可显著降低慢性心力衰竭患者不良心血管事件发生率并改善其远期预后，是此类患者的核心治疗药物。利尿药则是心力衰竭治疗的基石，合理的应用利尿药减轻体液潴留有助于迅速缓解临床症状，改善患者对 β 受体阻滞剂以及 ACEI 或 ARB

治疗的耐受性,并增进其治疗效果。全科医师在决定治疗方案时可以考虑以下几点:

(1)当慢性心力衰竭患者合并糖尿病时,大剂量使用利尿药和(或)β受体阻滞剂可对糖代谢产生明显的不利影响。然而,慢性心力衰竭是一种致死致残率很高的疾病,对于此类患者应用利尿药与β受体阻滞剂的获益显著超过其风险,因此仍需按照现行指南的要求选用这两类药物。

(2)治疗过程中需加强血糖监测,并根据患者具体情况加强降糖药物(包括胰岛素)治疗,以免发生急性高血糖事件。

3. 冠心病　利尿药不是冠心病患者的常规用药,但β受体阻滞剂是冠心病药物治疗的基石。即便合并糖尿病时,充分合理的β受体阻滞剂治疗亦可显著改善患者预后。全科医师在决定治疗方案时可以考虑以下几点:

(1)无论冠心病患者是否合并糖尿病,β受体阻滞剂均是一类重要的治疗药物。

(2)中小剂量的β受体阻滞剂对糖代谢的影响较轻微,只要加强监测并适时对降糖药物做出必要调整,血糖控制一般不会受到显著影响。

4. 心律失常　β受体阻滞剂也是一类重要的抗心律失常药物,对于室上性与室性心律失常均具有显著疗效。全科医师在决定治疗方案时应考虑到心律失常患者合并糖尿病时,是否选择β受体阻滞剂治疗主要取决于患者有无器质性心脏疾病,如冠心病(特别是心肌梗死)、慢性心力衰竭与心肌病。如患者无明显器质性心脏病变,可根据心律失常的性质首先考虑选用Ⅰ类(如普罗帕酮、恩卡尼、莫雷西嗪、美西律)、Ⅲ类(如胺碘酮)或Ⅳ类抗心律失常药物(如维拉帕米)。若患者存在严重器质性心脏疾病,β受体阻滞剂治疗的获益显著超过其对糖代谢的不良影响,故仍应首先考虑选用。

要点提示

糖尿病常与多种心血管疾病并存时,全科医师应用利尿药与β受体阻滞剂时需要严格掌握适应证并加强血糖监测。

高血压:①ACEI/ARB和钙通道阻滞药是合并糖尿病的高血压患者的首选用药;②上述方法仍不能达标时可在此基础上加用小剂量噻嗪类利尿药;③治疗仍不满意时方考虑加用β受体阻滞剂;④避免长期大剂量联合应用利尿药与β受体阻滞剂。

慢性心力衰竭:慢性心力衰竭患者合并糖尿病应用利尿药与β受体阻滞剂的获益显著超过其风险,应按照现行指南的要求使用。

冠心病:中小剂量的β受体阻滞剂对糖代谢的影响较轻微,可在血糖监测使用。

心律失常:①器质性心脏疾患,首先考虑选用β受体阻滞剂的同时强化降糖治疗;②如患者无明显器质性心脏病变,可首先考虑选用普罗帕酮、胺碘酮、维拉帕米等抗心律失常药物。

六、合并慢性肾病,利尿药的应用

(一)常用利尿药的分类及特点

1. 袢利尿药　是一类作用最强大的利尿药,代表性药物有:呋塞米、布美他尼、托拉塞米等,正常情况下可排出肾小球滤过 Na^+ 的 20%～30%,而达到利尿作用。主要作用于髓袢升支粗段,对钠、氯和钾的重吸收具有强大的抑制作用。常用呋塞米 20～120mg/d,或布美他尼(丁尿胺)1～5mg/d(同等剂量时作用较呋塞米强 40 倍),分次口服或静脉注射。应用袢利尿药时需谨防低钠血症及低钾、低氯血症性碱中毒发生。襻利尿药主要用于肾功能不全时。

2. 噻嗪类利尿药　代表性药物包括氢氯噻嗪、吲达帕胺等,主要作用于远曲小管起始段,通过抑制钠和氯的重吸收,增加钾的排泄而利尿,利尿作用较襻利尿药弱。常用氢氯噻嗪 25mg,每日 3 次口服。长期服用应防止低钾、低钠血症。肾功能损害时排泄时间延长,只有吲达帕胺在体内代谢较少受到肾功能影响。

3. 潴钾利尿药　主要作用于皮质集合管和远端小管后段、集合管起始部,减少钠的重吸收,减少钾的排泌,具有排钠、排氯、保钾作用。适用于低钾血症。利尿作用较弱,单独使用时利尿效果不显著,可与噻嗪类利尿药或襻利尿药合用,包括 3 类结构不同的药物:螺内酯、氨苯蝶啶、阿米洛利。常用氨苯蝶啶 50mg,每日 3 次,或醛固酮拮抗剂螺内酯 20mg,每日 3 次。长期服用需防止高钾血症,肾功能不全患者应慎用。

(二)利尿药在慢性肾病中的临床应用

1. 应用原则　以限制 Na^+ 的摄入为基础;水肿不是首选利尿药的指征,应首先查明并予以病因治疗;应小量、间断应用利尿药,坚持缓慢利尿的原则。

2. 降低血压　3 类利尿药的降压疗效相仿,噻嗪类使用最多,降压作用主要通过排钠,减少细胞外容量,降低外周血管阻力。降压起效较平稳、缓慢,持续时间相对较长,服药 2～3 周后作用达高峰。适用于轻、中度高血压,在盐敏感性高血压、合并肥胖或糖尿病、更年期女性和老年人高血压有较强降压效应。利尿药能增强其他降压药的疗效。

3. 肾性水肿　对肾病综合征患者必须对容量状况进行认真评估后才能个体化地给予利尿治疗。对于血容量过多的患者应依据水肿程度选择治疗措施。在限盐的基础上,轻中度水肿可加用噻嗪类和(或)保钾利尿药(特别在应用糖皮质激素后有低血钾者),重度水肿可选用襻利尿药。

4. 慢性肾衰竭　慢性肾衰竭时,利尿药的用量需要加大,如呋塞米:GFR 20～50ml/min 时用量 80～160mg/d,GFR<20ml/min 时 200mg/d,且常需几种利尿药合用。关于各种襻利尿药在慢性肾病时的作用比较,近年国内外的随机对照研究未显示明显差异。

5. 在腹膜透析患者中应用呋塞米后可增加尿量及电解质的排出,取决于残存肾功能的状况。但是,利尿药对于患者的尿素、肌酐清除率或残存肾功能无保护作用。

(三)不良反应

1. 血容量不足　常与过度利尿有关。老年人和已有肾功能损害的患者,血容量不足常可造成肾前性急性肾衰竭,是慢性肾病基础上急性肾衰竭的主要原因。因此对肾病患者、老年人应该首先对血容量状态作出判断再决定是否适合应用利尿药,并选择种类和强度。

2. 电解质酸碱平衡紊乱

(1)低钾血症:襻利尿药和噻嗪类利尿药导致低钾血症在临床上很常见。一般情况下摄入高钾饮食可以预防低血钾的出现,必要时可同时应用保钾利尿药或拮抗血管紧张素系统的药物。

(2)低钠血症:噻嗪类利尿药引起低钠血症比襻利尿药高 12 倍。在原有肾小管稀释功能损害的老年患者,噻嗪类引起低钠血症的发生率高。

(3)其他的电解质平衡紊乱:如高钾血症、低镁血症、高钙或低钙血症,亦常有发生。保钾利尿药可引起高血钾,不宜与 ACEI、ARB 合用,肾功能不全者禁用。用药过程中应该监测电解质变化并相应处理。

(4)酸碱平衡紊乱:襻利尿药及噻嗪类利尿药可通过大量排出 Na^+、Cl^-、K^+ 而减少 HCO_3^- 在尿液中的排泄,引起血 HCO_3^- 上升 2～3mmol/L。利尿药引起代谢性碱中毒,反过来损伤襻利尿药的利尿效应,引起利尿药抵抗。保钾性利尿药可以引起高血钾性代谢性酸中毒,尤其好发于老年患者、原有肾损害以及应用 KCL 治疗者。

3. 高血糖、高血脂、高尿酸　是利尿药的主要不良反应,往往发生在大剂量时,因此现在推荐使用小剂量,以氢氯噻嗪为例,每日剂量不超过 25mg。长期应用利尿药,肾小管对尿酸的排泌与 Na^+ 排泌有竞争作用,加之利尿后血容量下降导致尿酸重吸收加强,因此。长期应用利尿药后血尿酸上升约 25%。故痛风患者禁用。

要点提示

临床应用:①应小量、间断应用利尿药;②盐敏感性高血压、合并肥胖或糖尿病、更年期女性和老年人高血压更适合使用噻嗪类利尿药;③在限盐的基础上,轻中度水肿可加用噻嗪类和(或)保钾利尿药,重度水肿可选用襻利尿药;④慢性肾衰竭时,利尿药的用量需要加大,且常需几种利尿药合用。

注意事项:①水肿不是首选利尿药的指征,应首先查明原因并予以病因治疗;②对肾病患者、老年人应该首先判断血容量状态,如需应用再决定使用利尿药的种类和强度;③保钾利尿药不宜与 ACEI/ARB 合用,肾功能不全者禁用;④襻利尿药可导致低钠及低钾血症、低氯血症性碱中毒,噻嗪类利尿药可引起低钾、低钠血症,潴钾利尿药可能出现高钾血症,应该监测电解质变化并做相应处理;⑤使用利尿药应监测血糖、血脂;⑥痛风患者禁用利尿药;⑦肾功能不全患者慎用潴钾利尿药。

七、肝功能损害时,他汀类药物的应用

(一)他汀药物应用与肝功能损伤

1. 他汀药物应用中已经明确的事实

(1)他汀药物使用与血清丙氨酸转移酶(ALT)和草酰乙酸氨基转移酶(AST)水平升高存在相关性,多在治疗的早期出现,有一定的剂量相关性。在推荐的他汀药物剂量范围内,血清转氨酶水平>3 倍正常值上限(ULN)的概率通常<1%。

(2)他汀药物相关血清转氨酶水平升高并不一定提示肝损伤,在不伴有胆红素增高的孤立性无症状性血清转氨酶异常与临床或组织学所认为的急性或慢肝损伤之间并无联系。

(3)他汀药物可以安全用于非酒精性脂肪性肝病(NAFLD)或非酒精性脂肪性肝炎(NASH)患者。鉴于 NAFLD 和 NASH 可显著增加心脑血管事件的危险性。这类人群是他汀治疗的重要对象。

(4)他汀药物所致的不可逆性肝损伤相当罕见,可能与特异性体质有关。

(5)慢性肝病和代偿期肝硬化都不是他汀药物治疗的禁忌证。

2. 临床工作建议

(1)在应用他汀药物前常规检查血清转氨酶:如果异常则需进一步明确其病因。在治疗前、治疗开始和增加剂量后 6~12 周、以及随后治疗过程中定期检测转氨酶。

(2)关注患者的主诉及其他指标的异常:纳差、乏力、嗜睡、黄疸、肝大,以及总胆红素增加和凝血酶原时间延长提示显著肝损伤和肝功能不全。需要立即停药并请专科医师协助诊治。非胆道梗阻患者,血清总胆红素更能准确反映肝损伤的程度。

（3）他汀类药物治疗过程中出现无症状性孤立性转氨酶轻度增高（<3 倍 ULN），无需停药；显著增高（>3 倍 ULN），半个月内复查依旧，如无其他原因可以解释则需减量或停药。

（4）合并用药：凡是经过肝微粒体细胞色素 P450 代谢药物（环孢素 A、红霉素、左旋甲状腺素、抗真菌类药物、硝苯地平、地尔硫䓬等）都可抑制他汀类药物的代谢，从而增加他汀药物浓度，与上述药物合用时应特别注意。

（二）有肝功能损害时，他汀药物的应用

1. 慢性肝病易于并发血脂异常，下列人群可正常应用他汀类药物治疗：

（1）孤立性胆红素升高，没有临床肝病或并发症证据，且血清白蛋白浓度正常。

（2）孤立 γ-谷氨酰转肽酶增高。

（3）血清转氨酶轻度增高（<3 倍 ULN），归因于 NAFLD 或遗传性原因。

2. 慢性肝病，调整他汀用药

（1）血清转氨酶轻度增高（<3 倍 ULN）的其他慢性肝病且胆红素和白蛋白正常者可用他汀药物治疗，但应选择最低有效剂量。

（2）血清转氨酶显著升高（>3 倍 ULN），一般不用药，仅在仔细权衡潜在受益大于可能的风险后，才考虑给予他汀药物治疗。

（3）治疗监测：开始治疗和调整剂量后 6～8 周应检查血清转氨酶，如果无变化，1 年评估 1 次血清转氨酶；如果轻度增高（<3 倍 ULN），需要每 6～8 周复查；如果显著增高（>3 倍 ULN）且伴肝病症状，应停药。如仍需他汀药物治疗，一般在血清转氨酶降至基线水平后，选择不同代谢途径的制剂。

3. 他汀药物治疗禁忌证

（1）血清转氨酶显著升高（>3 倍 ULN）。

（2）有肝合成功能受损的证据，如血清白蛋白降低和（或）凝血酶源国际标准化比值延长。

（3）急性病毒性、酒精性或药物性肝炎。

（4）Child-Pugh 分级 B 级或 C 级肝硬化。

> **要点提示**
>
> 　　应用他汀类药物与肝功能损伤有一定的剂量相关性，但肝功能损害不是他汀类治疗的禁忌证。
>
> 　　注意事项：①他汀类药物开始治疗和调整剂量后 6～8 周应检查血清转氨酶，如果无变化，6 个月评估 1 次血清转氨酶；②患者出现纳差、乏力、嗜睡、黄疸、肝大时提示显著肝损伤，需要立即停药并请专科医师协助诊治；③血清转氨酶轻度增高（<3 倍 ULN）的慢性肝病患者可用他汀治疗，但应选择最低有效剂量并每 6～8 周复查；④P450 代谢药物都可抑制他汀代谢，从而增加他汀类药物浓度，合用时应特别注意；⑤血清转氨酶显著升高（>3 倍 ULN）、血清白蛋白降低和（或）凝血酶原国际标准化比值延长、急性病毒性或酒精性或药物性肝炎、Child-Pugh 分级 B 级或 C 级肝硬化患者禁用他汀类药物。

八、妊娠期心血管药物的使用

　　妊娠期间用药需小心谨慎，尽量选择对胎儿安全、无毒副作用的药物，FDA 等级为 A 的药物是最安全的；在权衡利弊后可考虑使用 B 及 C 等级药物；在治疗威胁孕妇生命安全的疾病时尽管药物对胎儿有潜在的毒副作用,在充分知情同意的情况下可使用 D 等级药物;孕期禁止使用 X 类药物,因其对胎儿的致畸作用是明确的。

妊娠期常用心血管药物的 FDA 等级(表 13-2)。

表 13-2 妊娠期常用心血管药物的 FDA 等级

药物	分类	FDA 等级	透过胎盘	转移到乳汁	不良反应
醋硝香豆素	维生素 K 拮抗剂	D	是	是(无不良反应报道)	胎儿病(主要在妊娠第 1 周期),出血
阿司匹林(小剂量)	抗血小板药	B	是	耐受良好	无已知的致畸反应(基于大样本量数据)
氯吡格雷	抗血小板药	C	未知	未知	未得到妊娠期间资料
达那肝素	抗凝药	B	否	否	无不良反应(因缺乏人类资料)
磺达肝素	抗凝药	—	是(最多 10%)	否	新药(用药经验有限)
低分子量肝素	抗凝药	B	否	否	长期应用:偶发骨质疏松,血小板减少症显著少于普通肝素
普通肝素	抗凝药	B	否	否	长期应用:骨质疏松和血小板减少症
苯丙香豆素	维生素 K 拮抗剂	D	是	是(最多 10%)	香豆素相关性胎儿病,出血
噻氯匹定	抗血小板药	C	未知	未知	未知(资料有限)
华法林	维生素 K 拮抗剂	D	是	是(最多 10%)	香豆素相关性胎儿病,出血
坎地沙坦	血管紧张素 II 受体的拮抗剂	D	未知	未知;不推荐	肾发育不良,羊水过少,生长受限,骨骼发育异常,肺发育不良,胎死宫内
卡托普利	血管紧张素转化酶的抑制剂	D	是	是	肾发育不良,羊水过少,生长受限,骨骼发育异常,肺发育不良,胎死宫内
甲基多巴	中枢 α 受体拮抗剂	B	是	是	轻度的新生儿低血压
阿替洛尔	β 受体阻断剂	D	是	是	尿道下裂(妊娠早期),出生缺陷,生长受限,胎儿心动过缓或低血糖(妊娠中晚期)
拉贝洛尔	α/β 受体阻断剂	C	是	是	生长受限(妊娠中晚期),心动过缓和低血压(近足月时)
硝苯地平	钙离子拮抗剂	C	是	是	抑制宫缩;和硫酸镁合用可能导致母体低血压和胎儿缺氧
肼屈嗪	血管扩张药	C	是	是	母体不良反应:狼疮类似症状;胎儿心律失常(母体使用)

（续　表）

药物	分类	FDA 等级	透过胎盘	转移到乳汁	不良反应
美托洛尔	β受体阻断剂	C	是	是	胎儿心动过缓和低血糖
硝普钠	血管扩张药	D	是	是	使用＞72h,代谢产物对胎儿有毒性作用
硝酸甘油	扩血管药	B	未知	未知	心动过缓,抑制宫缩
乌拉地尔	中枢和外周双重降压	C	未知	未知	无妊娠期资料
伊拉地平	钙离子拮抗剂	C	是	未知	和硫酸镁合用可能导致母体低血压
地高辛	强心药	C	是	是	血清水平不可靠
氢氯噻嗪	利尿药	B	是	是,可减少乳汁分泌	羊水过少
呋塞米	利尿药	C	是	很好的耐受;可减少乳汁分泌	羊水过少
硫酸镁	神经肌肉阻滞药,具有抗惊厥作用	A	是	是	低血压,肌无力

注:FDA 分级 A 指此类药物对人胎儿无不良影响,是最安全的;B 指动物繁殖实验未示药物有胎儿风险,但缺乏孕妇对照试验,或动物繁殖实验示药物不良反应,但未经孕妇对照试验证实;分级 C 指动物实验示药物对胎儿有不良反应,但无孕妇对照试验,或孕妇或动物实验均无法开展,应权衡利弊后用药;分级 D 指有明确证据显示药物对胎儿有害,但孕妇用药后仍有获益(如治疗威胁生命疾病);分级 X 属妊娠期禁用药,在人类或动物研究,或市场调查均显示对胎儿危害程度超过了对孕妇的益处

要点提示

原则:心血管病患者在妊娠期间使用药物需格外小心谨慎,必须兼顾患者和胎儿的健康利益,尽量选择对胎儿安全、无毒副作用的药物。

等级:

①FDA 等级为 A 的药物是最安全的,可以放心使用;

②使用 B 及 C 等级药物需要首先权衡利弊,如果发现收缩压≥160mmHg 或舒张压≥105～110mmHg,应首选 α-甲基多巴(B 级)、拉贝洛尔(C 级),硝苯地平(口服,C 级)和伊拉地平(静脉,C 级)为二线选择。建议全科医师对合并心血管疾病或并发妊娠期高血压疾病的患者尽早转诊;

③使用 D 等级药物的条件是存在威胁孕妇生命安全的疾病,而此时首先要做的是及时地安全地转诊;

④因对胎儿的致畸作用明确,孕期禁止使用 X 类药物。

注意事项:①降压药不能防治子痫抽搐,重度子痫前期或子痫患者必须立即转诊,应用硫酸镁治疗;②利尿药会减少胎盘的血流,应避免使用。

健康教育:妊娠期使用心血管药物应事先咨询医师,根据 FDA 分级调整用药。

九、肾透析患者伴发高血压时,钙拮抗剂的应用要点

据国家卫生部统计,我国目前接受透析治疗的患者近 30 万人,而这一人群还在不断增长,预计 5 年内透析人数将会上升至 50 万~60 万人。Agarwal 等对美国 2 535 名维持性血液透析患者进行调查发现,86%的患者存在高血压。国内一项针对透析人群的大型调查显示,高血压发生率为 81.51%;高血压作为透析最常见的并发症,是导致患者心血管病死亡的首要危险因素。有效控制透析患者的血压,提高透析患者血压达标率,是预防透析患者心血管病死亡的重要因素。

(一)透析患者高血压的危害,多重机制的综合效应

肾作为调节血压的重要器官,在高血压的发生机制中起着重要作用。终末期肾病及透析患者高血压发病率很高,综合比较 2003－2008 年各国流行病学数据来看,透析患者高血压的发病率均在 70%以上,是透析患者心血管事件的首要危险因素。研究显示控制高血压确实可以降低透析患者的死亡风险,和对照组相比,透析患者降压治疗显著减少心血管事件(RR 0.71,95% CI 0.55~0.92;$P=0.009$)、全因死亡率(RR 0.80,0.66~0.96;$P=0.014$)以及心血管死亡率(RR 0.71,0.50~0.99;$P=0.044$)。

透析患者高血压的危害源自其独特的发病机制。传统观点认为水钠潴留是终末期肾病患者高血压发生的主要机制之一,容量不仅影响血透前的血压,也影响血透后的血压。有研究显示,当采用长时透析方式(每周透析 3 次,每次 8 h)充分清除体内过多的液体并达到干体质量后,超过 90%的透析患者血压转为正常,提示容量问题在透析患者高血压中的重要作用。

由于影响透析患者血压的因素是多方面的,仅仅用容量的变化预测血压是不够的。临床中可以发现,经过透析治疗后,虽然患者的血容量和干体质量已经得到良好控制,但高血压的发生率仍居高不下。究其原因,主要与透析高血压患者发病机制复杂、多样性有关:如透析液成分对血压的影响、交感神经系统激活、肾清除缩血管物质能力下降、促红细胞生成素应用、肾素血管紧张素-醛固酮系统激活及透析对降压药物的清除等。

目前有相当的透析单位对血钙正常的患者仍采用高钙(1.75mmol/L)透析液透析,加上应用含钙的磷结合剂及维生素 D,造成部分患者出现高血钙,促进了高血压的发生。

肾能够感受多种机械和化学性刺激,既是交感神经的靶器官,也能自主激活交感神经。在尿毒症和透析状态等多种因素的刺激下,传入神经兴奋,反射性地引起交感神经活性增强,交感神经释放增加、神经元摄取减少以及儿茶酚胺代谢产物清除减少,均可导致血浆中儿茶酚胺水平的升高。大量的研究证实,慢性交感激活参与肾损伤全过程。在早期肾病,尿蛋白排泄率与肾上腺素和去甲肾上腺素的浓度呈正相关。透析治疗期间,尽管患者的自主神经功能有所改善,但和健康人群、慢性肾病人群相比,其交感神经兴奋程度始终处在较高水平。慢性交感激活会进一步加重高血压及肾损伤,也会引发心血管事件,慢性交感激活是透析高血压患者预后不良的重要机制。

(二)透析患者高血压治疗,以达标为前提的综合平衡

大量的循证医学证据已证实,严格控制血压可以延缓肾病进展、减少心血管事件的发生、降低死亡风险。各国指南均明确提出,保护肾和减少心脑血管事件的关键在于降低系统血压,对于透析高血压患者应积极进行降压治疗。美国肾病与透析患者生存质量指导指南推荐的降压目标为:透析前血压＜140/90mmHg,透析后血压＜130/80mmHg。《中国高血压指南

2010》指出,对肾透析患者,降压目标<140/90mmHg。

针对透析患者高血压发生的独特机制,在非药物治疗方面,首先应控制体内过多体液的蓄积,对盐和液体的摄入进行控制,盐的摄入量为 2～3 g/d,液体的入量视残余肾(尿量)而定,一般要求透析期间体重的增长不超过 1 kg/d。对于已存在过多液体负荷的患者,应该通过增加超滤或透析频率或延长透析时间以尽快达到干体质量。

降压药物的应用及其剂量、方法的调整对于充分控制血压都是十分必要的。大多数血液透析患者需要应用 2 种或 2 种以上降压药物以达到血压控制的目标值。如何选择降压药物?根据《中国高血压指南 2010》,降压治疗应遵循优选长效制剂、联合用药和个体化的原则。长效钙拮抗药降压疗效明显,拥有最多的联合治疗方案,可以多种药物配伍,无绝对禁忌证,且透析患者应用时无需调整剂量,是透析患者的优选降压药物之一。

血液透析患者应用降压药物不仅要注意药效学,也要注意药动学,慢性肾病特别是肾衰竭患者有发生药物治疗不良反应的高度危险,对于降压药物不良反应的监测应比普通人群更加频繁。此外要特别注意药物能否经透析清除的问题,有些透析患者的高血压尤其是透后明显的高血压时要考虑到这一因素,应首选降压疗效受透析影响较小的药物,必要时应透后追加剂量。

(三)透析患者降压药物选择,长效钙拮抗剂的优势

英国的一项包括 2 630 例透析患者 1 周的观察研究显示,36%的患者透析前血压<140/90mmHg,42%的患者透析后血压<130/80mmHg,透析前后均达标的患者只有 26%。如何选择降压药物、提高透析患者血压的达标率呢?

美国 Kestenbaum 等针对 4 065 例维持性血透患者进行的一项前瞻性队列研究,分析钙拮抗剂使用与患者心血管发病率及死亡率的关系。共有 3 176 例患者纳入最后的评估,其中接受钙拮抗药治疗者占 51%。结果显示,钙拮抗药可使维持性血透患者的全因死亡率降低 21%,心血管死亡率降低 26%。钙拮抗药是血透患者应用最多的一种降压药,对血透患者的降压效果最好,在终末期肾病透析患者中具有很大的优势。

国际硝苯地平控释片高血压研究显示,长效钙拮抗药可长期持久控制血压。该研究中硝苯地平控释片组患者收缩压 8 周达标;4 年随访期间,患者的血压水平稳定保持在 138/82mmHg 左右。在一项比较不同降压方案降压疗效的临床研究中,显现了硝苯地平控释片很好的降压疗效。在降压达标率方面,硝苯地平控释片联合血管紧张素受体拮抗药(angiotensin receptor blocker,ARB)组均优于 ARB 单药增加剂量组,提示联合用药优于单药增加剂量。

除了降压疗效和对交感活性的影响,是否受透析影响也是降压药物的重要考量因素。美国肾病与透析患者生存质量指导指南明确指出:透析患者降压治疗时应考虑透析对降压药物的影响,尽量选择受透析影响小的药物。根据最新发布的 2011 版《药物透析》(dialysis of drug)收录数据显示:长效钙拮抗药一般不受透析的影响,透析患者无需调整剂量,在透析期间亦能有效控制血压。

(四)总结

透析患者高血压发生率高居不下,是心血管事件的高危人群,控制血压对于透析患者的长期生存至关重要。透析患者的高血压发生与诸多复杂因素相关。我们应对每一位透析患者认真分析高血压的原因,按照合理的诊疗流程,给予有针对性的个体化治疗。长效钙拮抗剂对于透析患者具有很多的优势,是透析患者高血压的常用降压药物。

> **要点提示**
>
> 　　我国目前接受透析治疗的患者近30万人,而这一人群还在不断增长。高血压作为透析最常见的并发症。控制高血压确实可以降低透析患者的死亡风险。《中国高血压指南》指出,对肾透析患者,降压目标<140/90mmHg。研究显示透析前后均达标的患者只有26%。在降压达标率方面,硝苯地平控释片联合血管紧张素受体拮抗药较优,联合用药优于单药增加剂量。

（宝　辉　张志超　赵慧萍　鲍　立　郭艺芳　李晓波　刘国莉　胡　昭）

第 **14** 章

心血管病的康复治疗

本章包括心血管疾病康复治疗的危险分层、冠心病的康复治疗（PCI术后康复程序）、心力衰竭的康复和心血管病患者的合理运动四部分内容。

一、康复治疗患者的评估

康复治疗患者的评估应包括心脏功能评定和康复危险分层法。

(一)心脏功能评定

心脏功能评定包括心血管影像学检查和运动试验。心血管影像学检查参考本书有关章节。在运动试验中,标准平板运动或功率自行车测量最大摄氧量（VO_{2max}）的试验方案是评估气体代谢能力的金标准,但是设备昂贵,且需要特殊试验室,不适合社区医院。而 Chester 登阶试验、6min 步行试验(6MWT)和往返步行试验,简单易行,适合社区医院开展。

1. Chester 登阶试验(Chester Step Test,CST)　CST 是预测气体代谢能力的简单次极量运动试验。受试者按照事先录好音的节拍器按节拍踩踏登阶,第一个阶段为 2min,踩踏登阶速度为 15 次/min,接下来的 2min 加速到 20 次/min,以每 2min 增加 5 次的渐进方式进行直到 10min 试验完毕或心率达到年龄预计最大心率的 80%,在每 2min 结束时记录心率和 RPE。根据患者身高及踩踏舒适为度,登阶高度可以是 15、20、25 或 30cm。通过把心率绘制在数据表上来预测气体代谢能力。CST 可重复性高,测量误差小,得出的 VO_{2max} 与运动平板试验测出的结果高度相关。

2. 6min 步行试验(6MWT)　6MWT 目前广泛用于测定中重度心功能障碍者的运动能力。

需要一条 30m 行走路线或走廊,返回点以圆锥形标志,起始线也需要标明,每隔 3m 做一个标识。还需要一个计时秒表,一把椅子以备受试者休息时用。

在试验前 2h 不做剧烈运动,运动时穿着舒适的衣服和步行鞋。在试验前休息 10min,记录基线心率、血压和血氧饱和度。该试验记录受试者在 6min 内能走的最远距离。

美国胸科协会规定给予受试者标准指令:"试验对象在 6min 之内能走多远就走多远。可以在这条走廊上来回走。6min 步行时间对某些患者来说过长,可能会喘不过气,感到疲惫;必要时允许其放慢速度,或适当休息。可以靠墙休息片刻,只要一能走就继续开始行走。围绕锥形标识来回行走。围绕锥形标识迅速转身,向相反的方向继续行走。医师向患者做示范,让其注意迅速转身的方式"。

示范之后,问受试者:"准备好了吗?我将用计数器来记录你完成的圈数。每次你回到起始线我会按一下计时器。记住在 6min 内尽可能快走,但是不能奔跑或慢跑。准备好了吗?现在开始。"

第 1min 过后,要对患者说"你做得很好,你还有 5min";第 2min 过后,告诉患者"继续保持,你还有 4min",3min 过后,告诉患者"你做得很好,你已经完成了一半",还剩下 2min 时,说"继续保持,你只剩下 2min 了",只剩下 1min 时,说"你做得很好,你只剩下 1min 了"。

在试验过程中,注意不要引导或催促患者,不能影响患者的速度。如果患者因为呼吸困难或者疲劳需要停下来,应该说"可以靠墙休息,然后当你感觉可以继续的时候继续行走"。在 6min 试验结束前 15s,医师应该告诉患者"一会儿我会告诉你停止,当我说停止时你只需要在原地停下来,我会走到你那去"。当 6min 结束,计时器响起时发出指令"停"。检查者走近患者,如果需要可提供一把椅子让患者休息。记录患者走过的距离,记录行走后呼吸困难的水平,询问是否有阻碍患者走得更远的原因。

如果患者必须在 6min 前停止,而且不能继续,让患者坐在椅子上休息,终止试验,记录走过的距离、时间和停止的原因。

实施 6MWT 的工作人员应该经过培训,能应用标准方案,同时也应该完成心肺复苏培训。如果患者在试验之前需要吸氧,6MWT 实施过程中患者可以使用便携式吸氧装置,吸入氧流量保持一致。需要记录患者吸氧装置类型和吸入的氧流量。如果患者在服药,需要记录试验前所服药物种类、剂量和服药时间。

6MWT 通常在康复治疗前后进行,由相同的人员来实施两次试验。除了报告客观增加的步行距离外,也应报告有显著改善的主观临床症状。

3. 往返步行试验 递增往返步行试验是从为运动员设计的 20m 往返跑步试验改良而来。往返步行试验需要 10m 长的直线,两个锥形标志被放置在距离这条直线两端 0.5m 处。要求患者跟着事先录制好的磁带活动信号进行试验。共有 12 个阶段,每分钟以 0.17m/s 的速度递增,直到患者不能跟上设置的速度为止。

在某种程度上,和递增心肺运动试验相似,往返步行试验过程中心率、摄氧量和通气量会呈线性升高。

(二)康复危险分层法

心血管疾病的康复治疗是以运动训练为核心,但运动训练是否安全也备受关注。有报道心脏康复运动过程中可出现室性心律失常、房性心律失常及心室纤颤。关于心脏康复运动训练不良反应的综述报道估计,发生重大心血管事件(如心脏停搏或心肌梗死)的危险性大约 1/50 000~100 000(监测运动患者·h),或死亡危险性约 2/1 500 000(患者·h)。为了确保患者能安全地进行运动训练,必须在运动前进行危险分层。中国康复医学会心血管病专业委员会于 2006 年提出我国主要用于心脏康复的冠心病患者危险分层法(表 14-1)。美国心脏病学会关于心力衰竭的危险分层法(表 14-2)。

表 14-1　心脏康复的冠心病患者的危险分层法

低 危	中 危	高 危
运动或恢复期无症状,包括无心绞痛的症状或心电图表现(ST 段下移)	中度运动(5~6.9METs)或恢复期出现包括心绞痛的症状或心电图表现	低水平运动(<5METs)或恢复期出现心绞痛的症状或心电图表现
无休息或运动引起的复杂心律失常		有休息或运动时出现的复杂室性心律失常
AMI、PCI 或 CABG 术后无并发症;AMI 溶栓血管再通		AMI、PCI 或 CABG 术后合并心源性休克或心力衰竭
运动或恢复期血流动力学正常		猝死或心脏停搏的幸存者运动血流动力学异常(特别是运动负荷增加时收缩压不升或下降,或心率不升)
无心理障碍(抑郁、焦虑等)		心理障碍严重
LVEF>50%	LVEF40%~49%	LVEF<40%
功能贮量≥7METs		功能贮量<5METs
血肌钙蛋白浓度:正常		血肌钙蛋白浓度:升高
每一项都存在时为低危	不符合典型高危或低危者为中危	存在任何一项为高危

表 14-2　美国心脏病学会关于心力衰竭的危险分层法

危险级别	NYHA 分级	运动能力	临床特征	监管及心电图监测
A			外表健康	无需
B	Ⅰ,Ⅱ	≤6 METs	无充血性心衰表现,静息状态无心肌缺血或心绞痛,运动试验≤6 METs 时收缩压适度升高,静息或运动时出现阵发性或非阵发性心动过速,有自我调节能力	只需在制订的运动阶段初期进行指导,6~12 导联心电图和血压监测
C	≥Ⅲ	≤6 METs	运动负荷≤6 METs 时发生心绞痛或缺血性 ST 段压低,运动时收缩压低于静息收缩压,运动时非持续性室速,有心脏停搏史,有可能危及生命的医学情况	运动整个过程需要医疗监督指导和心电及血压监测,直到安全性建立
D	≥Ⅲ	<6METs	失代偿心衰,未控制的心律失常,可因运动而加剧病情	不推荐进行以增强适应为目的的活动,应重点恢复到 C 级或更高级

要点提示

1. 运动试验是心脏功能评定的有效方法。适合社区医院开展的运动试验有 Chester 登阶试验、6min 步行试验(6MWT)和往返步行试验。

2. 冠心病稳定性心绞痛以及 PCI 术后患者的管理主要在社区,稳定型心绞痛及 PCI 术后患者是心脏康复的适应证。为了安全进行心脏康复治疗前,应进行危险分层。

3. 慢性心力衰竭的管理也主要在社区,慢性心力衰竭是心脏康复的适应证。进行心脏康复治疗前,应进行危险分层。

二、冠心病的康复治疗

(一)心脏康复目标

心脏康复是由多学科的医护人员参与,为心血管疾病患者或有心血管疾病危险因素的人提供综合、长期、多方面的康复方案。近 10 年来,心脏康复方案不仅限于心脏病康复中发生的不良生理反应,还包括优化患者的心理和社交生活。心脏病的"二级预防"、减少猝死或再梗死和维持心血管健康等已成为目前心脏康复方案的重点内容。因此,心脏康复方案经常被称为"心脏康复/二级预防项目"。

心脏康复的目标是"降低心血管疾病的危险因素、养成健康的行为方式、减少残疾和倡导积极的生活方式"。通过心脏康复可增进患者健康、恢复正常活动、降低心脏病病死率以及缓解症状,降低心脏病危险因素,通过增加患者对自身病情的了解,缓解焦虑情绪和增强自信心。最终,通过维持或改善心功能将提高患者的生存质量。

可以从心脏康复方案获益的人群包括:心肌梗死、冠状动脉旁路移植术、心脏瓣膜修补或置换术、经皮冠状动脉介入治疗、心脏移植或心肺移植、外周动脉疾病、稳定型心绞痛和稳定的慢性心力衰竭等患者。

(二)冠心病的康复治疗

冠心病的康复治疗包括急性心肌梗死、稳定型心绞痛等,内容丰富,涉及面广。为了便于社区医院开展康复治疗,应介绍相对安全的 PCI 术后康复程序。

国内外研究证明,PCI 术后的患者应给予心脏康复治疗。患者经心脏康复治疗,健康教育和合理运动后、较对照组可显著增加功能贮量,降低血脂水平,显著改善心功能,减少心肌耗氧量,显著减少 PCI 术后再狭窄,降低并发症等。康复运动有效的机制可能是运动可显著减少血液内皮素水平,提高血液一氧化氮水平,抗炎症反应,提高纤溶酶的活性,降低血小板的活性,抑制平滑肌细胞增生,从而扩张冠状动脉,减少冠脉血栓形成,减轻或逆转动脉粥样硬化。

1. 心脏康复方案 在各种指南中,心脏康复方案的共同目标都是为了改善心脏功能、纠正冠心病危险因素、缓解压力以及减轻抑郁和焦虑。患者能维持综合心脏康复方案所获得的益处,且能坚持健康的生活方式,如规律运动、健康饮食和戒烟。

心脏康复方案的核心包括:患者评价、营养指导、控制体重、控制血压、调节血脂、戒烟、心理指导、运动训练和体力活动指导。

2. 运动疗法 运动疗法能降低血压、体重、LDL 水平而增加 HDL 水平。在进行运动训练前,应进行症状限制性运动试验来评价患者的运动能力。次极量运动试验或 6min 步行试验用于射血分数<40%或近期接受外科手术患者的评价。

　　运动处方一般包括有氧运动和抗阻运动。有氧运动,如散步、骑自行车、游泳、划船和登楼梯等。每一次运动训练包括热身活动、适应性运动和整理活动。运动频率至少每周训练 3d。持续时间 20~30min,运动强度为 50%~80% 峰值耗氧量。这相当于 40%~60% 心率储备或伯格(Borg)自感用力程度分级量表的 10~14/20。抗阻运动可用于增强肌力但不能替代有氧运动。一般而言,推荐上肢运动应达到 30%~40% 一次最大负重(1RM),下肢运动达到 40%~50%1RM。每组运动包括 12~15 个循环,每次做 3 组,每组之间有休息,每周训练 2~3 次。抗阻运动在升高血压方面超过有氧运动,所以不是高血压患者的合适运动方式,除非患者血压已得到了良好控制。应该鼓励患者监测和调整运动强度以改善其自理能力并达到最大获益。

　　3. 心脏康复的分期　心脏康复包括 4 期。具体分为心脏事件后住院康复期(Ⅰ期心脏康复),出院早期康复期(Ⅱ期心脏康复),门诊监测运动训练期(Ⅲ期心脏康复)和长期维持期(Ⅳ期心脏康复)。在我国,中国康复医学会心血管病专家委员会推荐将Ⅱ期心脏康复和Ⅲ期心脏康复合并,称为过渡性心脏康复。因此,分为住院心脏康复期、过渡性心脏康复期和门诊心脏康复期。

　　(1)住院心脏康复期:住院心脏康复包括:早期评价、教育、确定心血管病危险因素、生活自理、活动、综合的出院计划课程(包括随后的过渡性、家庭、门诊心脏康复程序等选择的讨论)。住院康复程序时间的长短,进行的速度取决于单位的条件,患者的病情。如果医院有心脏血管重建术的条件,医务人员训练有素,富有经验,患者年龄较轻,无合并症可采取 2 周康复程序,甚至 6~10d 程序。如为一般医院,医务人员缺乏经验,患者为老年人或有并发症则采用 3~4 周康复程序为宜。有并发症者可在并发症基本控制以后开始计算程序的时间。无并发症者一般以 2~3 周为宜,有并发症者,或老年人以 4 周程序为宜。

　　住院康复主要工作有以下几种。

　　①早期评价:包括患者冠心病危险因素的评价。患者进入康复程序后即应通过巡诊、应用调查表了解患者的病史、病情、家庭、婚姻、工作、危险因素等情况,判断患者有无活动禁忌证、危险因素。还要评价患者的康复目标是恢复功能、恢复休闲活动还是回归工作。

　　②活动:适应证:8h 内无新的或再发胸痛;无失代偿心衰的症状体征(休息时出现呼吸困难伴肺底部啰音);8h 内无新发的重要心律失常或心电图改变。院内的康复活动应有密切的医学监护,包括活动时的心率、血压、心电图、症状监测。

　　继续活动指征:心率较休息时增加 5~20 次/min;收缩压较休息时增加 10~40mmHg;遥测无新的心律失常或 ST 段改变;无心脏症状(如心悸、胸痛等)及过度劳累。

　　暂停康复活动指征:活动引起心前区不适、疼痛,气短或心悸;活动时心率>130 次/min,或较休息心率增加 30 次/min;活动后血压明显上升(>200/110mmHg)或收缩压较休息水平上升>40mmHg,下降≥10mmHg;活动后出现眩晕、头昏等脑缺血症状;心电图 ST 段缺血型下移≥0.2mV,或较安静时下移≥0.1mV,ST 段上移≥0.2mV;出现严重房、室性心律失常或二、三度房室传导阻滞;自觉疲劳(RPE≥14 级),运动后 6~8min 呼吸、心率仍不能恢复到运动前状态,或引起失眠、长时间疲劳、体重迅速增加(水肿)。

　　③教育:主要包括调理心理状态(消除焦虑、抑郁)、戒烟、掌握自救方法。

④出院计划:出院前要评价出院准备是否就绪,包括病情稳定和功能状态;自信心;生活自理能力;社会支持。可从日常生活、运动试验评价患者的功能水平和运动耐量。出院计划的两个基本要素是患者的安全和康复程序的持续进行,最优先考虑的是安全。患者安全方面,最重要的是能自我监护(包括学会掌握停止运动的指征)和自救能力。帮助患者了解出院后的康复程序,并帮助其明确随访时间和内容,将住院康复顺延到门诊康复。

帮助患者了解出院后1个月与家庭活动有关的8个问题:家务劳动、抬举、登梯、性生活、驾车、社交、体力活动、恢复工作。对此出院计划要有个体化的相应建议。

(2)过渡性心脏康复期:部分急性心肌梗死患者由于有并发症或年老体弱,出院后生活不能自理,或者还需要除心脏康复外的其他康复医疗,不能回家或回家后不能离开医疗护理,需进入亚急性住院设施(过渡性护理单位/护理中心、康复医院)或接受家庭护理。这些情况下的康复程序为过渡性程序,是临床流程的一部分。它是针对患者实际情况制定的,其目的是使住院时的心脏康复医疗延续到门诊康复,从而衔接住院和门诊的心脏康复。

①过渡性护理单位/护理中心:设在医院内或单独成立。给予患者以日常生活的帮助。如帮助进餐、穿衣等。

②康复医院:接受除心脏康复外还需要其他治疗的患者,如合并偏瘫者,而且患者要能在1d内接受一定时间的治疗。

③家庭病床:许多患者离开医院后仍需要系统护理,如血压检查、血糖监护、服药指导等。可为这些患者安排家庭病床,在家里接受护理。

(3)门诊心脏康复期:矫正冠心病危险因素不合理的生活方式是门诊心脏康复程序的基础,因而门诊心脏康复基本是从事二级预防工作。门诊康复程序通过各种方式为患者矫正危险因素提供支持,对于心脏康复是非常重要的。心肌梗死患者必须在出院后1~3周开始门诊康复程序,许多患者是在出院后1周内开始的。

门诊康复的主要工作如下:

冠心病危险因素的评价:对于所有进入门诊康复程序的患者必须了解其病史,包括:年龄、性别、女性的月经状况等;家族史;高血压病史;吸烟;血脂情况;营养评价(要对饮食摄入脂肪、饱和脂肪、胆固醇和热量进行评价);身体构成分析(身高、体重指数、腰臀比例等);心理社会史,特别是有无抑郁、焦虑、心情紧张及其程度。体力活动状况;血糖或糖化血红蛋白。

教育、咨询:近年来随着急性心肌梗死(冠状动脉旁路移植术患者住院时间的缩短)康复教育和咨询主要在门诊进行。主要帮助患者了解冠心病危险因素并改变其认知,引导患者改变不良生活方式。

运动:运动前评价指标,包括最近的症状、医疗情况,健康的自我感觉、自感劳累分级,心电图(持续或间歇,遥测或有线)、心率、脉搏、血压等;运动时心电图监示(密切临床监护运动的时间长短取决于患者的危险分级)。密切临床监护,其指标与上述运动前评价指标相同,对于保证安全,临床监护可能比心电图监护更加重要,是心脏康复最重要的安全因素;和患者沟通,持续评价,不只是关乎安全,而且关乎对运动处方的适应,加强患者的自我信心和评价运动的效果。根据运动试验结果及表14-3设定运动强度等。运动频率一般是采用有监护的运动课3次/周;持续时间每次课15~20min。

表 14-3　30～60min 运动的运动强度分级

相对运动	强度(%)	有感劳累程度	运动强度分级
HR$_{max}$	VO$_{2max}$	(RPE)	
<35	<30	<10	很小
35～59	30～49	10～11	小
60～79	50～74	12～13	中度(稍大)
80～89	75～84	14～16	大
≥90	≥85	>16	很大

(三)PCI 术后康复程序

冠心病发病率逐年上升,接受 PCI 术后的患者群逐渐增多。国内外研究证明,PCI 术后的患者是适合心脏康复的对象;PCI 术后患者经心脏康复医疗(教育、运动等)较对照组可显著增加运动贮量,降低血脂水平,显著改善心功能,减少心肌耗氧量,显著减少再狭窄,减少并发症。康复运动有效的机制可能是运动可显著减少血内皮素水平,提高血一氧化氮、降钙素基因相关肽水平,提高纤溶酶的活性,降低血小板的活性,抑制平滑肌细胞增生,从而扩张冠状动脉,增加运动贮量,减少冠脉血栓形成,减轻或逆转动脉粥样硬化病变。

主要参考中国康复医学会心血管病专业委员会《心血管康复医学杂志》编辑委员会推荐的《中国经皮冠状动脉介入治疗后康复程序(试用稿)》。PCI 术后患者心脏康复主要包括急症 PCI 术后 1 周的康复程序;择期 PCI 术后康复程序;PCI 后二级康复预防程序。下面介绍后两种程序。

1. 择期 PCI 术后康复程序(表 14-4)　主要用于择期 PCI 术后因为心肌无急性损害,心功能及运动贮量(体力)无急速下降,住院时间短,甚至手术当日即出院。手术当日或次日出院患者的康复教育及指导主要在出院后进行。

表 14-4　择期 PCI 术后康复程序(1～3d)

时间	第一日	第二日	第三日
能量消耗	2～3METs	3～5METs	6～7METs
生活料理	股动脉穿刺者大约需卧床 12h,桡动脉穿刺者术后即时可以下床站立及慢步行走	可生活自理,自己进食、洗漱及擦身等活动	
步行活动与锻炼	穿刺部位加压包扎 12h	股动脉穿刺者下床站立及慢步行走;桡动脉穿刺者可慢走 50～200m 或更多,上、下一层楼	可慢走 200～500m 或更多,上、下二、三层楼
娱乐	病情稳定后允许听收音机	允许会客,谈话,看书报,看电视	

（续　表）

时间	第一日	第二日	第三日
宣传教育	介绍 CCU，解除顾虑	介绍冠心病易患因素（高血压、吸烟等）及不良生活方式的矫正	出院前教育，包括随访事项，脉率等简易运动指标的自测，用药注意事项等
其他注意事项	多饮水	运动时间以 10～30min 为宜。运动强度在 RPE11（稍轻）～13（稍累）级，靶心率以休息心率＋20～30 次为宜	准备出院

注：RPE(自感劳累分级法)；由于穿刺伤口尚未痊愈，一周内应避免穿刺部位关节的大幅度运动，故本程序第 2～3 天的步行距离仅适用于桡动脉穿刺者，对于股动脉穿刺者不宜做下肢大的运动，应代之以上肢运动，如体操等

有感劳累分级法（表 14-5）是衡量相对劳累程度的良好指标，在评价持续运动中用力水平时比较可靠，可用来评定耐力训练的运动强度。

表 14-5　有感劳累分级法(RPE)（由 Borg 设计的 15 级分类表）

分级	6	7	8	9	10	11	12	13	14	15	16	17	18	19	20
RPE		非常轻		很轻		有点累		稍累		累		很累		非常累	

2.PCI 后二级康复预防程序　PCI 后二级康复预防程序的要点简述如下。

(1)教育：教育是康复医学的首要一环。要让患者了解冠心病的发病原因，危险因素，不良生活方式及其矫正方法，二级预防的方法和目标。例如戒烟和运动的指导，让患者自觉和疾病作斗争，以达到事半功倍之效，其作用已被公认。患者自觉和疾病作斗争的积极性和信心很重要，是医务人员无法替代的。患者在 PCI 术后症状消失，常认为疾病"已愈"，故此时的教育对于获得远期疗效非常重要。教育的方法可以是集体授课，小组讨论或一对一咨询解答、交谈。教育资料可以是小册子、书籍、视听产品（录音、录像）等。教育课程的安排和进程因患者和医院的具体情况而异。健康教育内容主要包括心脏的解剖和生理，冠心病的危险因素，吸烟等不良行为对冠状动脉的影响，冠状动脉成形术的原理、并发症及其影响因素，康复治疗的目的和程序等。

(2)心理康复：大量事实表明，心理冲突、行为因素与冠心病发病、病情、康复有关。有报告严重冠脉病变者 40%～70%可由严重心理因素诱发心肌缺血；21%经常发生的致命性心律失常是由情绪因素触发。PCI 术后患者因种种原因，可有焦虑、抑郁等心理障碍。因此，PCI 术后要进行心理调查、咨询，使转为健康心理，减少并发症。

(3)糖尿病：多数文献认为糖尿病是 PCI 术后再狭窄的重要危险因素。2 型糖尿病患者 PCI 术后的预后与血糖控制程度显著相关。其理想控制目标是空腹血糖≤6.0mmol/L，餐后 2h 血糖≤8.0mmol/L 或 HbA1c≤7.0 %。控制血糖的方法是饮食疗法、运动、用药。运动可

提高肌肉胰岛素受体活性,具有病因治疗意义。

运动处方:

中等运动强度,即 $60\%\sim70\%VO_{2max}$、$70\%\sim75\%HR_{max}$;运动持续时间通常是每次 $20\sim30min$,每周 3 次,以后增加至每次 $30\sim40min$,每周 5 次以上。运动可以采取步行、慢跑、踏车、划船器等形式。

监护:

除监护心血管病变外还要监护糖尿病的病情变化。运动日的胰岛素用量一般要减少 $15\%\sim20\%$,或更多。上午运动者要减少或撤除上午短效胰岛素的注射,下午运动者要减少上午的中效胰岛素剂量。通常是减少胰岛素剂量的 50%,或增加运动前摄入(预计运动消耗热量 50% 的)糖类。例如预计跑步 $30min$,需消耗热量 $300kcal$,则需增加产热 $150kcal$ 的糖类。口服降糖药者要参照胰岛素的减量,适当减少口服降糖药的用量,以避免出现低血糖症。其调节要个体化,根据监测不断调整。通常要求在运动前和运动后 $30min$、$1\sim6h$ 监测血糖水平,并根据监测情况适当调整糖类的摄入量,胰岛素等降糖药的用量,胰岛素的注射部位(注射运动肌肉部位如臀部,则吸收快等),防止发生低血糖。

(4)调脂:血脂异常是冠心病最重要的危险因素。患者绝大部分有血脂异常,因此 PCI 术后长期调脂治疗很重要。其降脂目标是总胆固醇(TC)$<4.68mmol/L$,低密度脂蛋白-胆固醇 $<2.6mmol/L$,极高危者降至 $1.8mmol/L$。饮食调节是基础,鼓励多吃鱼或以鱼油胶囊的形式增加 ω 脂肪酸的摄入。

他汀类药物不仅有降脂作用,而且有稳定斑块,改善内皮功能,抗炎等非调脂作用。有报道急性心肌梗死 PCI 术后患者口服辛伐他汀治疗与对照组对比研究,辛伐他汀组的再狭窄率、心性病死率显著减少。故冠心病患者 PCI 术后应使用他汀类药物,尤其是未达调脂目标者。

(5)高血压:高血压是心脑血管病及肾病的独立、强力、持续的危险因素。PCI 术后有高血压的患者必须降压治疗。血压应控制在 $140/90mmHg$ 以下。最好降至 $130/80mmHg$ 以下,有糖尿病、肾病者应降得更低。

低危者是最适合进行综合康复医疗的对象。运动锻炼毋需监护,高血压的康复治疗(非药物治疗)是药物治疗的基础,包括:①教育:是高血压康复治疗的特色之一,是取得疗效的重要保证;②心理调整:心理教育、咨询是高血压康复的重要组成部分;③合理膳食:低盐:钠的摄入 <2.4 g/d,氯化钠 <6g/d,食盐的下限是 1.5 g/d;适当补钾、补钙;低脂饮食:多吃蔬菜和水果,富含水果、蔬菜、低脂饮食可降低收缩压;④戒烟;⑤限制饮酒:啤酒不超过 $720ml/d$,葡萄酒不超过 $240ml/d$ 可降低收缩压 $2\sim4mmHg$(合乙醇 $20\sim30g$,女性应减半);⑥减肥:据 JNC-7,控制体重到理想水平(BMI $15.5\sim24.9$),每减轻 10 kg 体重可降低收缩压 $5\sim20mmHg$;⑦运动疗法:运动可使收缩压/舒张压平均下降 $8/5mmHg$;⑧药物治疗:血管紧张素转化酶抑制剂、血管紧张素受体阻滞剂不仅有降压作用,还有抗动脉粥样硬化、抗心律失常,改善胰岛素抵抗作用,可预防或逆转左心室肥厚。β受体阻滞剂的作用也是多方面的,不仅有降压作用,还有降低心率、心肌耗氧量、抗心律失常、改善心肌缺血的作用。2 级以上高血压患者常需联合应用降压药。

(6)PCI 术后运动:PCI 术后患者几乎出院后即可开始运动训练。但股动脉穿刺点需愈合后才能开始下肢运动。关于运动处方,心脏病患者运动量目前趋势是应用较低的运动强度,延长运动时间以满足需要。运动强度以 60%~75%HR_{max} 为靶心率,控制运动强度,更加安全可提高坚持率,达到满意效果。也可采用 Karvonen 氏法:靶心率＝(症状限制运动试验峰值心率-基础心率)×0.4~0.7＋基础心率;采用自感劳累分级法 11~15 级(稍轻~累)。运动持续时间为 30min,逐渐增加时间,最多可达 60min。运动频率 3~5 次/周。

> ### 要点提示
>
> 1. 心脏康复方案的核心包括:患者评价、营养指导、控制体重、控制血压、调节血脂、戒烟、心理指导、运动训练和体力活动咨询。
> 2. 冠心病心脏康复的门诊监测运动训练期(Ⅲ期心脏康复)和长期维持期(Ⅳ期心脏康复)是适合于社区管理的。
> 3. 目前 PCI 术后患者越来越多,而且主要在社区医院随诊,药物治疗,其二级康复预防非常重要。应该加强心脏康复的宣传工作,努力使每一位患者都能接受规范的心脏康复治疗。

三、心力衰竭的康复治疗

2001、2005 年美国心脏学学会(American College of Cardiology,ACC)/美国心脏协会(American Heart Association,AHA)及 2005 年欧洲心脏病协会(European Society of Cardiology,ESC)发表的心力衰竭诊断与治疗指南,均建议所有病情稳定的慢性心力衰竭患者,在联合药物治疗的同时都应当考虑做运动训练。

以往指南建议心力衰竭的患者避免剧烈运动,希望卧床休息以最大程度减轻症状,并且认为体力活动可加速左心室功能不全的进程。然而,目前认为,减少体力活动导致一种体力去适应状态,结果导致慢性心力衰竭患者的症状和不能耐受体力活动。限制运动不仅有损于运动能力,而且也会产生不良的心理效应和损害外周血管的扩张反应。因此,慢性心力衰竭的康复治疗越来越受到人们的关注。

以综合治疗为基础,积极实施康复治疗为原则。以改善心功能、下肢肌力,改善 ADL 能力,提高劳动力、促进再就业,提高生活质量及最大限度地促进患者回归社会为目标。康复治疗方法主要包括物理治疗、作业治疗、心理治疗及健康教育等。适应证:NYHA 心功能 Ⅱ~Ⅲ级的患者。

(一)物理治疗

物理治疗以运动疗法为主,改善体力去适应状态,改善心功能为目标。

1. **按摩** 主要适用于轻度心力衰竭患者,用以改善症状。手法采用柔和的向心性按摩。
2. **水疗** 如二氧化碳浴,升温浴等,适用于轻度心力衰竭患者,用以改善症状。
3. **脉冲超短波疗法** 严格控制剂量下,可改善轻度心力衰竭患者的症状。
4. **运动疗法** 为防止肌肉退化,当患者处于稳定状态时,应鼓励患者进行不引起症状的日常体力活动,依据美国心脏学会心功能分级的日常生活安排原则进行(表 14-6),但应避免参加健身等剧烈运动。如果患者参加工作,必须评价其工作任务,并就其能否继续工作提出建议。

(1)坐椅子疗法:由于严重心力衰竭患者在床旁坐椅子,较临床上常规半卧位,对心脏负担小,即可减轻心衰症状,又可减轻精神负担,因此对严重心力衰竭患者,心功能Ⅳ级患者,只要病情稳定,就应安排坐椅子治疗。开始 10～30min/次,2/d,逐步增加时间或次数。

(2)步行运动:步行运动时下肢大肌群交替收缩和松弛,发挥辅助泵作用,有助于血液环流,从而改善心力衰竭症状。心功能差时,宜先在病房走廊,在医护人员严密监护下进行步行运动,根据心功能情况,逐渐增加运动量。

表 14-6 依据心脏功能分级的日常生活安排原则(美国心脏学会)

| | 心脏功能 | | | |
	Ⅰ 级	Ⅱ 级	Ⅲ 级	Ⅳ 级
A	走路 不限制 上楼 不限制 提物 不限制 站立 不限制			
B	走路 不限制 上楼 四段楼梯 提物 40～60 磅[1] 站立 不限制	走路 1.6 km 上楼 三段楼梯 提物 25～40 磅 站立 不限制		
C		走路 0.8 km 上楼 二段楼梯 提物 15～25 磅 站立 不限制	走路 5～10 个街区 上楼 一段楼梯 提物 10～15 磅 站立 不限制	
D			走路 <5 个街区 上楼 <一段楼梯 提物 5～10 磅 站立 限于 1/2 时间	走路 <1 个街区 上楼 <一段楼梯 提物 5 磅
E				站立 限于 1/4 时间

(1)1 磅=0.45kg

(3)医疗体操:只有在心功能容量达 3～4 METs,心功能Ⅱ级时,才能做体操运动训练。医疗体操应以放松的、运动幅度较大的四肢运动为主,可以与步行运动交替进行。避免做腹肌练习和屏气动作,以免加重心脏负荷,使病情加重。

(4)划船运动:这是一项很好的无重量支撑运动。但对于大多数初始运动的心衰患者来说,运动量有些过大。

(5)运动训练的实施:对 NYHA 心功能Ⅱ～Ⅲ级的稳定心衰患者鼓励实行运动训练。临床实践中,运动耐力受多种因素影响,其中身体内环境改变的影响更大。运动方式可采用间歇式的运动训练方法,首先使患者达到体力适应,开始时进行 1～6min 的间歇运动,然后逐渐达到最大体能负荷的 40%～70%,每周 3～5 次,每次 20～40min 为宜。

①间歇式运动训练:这种方法可使有氧代谢能力增加而心脏负荷最小。包括踏车运动和平板运动。热身和放松的时间要长。

踏车运动:患者无负荷踩踏 2min(热身),然后以每 10s 25 W(瓦)逐渐增加运动级别,直至 40%~70%最大心率,踩踏 4min。在恢复期阶段,患者以 10 W 踩踏(放松)。

平板运动:热身、运动和恢复阶段各 3min 可能是有利的。

②其他运动训练方式:例如散步、快走、气功、保健操、太极拳等。

训练的频率:病情较重的患者建议进行 5~10min 的短时多次日常训练;功能良好的患者应建议更长时间(20~30min)的训练,3~5 次/周。

训练的强度:一是根据自我感觉,达到运动及运动后微微出汗,但无明显不适;二是根据运动后即刻的心率或脉率,以不超过 100~110 次/min 并能在 5 分钟内恢复到运动前水平为宜。也有人认为不应超过静息心率+20 次/min。

使用客观的 RPE、呼吸困难评分表,并进行严密的监护(包括心电图)。

(二)作业治疗

作业治疗以减轻 CHF 患者的症状,改善肢体肌力、耐力和心肺功能,改善患者心理功能,改善日常生活自理能力及恢复劳动能力为目标。通过功能性作业、日常活动能力训练、适合患者能力的职业训练及适当环境改建等来提高患者生活质量,早日重返家庭和社会。

方法:根据病情,主要选择功能性作业活动、日常生活活动(ADL)作业治疗。ADL 训练:每日 1 次,每次完成每个设计项目 5~10min,每周 3~5 次,连续 4 周。

> **要点提示**
>
> 1. 慢性心力衰竭患者是社区医院管理的重点对象。运动和教育(戒烟、限盐等)是心脏康复程序的基本要素。
>
> 2. 慢性心力衰竭的心脏康复治疗中,除了监测心率、血压以外,还要监测体重的变化。

四、心血管病患者的合理运动

心血管病患者可从合理运动中获益。那么,如何进行合理运动呢? 这要从以下两方面判断:首先要评价患者的运动能力;其次制订适合患者的个体化的运动处方。

(一)评价患者的运动能力

气体代谢运动试验是评价患者运动能力的最佳方法。

1. 气体分析仪工作原理 心肺运动仪配有气体分析仪和心电图,气体分析仪主要由氧、二氧化碳传感器,气体流量计构成。空气中的氧、二氧化碳浓度是恒定的。受检者运动试验时吸入的空气,呼出的气体通过流量计、氧和二氧化碳传感器而被测定流量,氧、二氧化碳浓度。计算空气和呼出气体中的氧、二氧化碳浓度差,乘以气体流量即可获得耗氧量(VO_2)、二氧化碳排出量(VCO_2)。利用电子计算机程序可绘成 VO_2、VCO_2 及由这两个参数导出的各参数曲线。

2. 心肺运动仪可测定的气体代谢参数及其意义

①氧摄取量(VO_2):人体活动所需要的能量绝大部分来自糖类和脂肪的氧化,因而能量的释放是以氧的消耗为基础的,故可用 VO_2 及其有关参数表示,运动量(VO_2)越多,运动强度越大。VO_2 的单位是 L/min 或 ml/(kg·min)。最大摄氧量(VO_{2max})是机体竭尽全力运动所达到的峰值摄氧量。它是人的综合体力指标,主要决定于心肺功能,运动肌肉的代谢能力。心脏

病患者的 VO_{2max} 主要决定于心功能状态。

②症状限制最大摄氧量(VO_{2max} • symptom limited,VO_{2max} • SL)运动医学测定 VO_{2max} 的中止运动指征是耗竭。可是在临床、康复医学中以患者为对象,运动终点常常不是耗竭,而是呼吸急迫,心悸,心绞痛,血压、心电图异常等征象。这样测定的"VO_{2max}"称为 VO_{2max} • SL。患者的运动试验应该是测定亚极量运动试验的峰值摄氧量或 VO_{2max} • SL。

③代谢当量(MET):是维持静息代谢需要的摄氧量,据测定白种人(40 岁,体重 70kg,坐位)1MET 为 $3.5ml/(kg \cdot min)$。国内学者测定中国人 MET 为 $4.78ml/(kg \cdot min)$。推测可能是因为国人脂肪占体重比例较低。

④CO_2 生成量(VCO_2)。

⑤无氧阈值(AT):是指运动负荷时机体有氧代谢不足以供能,启动无氧代谢补充有氧代谢供能前即刻的运动强度(以 VO_2 或功率表示)。此后,因为无氧代谢,乳酸堆积,可产生酸中毒。故有人认为 AT 是代谢危险区的入口。

呼出气体分析法测定 AT 的原理是:葡萄糖无氧代谢时,产生大量乳酸,从而产生大量 CO_2,CO_2 刺激中枢和外周化学感受器,使呼吸加快,通气量增加。又因为 1 分子葡萄糖无氧代谢只产生 2 分子三磷腺苷(ATP),仅为有氧代谢产生的 36 分子 ATP 的 1/18,为补充相同能量会产生大量 CO_2,使 VCO_2、VE 显著增加,大大超过 VO_2。

因而可用 VCO_2、VE、VCO_2/VO_2(RER)、VE/VO_2 等参数确定 AT。AT 的正常值 $4.5 \sim$ 6.5 METs($50\% \sim 60\%$ VO_{2max}),正常老年人 AT 为 40% VO_{2max}。

3. Chester 登阶试验、6min 步行试验(6MWT)和往返步行试验,简单易行,适合社区医院开展。

(二)制订适合患者的个体化的运动处方

制订适合患者的个体化的运动处方,也就是根据气体代谢运动试验结果,评价患者的运动能力,指导运动康复治疗。

运动处方包括热身期、适应性运动期、恢复期。有运动类型、强度、持续时间、频率、进展速度等。

运动类型包括有氧运动,如散步、骑自行车、游泳、划船和登楼梯等。抗阻运动,如哑铃操等。心血管患者要以有氧运动为主、抗阻运动为辅的原则选择运动类型。

1. **适合 PCI 术后患者的运动方案**　每一次有氧运动训练包括热身活动、适应性运动和整理活动。运动强度为 $50\% \sim 80\%$ 峰值摄氧量,这相当于 $40\% \sim 60\%$ 心率储备或伯格(Borg)有感用力程度分级量表的 $10 \sim 14/20$。运动频率至少每周训练 $3 \sim 5$ 次。持续时间 $20 \sim 60min$。根据患者的运动能力设定个体化的运动康复方案。抗阻运动可用于增强肌力但不能替代有氧运动。一般而言,推荐上肢运动应达到 $30\% \sim 40\%$ 一次最大负重(1RM),下肢运动达到 $40\% \sim 50\%$ 1RM,每组运动包括 $12 \sim 15$ 个循环,每次做 3 组,每组之间有休息,每周训练 $2 \sim 3$ 次。

2. **适合心衰患者的运动方案**　对 NYHA 心功能 Ⅱ～Ⅲ级的稳定心衰患者,鼓励进行运动训练。运动方式可采用间歇式的运动训练方法,首先使患者达到体力适应,开始时进行 $1 \sim$ 6min 的间歇运动,然后逐渐达到最大体能负荷的 $40\% \sim 70\%$,每周 $3 \sim 5$ 次,每次 $20 \sim 45min$ 为宜。心力衰竭患者应该使用客观的 RPE、呼吸困难评分表,并进行严密的监护(包括心电图)。

要点提示

1. 运动和教育(戒烟、限盐等)是心脏康复程序的基本要素。

2. Chester 登阶试验、6min 步行试验(6MWT)和往返步行试验,简单易行,适合社区医院开展。可用于运动能力的评定。

3. 心脏康复治疗前,应根据运动试验,制定合理的、个体化的运动处方,并在运动康复实施的前两周进行适度调整。

本章要点提示:

1. 心脏康复的定义:"心脏康复是涉及医学评价,处方运动,心脏危险因素矫正,教育和咨询的综合长期程序,用以减轻心脏病的生理和心理影响,减少再梗和猝死的危险,控制心脏症状,稳定或逆转动脉硬化过程和改善患者的心理和职业状态"。

2. 运动前进行运动能力评定和危险分层:为了确保患者能安全地进行运动训练,必须在运动前进行运动能力评定和危险分层。

3. 冠心病的康复治疗包括急性心肌梗死、稳定型心绞痛、PCI 术后等,内容丰富,涉及面广。便于社区医院开展的康复治疗是稳定型心绞痛和 PCI 术后康复程序。

4. 心血管患者可从运动中获益,而合理运动是关键。首先要评价患者的运动能力;其次制订适合患者的个体化的运动处方。但一定不要忘记风险随时存在,必须加强医学监护。

(李寿霖)

第15章

全科医师心血管病进展2012

国务院总理温家宝在2011年6月22日主持召开国务院常务会议,决定建立全科医师制度。会议要求,到2012年每个城市社区卫生服务机构和农村乡镇卫生院都有合格的全科医师,再经过几年努力,基本形成统一规范的全科医师培养模式和首诊在基层的服务模式,基本实现城乡每万名居民有2至3名合格的全科医师,更好地为群众提供连续协调、方便可及的基本医疗卫生服务。医师可根据需要多点注册执业,可以在基层医疗机构全职或兼职工作,也可以开办诊所。作为全科医师有必要了解心血管专业的最新进展。

一、心肺复苏2011中国专家共识概要

心脏停搏(SCA)是指心脏的机械活动突然停止,患者对刺激无反应,无脉搏,无自主呼吸或濒死叹息样呼吸,若得不到及时有效救治常会即刻死亡即心脏性猝死。《心肺复苏2011中国专家共识》参考了《2010年美国心脏学会心肺复苏和心血管急症救治指南》和《欧洲复苏委员会心肺复苏指南》提出五环生存链:①立即识别心脏骤停并启动急救系统;②强调胸外按压的早期心肺复苏(CPR);③快速除颤;④有效的高级生命支持;⑤综合的SCA后管理。

2010年AHA指南强调先进行胸外按压(C),再行保持呼吸通通畅(A)和人工呼吸(B)的操作,即CPR的程序是C-A-B。但如果明确由窒息所致者,应进行传统CPR程序即A-B-C。新生儿的SCA原因几乎都是窒息,所仍为A-B-C。建议保证足够的按压速度(100次/min)、足够的按压幅度(至少5cm或胸廓前后径的1/3)和足够的胸廓回弹,减少按压中断,尽可能将每次中断控制在10s以内,保持气道通畅(仰头抬颏法,疑有颈椎外伤时采用双下颌上提法)。按压-通气比在人工气道建立之前为30:2(单人施救)/15:2(双人施救)。气管插管通气者8~10次/min呼吸,与胸处按压不同步,每次通气大约1s,可见胸部抬起。尽快使用除颤器/自动体外除颤器(AED)除颤,尽可能缩短电击前后的胸外按压中断,每次电击后立即从按压开始行CPR。每2min检查心律,如有必要除颤。

高级心血管生命支持(ACLS)是指由专业急救、医护人员应用急救器材和药品所实施的一系列复苏措施,主要包括人工气道的建立、机械通气、循环辅助仪器、药物和液体的应用、电除颤、病情和疗效评估、复苏后脏器功能的维持等。

致SCA心律失常的处理:①室颤/无脉性室速者应立即电击治疗,能量双相波为200J,单相波360J,至少1次除颤和2min CPR后仍持续时,可给予肾上腺素(每3~5min经静脉或骨

髓腔,给予肾上腺素 1mg),或血管加压素(经静脉或骨髓腔,应用一次血管加压素 40U,代替第 1 次或第 2 次肾上腺素),均无反应时,可给予胺碘酮,若无可给予利多卡因;②无脉性电活动/心室停搏:立即 CPR,2min 后检查心律,若无变化继续循环进行 CPR,并及时给予肾上腺素或血管加压素,不推荐使用阿托品。给药途径包括外周静脉、骨髓腔、中心静脉和气管。

SCA 后的综合管理包括:亚低温治疗,血流动力学及气体交换的最优化,有指征时采用经皮冠状动脉介入治疗,血糖控制、神经学诊断、管理及预测等。

二、房颤治疗进展

2010 年欧洲推出新的房颤指南,2011 年 ACCF/AHA/HRS 也继之发表房颤更新指南。

欧洲新指南根据房颤持续时间将房颤分为:初发性、阵发性、持续性、长期持续性和永久性房颤 5 类。新提出的长期持续性房颤,是指房颤持续>1 年,并拟行节律控制策略者。

欧洲新指南强调早期治疗的关键是缓解症状和评估相关危险因素。欧洲心律学会(EHRA)依据患者症状和对日常生活的影响分四个等级 EHRA Ⅰ 级:无症状;EHRA Ⅱ 级:症状轻微,日常活动不受限制;EHRA Ⅲ 级:症状严重,日常活动明显受限;EHRA Ⅳ 级:不能从事任何活动。房颤早期处理流程如下:发作<48h,全身肝素化后复律;发作时间≥48h 或时间不明者,必须先经食管心脏超声检查,明确有无心脏内血栓,或复律前接受有效抗凝 3 周。

欧洲新指南强调了抗栓治疗,修改了旧版关于血栓栓塞风险评估的 $CHADS_2$ 评分系统,形成 $CHA_2DS_2-VAS_c$ 评分系统(表 8-2),提出该评分≥2 分者,口服抗凝药物,调整 INR 2.0~3.0;评分 1 分者可口服抗凝药物或阿司匹林(更倾向前者);评分 0 分可口服阿司匹林或不采取抗血栓治疗(更倾向后者)。同时指南提出抗栓治疗出血风险评估(HAS-BLED 评分法,见表 15-1),HAS-BLED 评分≥3 分为出血并发症高危患者,无论是口服抗凝药还是阿司匹林,都应谨慎,抗凝治疗后应严格定期复查。

表 15-1　HAS-BLED 评分法

首字母	临床特点	评分
H	高血压	1
A	肾功或肝功异常(每项 1 分)	1 或 2
S	卒中	1
B	出血	1
L	不稳定的 INR 值	1
E	高龄(年龄>65 岁)	1
D	吸毒或饮酒史(每项 1 分)	1 或 2
总计		7 或 9

欧洲新指南依据 RACE-Ⅱ 研究结果,认为对于没有严重症状的患者可以宽松控制室律(静息时<110 次/min)。同时提升了决奈达隆的地位,指出其可以作为抗心律失常治疗的一线用药物,但禁用于 NYHA Ⅲ-Ⅳ 级的心衰或新近(4 周内)仍有失代偿心衰的患者。新指南放宽了导管消融治疗房颤的适应证:在经过合理药物治疗-包括节律控制和心室率控制,仍有明显症状的房颤患者,建议行导管消融。

ACCF/AHA/HRS 2011 年房颤指南更新内容有:①推荐较宽松的心率控制。②抗栓治疗,口服华法林效果优于氯吡格雷和阿司匹林联合应用,两者出血风险没有显著差别,在不宜抗凝药治疗时,联合应用氯吡格雷和阿司匹林也可降低心血管事件风险,但增加出血可能性。更新指南还增加了达比加群在房颤患者中的应用。③决奈达隆对房颤复发具有预防作用,而降低心血管事件导致的住院率,禁用于 NYHA Ⅳ 级的心衰或近 4 周内失代偿心衰发作的患者(特别是 LVEF≤35％时)。④把症状重、左房正常或轻度扩大、左心室功能正常或轻度降低、抗心律失常药物无效、无严重肺部疾病的阵发房颤患者,在有经验的治疗中心将导管消融作为ⅠA类适应证,而症状性持续性房颤,导管消融为Ⅱa类适应证。

三、血脂异常诊治进展

2011 年 ESC/EAS 欧洲血脂异常管理指南扩大了极高危的人群,包括① 心血管疾病(CVD),指通过侵入或非侵入检查(冠脉造影、核医学成像、超声心动图负荷试验、超声发现颈动脉斑块)诊断的 CVD,陈旧性心肌梗死、ACS、冠脉血供重建、其动脉血供重建手术、缺血性卒中、外周动脉疾病;②糖尿病合并靶器官损害(如微量白蛋白尿);③中重度慢性肾病[GFR<60ml/(min・1.73m²)];④SCORE 评分>10％。

采用 SCORE 系统将患者进行心血管风险分层(极高危、高危、中危和低危)。除危险评分<1 且 LDL-C<2.5mmol/L 的患者外,所有患者都需要给予不同强度的临干预,包括生活方式干预(危险评分<5 且 LDL-C<2.5mmol/L),或生活方式干预+药物治疗(表 15-2)。血脂干预治疗的靶目标为控制 LDL-C 水平,non-HDL-C 和 apoB 为次要目标。尽管低 HDL-C 和心血管病(CVD)风险相关,但目前对于如何有效升高 HDL-C 及其治疗目标值均不明确,不支持其作为干预靶点。非 HDL 的治疗目标取决于危险程度:①极高危患者<2.6mmol/L;②高危患者<3.3mmol/L;③ 中危患者<3.8mmol/L。甘油三酯水平最好低于 1.7mmol/L。ApoB 为次要靶目标:①极高危患者<80mg/dl;②高危患者<100mg/dl。

表 15-2　血脂干预策略与总体心血管病风险及 LDL-C 水平关系

总体 CV 风险 (SCORE) %	LDL-C 水平				
	<70mg/dl <1.8mmol/L	70 至 <100mg/dl 1.8 至 <2.5mmol/L	100 至 <155mg/dl 2.5 至 <4.0mmol/L	155 至 <190mg/dl 4.0 至 <4.9mmol/L	>100mg/dl >4.9mmol/L
<1	不进行血脂干预	不进行血脂干预	生活方式干预	生活方式干预	生活方式干预,未控制可用考虑药
≥1～<5	生活方式干预	生活方式干预	生活方式干预,未控制可考虑用药	生活方式干预,未控制可考虑用药	生活方式干预,未控制可考虑用药
≥5～<10	生活方式干预,可考虑用药	生活方式干预,可考虑用药	生活方式干预且立即用药干预	生活方式干预且立即用药干预	生活方式干预且立即用药干预
≥10 或极高危	生活方式干预,可考虑用药	生活方式干预且立即用药干预	生活方式干预且立即用药干预	生活方式干预且立即用药干预	生活方式干预且立即用药干预

四、高血压指南进展

卫生部疾控局委托高血压联盟(中国)、国家心血管病中心对 2005 版高血压指南进行修订,2011年5月15日更新版指南主要内容在北京发布。按2010年我国人口的数量与结构,目前我国约有2亿高血压患者,1/5的成年人患有高血压,但高血压知晓率、治疗率和控制率较低。

1. 中国高血压人群的特点　①绝大多数是轻、中度血压升高(90%);②轻度血压升高占60%以上;③正常血压(<120mmHg)人群比例不到1/2;④正常高值血压人群比例为34%;⑤老年人占的比例较高;⑥合并血脂和(或)糖代谢异常的比例较高;⑦高钠低钾膳食是发病最主要的危险因素;⑧我国是脑卒中高发区,高血压的主要并发症是脑卒中,控制高血压是预防脑卒中的关键。

2. 高血压的诊断性评估　①确定血压水平及其他心血管危险因素;②判断高血压的原因,明确有无继发性高血压;③寻找靶器官损害以及相关临床情况。

血压水平的定义和分类(表15-3)。

表 15-3　血压水平的定义与分类

分　类	收缩压(mmHg)	舒张压(mmHg)
正常血压	<120	<80
正常高值	120~139	80~89
高血压	≥140	≥90
1级高血压(轻度)	140~159	90~99
2级高血压(中度)	160~179	100~109
3级高血压(重度)	≥180	≥110
单纯收缩期高血压	≥140	<90

(1)血压的测量与血压监测:目前主要有3种方式:诊室血压、动态血压、家庭自测血压。2010版指南提出对基于动态血压和自测血压读数评估的血压变异性(BPV)的关注,更加重视动态血压监测,并且定义了夜间血压和晨峰血压(表15-4)。

表 15-4　动态血压监测的诊断标准及相关定义

	2005 年指南	2010 年指南
高血压诊断标准	24h>130/80mmHg 白天>135/85mmHg 夜间>125/75mmHg	24h>130/80mmHg 白天>135/85mmHg 夜间>120/70mmHg
夜间血压相关定义	—	夜间血压下降百分率:(白天平均值－夜间平均值)/白天平均值,收缩压与舒张压不一致时,以收缩压为准 构型血压:夜间血压下降百分率10%~20% 非构型血压:夜间血压下降百分率<10% 超构型血压:夜间血压下降百分率>20%
晨峰血压	—	起床后2h内的收缩压平均值－夜间睡眠时的收缩压最低值(包括最低值在内1h的平均值),≥35mmHg为晨峰血压增高

(2)辅助检查的更新(表 15-5)。

表 15-5　2010 年指南对辅助检查的更新

	2005 年指南	2010 年指南	主要变化
基本项目	血生化 全血细胞计数,血红蛋白和血细胞比容 尿液分析(尿蛋白、糖和尿沉渣镜检) 心电图	血生化 全血细胞计数、血红蛋白和血细胞比容 尿液分析(尿蛋白、糖和尿沉渣镜检) 心电图	无
推荐项目		24h 动态血压监测(ABPM) 超声心动图 颈动脉超声 餐后血糖(当空腹血糖≥6.1mmol/L 时测定) 同型半胱氨酸 尿白蛋白定量(糖尿病患者必查项目) 尿蛋白定量(用于尿常规检查蛋白阳性者) 眼底 X 线胸片 脉搏波传导速度(PWV) 踝臂血压指数(ABI)	增加 24h 动态血压监测 同型半胱氨酸 脉搏波传导速度(PWV) 踝臂血压指数(ABI) 去除 C 反应蛋白(高敏感)

3. 高血压的治疗

(1)降压治疗要使血压达标,以期降低心脑血管病的发病和死亡总危险。一般高血压患者降压目标为 140/90mmHg 以下;在可耐受情况下还可进一步降低。2010 年指南在 2005 年指南的基础上,细化了降压目标,除了高血压合并糖尿病、慢性肾病外,又增加了合并冠心病、心力衰竭的患者降压目标为 130/80mmHg。

(2)钙拮抗剂、ACEI、ARB、噻嗪类利尿药、β 受体阻滞剂以及由这些药物所组成的低剂量固定复方制剂均可作为高血压初始或维持治疗的药物选择。联合治疗有利于血压达标。

(3)高血压是一种"心血管综合征"。应根据心血管总体风险,决定治疗措施。应关注对多种心血管危险因素的综合干预。高血压是一种"生活方式病",认真改变不良生活方式,戒烟、限盐、限酒、控制体重,有利于预防和控制高血压。

4. 新指南关注儿童与青少年高血压,将预防关口前移;重视继发性高血压的筛查与诊治。提出加强高血压社区防治工作,定期测量血压、规范管理、合理用药,是改善我国人群高血压知晓率、治疗率和控制率的根本。

五、其 他

(一)其他指南更新

1.2011年ACC、AHA非ST段抬高急性冠脉综合征诊治指南更新 新"指南"指出NSTE-ACS、正后壁心肌梗死或新发生左束支阻滞患者,溶栓治疗是反指征(ⅢA)。NSTE-ACS患者就诊后应尽快给予阿司匹林,且如能耐受应长期持续治疗。对阿司匹林过敏或胃肠道疾病不能受时,应使用氯吡格雷(负荷量后每日维持量)。对高危NSTE-ACS患者主张早期介入干预策略(包括诊断性冠脉造影,然后根据病变情况作用血供重建治疗)。难治性心绞痛或血流动力学或心电学不稳定的NSTE-ACS患者(无严重并发症或无反指征时)应尽早行冠脉造影或血供重建。对低至中危NSTE-ACS患者采用延迟介入治疗是合理的。严重并发症患者(如肝和肺衰竭、癌肿)不主张早期介入干预策略。

2.AHA关于急性心力衰竭的急诊室表现和处理的科学声明(2010年) 心力衰竭虽然是一种慢性疾病,但几乎都可能有急性发作而多数需要静脉用药。急诊科医师对AHF患者的识别和处理具有重要意义。X线胸片检查仍是诊断急性心力衰竭的基石,而利钠肽(BNP或NT-proBNP)的升高与患者的病情严重程度相关,有排除诊断的价值。减轻肺充血是急诊科治疗的主要目标,目前的诊疗现状是缺乏针对不同患者的措施,利尿药和扩血管药物仍是经典治疗,但没有其对预后影响的证据。正性变力性药物只有心衰晚期或低心排血量应用。ACEI、ARB、β受体阻滞剂和选择性醛固酮拮抗剂等常规药物,应在出院前尽早启用。患者教育应始于急诊科,包括:药物依从性、限盐、限水、戒烟和自我保健知识。同时,该科学声明还建议开展基于急诊科的临床研究。

3.2011 ACCF/AHA肥厚型心肌病诊治指南 新指南建议对肥厚型心肌病(HCM)患者进行家庭遗传评估和遗传咨询,并对其一级亲属进行筛查(临床的,用或不用基因检测)。对没有表达HCM表形的致病性突变个体,推荐根据患者的年龄和临床状态的变化,定期(儿童和青少年12~18个月,成年人5年)做系列心电图、经胸超声心动图(TTE)和临床评估。对HCM患者的初始评估应进行心电图、24h Holter,以检出室速和识别出现需要置入ICD的患者。对所有可疑HCM患者的初始评估及HCM患者的家庭成员(除非在已明确突变的家庭中,家庭成员是基因型性阴性),推荐做一次TTE。对可疑HCM患者,当超声心动图诊断不确定时,可行心脏磁共振(CMR)检查。对确诊的HCM为决定如何处理或是否侵入性处理,单用超声心动图检查不够明确时,可行CMR。对有胸部不适有中到高度冠心病可能的HCM患者,当伴发的冠心病检出会改变处理策略时可进行冠脉造影。

对于无症状的HCM患者,推荐遵循现在的相关指南来治疗可引起心血管病的并存病(高血压、糖尿病、高脂血症和肥胖)(Ⅰ);低强度的有氧运动是合理的(Ⅱa);β受体阻滞剂和钙通道拮抗剂改变临床预后的有效性尚未很好确定(Ⅱb);对于有正常耐力的、无症状的HCM成年人或儿童患者,无论梗阻的严重程度如何,都不应做室间隔减容治疗(Ⅲ);对于有静息或可激发的流出道梗阻的HCM,无论症状如何,单纯的血管扩张药或大剂量利尿药可能有害(Ⅲ)。

对于HCM患者(无论有无梗阻),推荐使用β受体阻滞剂治疗症状(心绞痛或呼吸困难),有窦性心动过缓或严重传导阻滞者慎用,小剂量无效时,可将剂量滴定到静息心率小于60~65次/min。β受体阻滞剂无效或无法使用时,可维拉帕米作症状性治疗,但对压力梯度高、严重心衰或窦缓者慎用。对液体输入没有反应的梗阻性 HCM 患者,可静脉用肾上腺素(或其他单纯血管收缩药)治疗急性低血压。对静息或可激发左室流出道梗阻的 HCM 患者,用硝苯地平或其他二氢吡啶类钙通道阻滞剂治疗症状有潜在危害;有全身低血压或严重静息呼吸困难的梗阻性 HCM 患者,维拉帕米有潜在的害处;没有房颤的 HCM 患者,用洋地黄治疗呼吸困难可能有害;有房颤的 HCM 患者,不与 β 受体阻滞剂或维拉帕米联合用药而单独使用丙吡胺可能有害,因为丙吡胺可增强房室传导,而增加房颤时的心室率;对梗阻性 HCM 患者,用多巴胺、多巴酚丁胺、去甲肾上腺素和其他静脉内用的正性肌力药治疗急性低血压可能是有害的。

室间隔减容治疗:只对有严重耐药反应和左室流出道梗阻的适合患者进行治疗,并且仅由有经验的操作者来做。对于因非 HCM 适应证已行双腔装置置入的 HCM 患者可试行房室双腔起搏以缓解左室流出道梗阻引起的症状。

同时应对 HCM 患者的进行心脏猝死(SCD)危险分层,SCD 的主要危险因素有①室颤、持续性室速或 SCD 事件的个人史,包括对室性快速心律失常适宜的 ICD 治疗;②SCD 的家族史,包括对室性快速心律失常适宜的 ICD 治疗;③不能解释的晕厥;④动态心电图证实的非持续性室速(连续 3 次及以上的≥120 次/min 的室性异位搏动);⑤最大左室壁厚度≥30mm。高猝死风险患者应置入 ICD。

(二)AHA 发布的 2011 心血管领域十大进展

1. **生活方式**　多项研究证实生活方式(如饮食、体力活动)对心血管健康存在重要影响,长时间看电视与 2 型糖尿病、心血管病风险和病死率增高相关。受教育程度和社会经济地位较低的人群对 7 个有益心血管健康的因素(不吸烟、经常锻炼、健康饮食、理想的体重指数、胆固醇、血压和血糖水平)缺乏了解。

2. **瓣膜置换新疗法**　研究显示,经导管主动脉瓣置入术(TAVI)可有效、安全地用于高手术风险患者,虽然 TAVI 的患者发生卒中的风险略高于传统手术,但 1 年后两种疗法无明显差异,患者生存率相似。此外,一种新的经皮操作对二尖瓣反流患者症状改善,显示出令人期待的效果。

3. **心肌再生**　研究发现,新生小鼠的心脏在出生后非常短暂的一个时期内可再生。了解这种现象背后的机制,将会为将来先天性心脏病甚至是获得性心脏病(如心肌梗死)的治疗带来希望。

4. **心脏病易患人群的遗传和分子通路**　一项研究建立了遗传易感性和人体动脉内皮细胞炎症反应间的联系,这对动脉粥样硬化是一个重要发现,也表明全基因组关联分析在研究重要疾病时的实用性。

5. **高血压遗传学**　一项纳入 20 万欧洲后裔的基因组学研究,识别出 16 个基因组区域与血压相关,其中 10 个为新识别的区域。利用这些信息,研究人员开发出一种与高血压、冠脉疾病及卒中相关的遗传风险评分。第二项研究确定了 5 个新遗传区域,建议随后的入选者进行基因分析。这些研究提示,人类基因组研究提供的信息越来越实用,有助早期确定高血压风险,以采用新方法预防卒中和心血管疾病。

6. **CCTA 在胸痛患者中的应用**　一项研究评估了冠脉 CT 造影(CCAT)在急诊胸痛患者诊断过程中的作用,结果显示,在患者不能清晰回答问题且不存在高危因素的情况下,与休息-压力成像相比,CCTA 能更快速地诊断冠脉疾病。另外,由于可提供冠脉和心脏功能的特定信息,该诊断方式对评估冠心病患者预后的也有所提高。

7. 人类代谢的个体化 根据代谢功能将个体分类,称"代谢表型",该信息可被添加到当前信息中,供我们检索疾病相关基因时使用(如糖尿病)。代谢表型有助于血液化学物质基因组区域识别,为了解心血管疾病、肾疾病、2 型糖尿病和静脉血栓的机制提供新视野。相关区域基因功能的新调节因子可能会增进我们对代谢个体化遗传基础的了解。亦可能产生多种新的有效疗法。

8. ST 段抬高心肌梗死的快速治疗 美国两项研究报告了为提高对 ST 段抬高心肌梗死患者的医疗服务所做的全国性努力,包括采用新措施评估医院表现。在美国,就诊至球囊扩张时间虽有大幅改善,但并非所有患者所处医院都可进行这些治疗,把患者迅速送到合适的医院需要整个医疗系统的发展,以及急救和多家医院的合作。

9. 复杂和高成本技术 几项研究比较了高成本心血管技术(如经皮冠脉介入治疗和置入式心脏除颤器等)的临床使用、循证指南及合理使用准则,为更好地了解这些技术可能被过度使用的程度打下了基础。

10. 先天性心脏病手术研究进展 一项研究探讨了接受复杂外科手术治疗的先天性心脏病儿童的远期神经学转归。该研究将会影响对先天性心脏病患者的临床决策。

(三)其他心血管疾病的诊治进展

1. 女性心力衰竭诊治进展 中国在过去 40 年内,心衰造成死亡的人数增长了 6 倍,目前的患病率为 0.9%,共约 400 万人,女性高于男性。需要注意糖尿病与心衰的相互作用对女性影响更大,糖尿病会明显增加心衰女性的病死率。女性心衰的治疗一般是去除诱因、监测体重、调整生活方式、精神心理治疗,加强用药依从性和氧疗。而女性患者遵从指南推荐治疗效果不佳,女性中 β 受体阻滞剂较男性少 17%,ACEI 的使用较男性少 24%。此外,老年心衰女性接受指南推荐治疗比男性少,但是心脏收缩功能尚可在男性患者中较少见,却是女性患者的一大特点。

2. 我国结构性心脏病治疗现状 结构性心脏病是先天性、获得性心脏结构异常的统称,主要包括先天性心脏病、瓣膜病和心肌病。目前结构性心脏病的治疗正在发生重大转变,近100% 的动脉导管未闭、80% 房间隔缺损和至少 60% 的室间隔缺损可以通过介入方法完成。随着新型封堵器的问世和封堵器的国产化进展,介入治疗技术在国内迅速普及。数据统计显示,先天性心脏病介入治疗技术成功率高达 97%,并发症为 3%、死亡率不足 0.1%。经导管化学消融肥厚型梗阻性心肌病效果良好,而瓣膜性心脏病的介入治疗也进入临床应用阶段。

3. 急性缺血性脑卒中降压治疗研究进展 急性脑卒中患者血压常明显增高,原因包括原有高血压、脑卒中的应激反应伴神经内分泌系统激活、脑部的自主神经受损、颅内压增高等。在抗脑卒中常规治疗后,血压水平会有不同程度的自发性下降。美国心脏学会和美国卒中学会的脑卒中二级预防指南,推荐缺血性脑卒中患者可在症状出现 24h 之后开始治疗,未给出血压目标值,但这一推荐缺乏循证医学依据。最新发表的斯堪的纳维亚坎地沙坦急性脑卒中试验(SCAST)探讨了在脑卒中急性期进行积极降压治疗的临床效益。SCAST 是一项随机、双盲、以安慰剂作为对照的大型临床试验,其结论是对血压增高的急性脑卒中患者,采用坎地沙坦进行降压治疗不能获益,甚至可能有害。

4. 机械治疗顽固性高血压 顽固性高血压又称难治性高血压,占高血压患者的 20%~30%,对常规药物治疗的反应欠佳。

近年来,澳大利亚 Monash 大学 Krum 等应用改进电极导管经皮股动脉路径对双侧肾动脉螺旋形多点释放射频电磁波能量,透过肾动脉内膜消融位于外膜的肾交感神经束,以微创方式实现了肾去交感神经化治疗顽固性高血压的目标。其他导管肾去交感神经化的新方法也正在研发中,在美国一种被称为"牛蛙导管"的新装置也进入临床试验阶段,其可在肾动脉内将一微型注射针经肾动脉腔内刺入外膜,通过注射药物毁损外膜的肾交感神经。

基于压力感受器对动脉血压的调节作用,CVRx 公司研发的 Rheos 系统(与心脏起搏器类似,由一个小型置入式脉冲发生器、两根电极导线及体外程控装置组成)已经开展了实验性治疗。通过颈动脉窦刺激可以持续降压,并可改善顽固性高血压患者的左房和左室的结构和功能。

在中脑横切面上,背侧部中脑水管的断面周围有一厚层灰质,称为导水管周围灰质区,其与传入神经纤维联系广泛,并和许多脑区存在双向联系,在该区置入电极实施深部脑刺激能显著降低血压。但该技术尚需大规模的动物实验证明,且有中风的风险和费用高昂等局限性。

5. 窦房结抑制剂改善慢性收缩功能不全者的预后　伊伐布雷定能抑制窦房结 I_f 电流,降低心率但不抑制心肌收缩力。2010 年欧洲心脏病学会会议上公布的 SHIFT 研究,有 37 个国家的 6 505 例 LVEF≤35% 的心力衰竭患者。患者的基线心率均>70 次/min,均为窦性心律,平均随访 23 个月。研究的一级复合终点事件(心血管死亡和心力衰竭恶化住院)发生率相对风险降低了 18%,心衰恶化入院的相对风险降低 26%,因心衰死亡的相对风险也降低了 26%。该研究证实心率是心衰患者的危险因子,而窦房结抑制剂可以降低心衰的病死率和致残率。在心衰患者不能耐受大剂量 β 受体阻滞剂,心率无法控制在 70 次/min 以下时,加用伊伐布雷定是明智之选。

6. 心血管预测仪器　波士顿 Tufts 大学医学中心的心血管健康服务研究中心(CCHSR)对提高紧急心脏事件的操作和运送方式进行了研究,研发出预测仪器,其数学模式可以对诊断及后果进行从 0% 到 100% 的预测。最初以计算机为基础的急性心肌缺血预测仪器可以提供患者确有急性冠脉综合征的预测。一项在急诊展开的多中心研究表明该仪器减少了 30% 的不必要入院,而确有急性冠脉综合征患者并无入院遗漏。

7. 中国社区成年人甲胎蛋白 A 与代谢综合征独立显著相关　高血压、血糖异常、血脂紊乱和肥胖症等多种疾病统称为代谢综合征,其可能导致严重心血管事件并造成死亡。上海交通大学医学院一项研究对 5 469 例 40 岁及 40 岁以上受试者分析发现,代谢综合征发生风险随血清甲胎蛋白水平升高而增大;并且甲胎蛋白水平升高与代谢综合征组分如中心性肥胖、以及血压、血糖和甘油三酯水平升高独立相关。回归分析结果显示,甲胎蛋白是胰岛素抵抗的独立决定因素。

8. 心血管疾病的小分子 RNA 新药研究　小分子 RNA(miRNA)是一类广泛存在于生物长度为 21~25nt 的蛋白质编码小 RNA,它们以序列特异性方式调节基因表达,在发育、凋亡、代谢及人类疾病方面起着重要作用。目前研究发现在心肌纤维化之后,miRNA 对于病理生理进程控制至关重要。野生老鼠左冠状动脉在闭塞形成纤维化后,心脏损伤病灶边缘的 miRNA 水平非正常上调。在 miRNA 心肌特异性超表达的小鼠模型中,心肌间隙纤维大量增加。此外,miRNA 与心律失常、心肌肥厚、血管新生、心肌细胞凋亡以及缺血再灌注损伤关系密切。在心脏等靶器官中稳定相应 miRNA 的表达水平,以 miRNA 为靶点设计药物,进行心脏疾病靶向治疗,将为心血管疾病患者带来新希望。

医学进展日新月异,在此难以尽叙。几大指南的更新在各章节已有详细阐述,在此仅作简述。

(郭继鸿)

附录 A　全科医师常用心血管药物

类别			剂量	主要不良反应
口服降压药物				
钙拮抗剂	二氢吡啶类	氨氯地平	2.5~10mg 1/d	踝部水肿、头痛、潮红
		硝苯地平缓释片	10~20mg 2/d	
		硝苯地平控释片	30~60mg 1/d	
		左旋氨氯地平	1.25~5 mg 1/d	
		非洛地平缓释片	2.5~10 mg 1/d	
		拉西地平	4~8 mg 1/d	
		尼卡地平	20~40 mg 2/d	
		尼群地平	20mg 2~3/d	
	非二氢吡啶类	维拉帕米	40 mg 3/d	房室传导阻滞,心功能抑制
		维拉帕米缓释片	120~240mg 1/d	
		地尔硫䓬缓释片	90~180mg 1/d	
利尿药	噻嗪类利尿药	氢氯噻嗪	6.25~25 mg 1/d	血钾减低,血钠减低,血尿酸升高
		吲哒帕胺	0.625~2.5 mg 1/d	
		吲哒帕胺缓释片	1.5 mg 1/d	
	襻利尿药	呋塞米	20~40mg 1~2/d	血钾减低
	保钾利尿药	阿米洛利	5mg 1~2/d	血钾增高
		氨苯蝶啶	25~50mg 1~2/d	
		螺内酯	20~40 mg 1~3/d	血钾增高,男性乳房发育
β受体阻滞剂		比索洛尔	2.5~10 mg 1/d	支气管痉挛、心功能抑制、心动过缓
		美托洛尔平片	25~50 mg 2/d	
		美托洛尔缓释片	47.5~190 mg 1/d	
		阿替洛尔	12.5~25 mg 1~2/d	
		普萘洛尔	5~20 mg 3~4/d	
α、β受体阻滞剂		拉贝洛尔	100~300 mg 2/d	直立性低血压、支气管痉挛、心动过缓
		卡维地洛	12.5~25 mg 2/d	
		阿罗洛尔	10 mg 1~2/d	

（续　表）

类别		剂量	主要不良反应
血管紧张素转化酶抑制剂	卡托普利	12.5～100 mg 2～3/d	咳嗽、血钾升高、血管性水肿
	依那普利	2.5～20 mg 2/d	
	贝那普利	5～20 mg 1～2/d	
	赖诺普利	2.5～40 mg 1/d	
	雷米普利	1.25～20 mg 1/d	
	福辛普利	10～40 mg 1/d	
	培哚普利	4～8 mg 1/d	
	咪哒普利	2.5～10 mg 1/d	
血管紧张素Ⅱ受体拮抗剂	氯沙坦	25～100 mg 1/d	血钾升高，血管性水肿（罕见）
	缬沙坦	80～160 mg 1/d	
	厄贝沙坦	150～300 mg 1/d	
	替米沙坦	20～80 mg 1/d	
	坎地沙坦	4～32 mg 1/d	
	奥美沙坦	20～40 mg 1/d	
α受体阻滞剂	多沙唑嗪	1～16 mg 1/d	直立性低血压
	哌唑嗪	1～5 mg 2～3/d	
	特拉唑嗪	1～10 mg 1～2/d	
中枢作用药物	利血平	0.05～0.25 mg 1/d	鼻充血，抑郁，心动过缓，消化性溃疡
	可乐定	0.1～0.2 mg 2～4/d	低血压、口干、嗜睡
口服调脂药			
HMG-CoA还原酶抑制剂（他汀类）	阿托伐他汀	10～80 mg 1/d	便秘、消化不良、肝功能受损、肌炎或肌病
	洛伐他汀	20～40 mg 1/d	
	普伐他汀	10～40 mg 1/d	
	辛伐他汀	10～80 mg 1/d	
	氟伐他汀	20～80 mg 1/d	
	瑞舒伐他汀	5～40 mg 1/d	
苯氧乙酸衍生物（贝特类）	吉非罗齐	0.3～0.6g 2/d	一过性消化道反应、皮疹、乏力、肌痛、胆石症
	非诺贝特	100mg 3/d,维持量100mg 1/d	
	微粒型非诺贝特	200mg 1/d	
	苯扎贝特	200 mg 3/d	

类别		剂量	主要不良反应
胆固醇吸收抑制药	依折麦布	10mg 1/d	乏力、腹痛、腹泻
胆酸螯合药	考来烯胺	1.0～8.0g 2～3/d	异味、恶心、消化不良、便秘、脂痢
烟酸类	阿昔莫司	250 mg 2～3/d	皮肤潮红、瘙痒
	烟酸	0.1～1.0g 3/d	
	烟酸缓释片	500～1 000mg 1/d	
抗心绞痛药物			
硝酸酯类	硝酸甘油	0.25～0.5mg 口服 PRN（舌下含），全天不超过4mg 静脉给药 10μg/min 开始，酌情每 5～10min 增加 5～10μg（最大量不超过 100μg/min）	直立性低血压、头痛、晕厥、发绀
	硝酸异山梨酯	5～10 mg 口服 2～4/d 2～8mg/h 静脉注射	
	单硝酸异山梨酯平片	10～40 mg 口服 2～3/d	
	单硝酸异山梨酯缓释片	40～60mg 口服 1/d	
	单硝酸异山梨酯	静脉给药 6.5～8mg/h	
	盐酸曲美他嗪	20mg 口服 3/d	恶心、呕吐、头晕、食欲缺乏、皮疹
强心药			
洋地黄糖苷类	地高辛	0.125～0.5mg 口服 1/d	新的心律失常、食欲缺乏或恶心、无力、心动过缓、房室阻滞、视物模糊、黄视
	去乙酰毛花苷	静脉给药，首剂 0.4～0.6mg，此后每 2～4h 给 0.2～0.4mg，总量 1～1.6mg	
抗凝药			
	华法林	第 1～3 日 3～4mg 口服 1/d 3 日后维持量 2.5～5mg 口服 1/d	出血、恶心、呕吐、皮疹、坏疽

（续　表）

类别		剂量	主要不良反应
抗血小板药物			
环氧酶抑制药	阿司匹林	75～150mg 口服 1/d	胃肠道不良反应(少见出血、溃疡、穿孔)、出血、痛风、过敏、哮喘
噻吩吡啶衍生物	氯吡格雷	50～75 mg 口服 1/d	皮疹、腹泻、血栓栓塞性血小板减少性紫癜(少见)

抗心律失常药物

类别	药物	治疗量	维持量	对 QT 影响	主要不良反应
Ⅰa类	普鲁卡因胺	5min 内静脉注射 100mg,共 1g	1～4mg/min 静滴维持,口服 250～500mg q4～6h	延长＋	胃肠反应、低血压、室性心律失常、传导阻滞、白细胞减少,红斑狼疮样表现
Ⅰb类	利多卡因	50～100mg q5～10min 静脉注射,共300mg	1～4mg/min 静滴	缩短＋	嗜睡、头晕、房室阻滞、抑制心肌收缩
	美西律	10min 内静脉注射 100～200 mg,口服 100～200mg q 6～8h	1～2mg/min 静滴 口服 100mg 3/d	缩短＋	头晕、恶心、心动过缓、低血压
Ⅰc类	普罗帕酮	1～1.5mg/kg 稀释后 5min 内静脉注射,口服 150～200mg 3/d	0.5～1mg/min 静滴,口服 100mg 3/d	不变	头晕、胃肠道反应、传导阻滞、直立性低血压
Ⅱ类	普萘洛尔	1～3mg 稀释后 10～20min 内静脉注射,口服 10mg 3/d	口服 10mg 3/d	不变	低血压、心动过缓、心力衰竭、哮喘
	美托洛尔	5mg 稀释后 5min 内静脉注射	12.5～50mg 2/d	不变	
Ⅲ类	胺碘酮	2.5～5mg/kg 稀释后 5min 内静脉注射,口服 200mg 3/d	0.5～1mg/kg 静滴维持,口服 100～200mg/d	延长＋＋＋	角膜浑浊、甲状腺功能紊乱、肺间质纤维化、TDP(尖端扭转型室速)
Ⅳ类	维拉帕米	5～10mg/kg 稀释后 5～10min 内静脉注射,口服 80mg 3/d	口服 40～80mg 3/d	不变	心动过缓、房室阻滞、低血压、头晕
	地尔硫䓬	0.075～0.15mg/kg 稀释后缓慢静脉注射,口服 30～60mg 3/d	口服 30mg 3/d	不变	

（续 表）

类别	药物	治疗量	维持量	对 QT 影响	主要不良反应
其他	腺苷	5～10mg 稀释后 5s 内静脉注射,3～5min 后可重复		缩短＋＋	房室阻滞、室性心动过速、心脏停搏
	硫酸镁	1～3g 10min 以上静脉注射	3～20mg/min 静滴		嗜睡、血压下降、呼吸心跳骤停、传导阻滞
	肾上腺素	3～5mg 静脉注射,35min 后可重复			头痛、心悸、血压急骤增高,室性心律失常
	异丙肾上腺素	10～15mg q3～4h 舌下含服,1～3g/min 静脉注射			头痛、心悸、心绞痛,室性心律失常
	阿托品	0.3～0.6mg 3/d 口服,1～2mg 皮下或静脉注射	0.3～0.6mg 3/d 口服	缩短＋	口干、皮肤潮红、尿潴留、视物模糊、心动过速、兴奋、烦躁、谵妄

高血压急症静脉注射用药

药名	剂量	起效时间	持续时间	不良反应
硝普钠	0.25～10μg/(kg·min)静脉注射	立即	1～2min	恶心、呕吐、肌颤、出汗
硝酸甘油	5～100μg/min 静脉注射	2～5min	5～10min	头痛、呕吐
酚妥拉明	2.5～5mg 静脉注射 0.5～1mg/min 静脉注射	1～2min	10～30min	心动过速、头痛、面色潮红
尼卡地平	0.5～10μg/(kg·min)静脉注射	5～10min	1～4h	心动过速、头痛、面色潮红
艾司洛尔	250～500μg/kg 静脉注射 此后 50～300 μg/(kg·min) 静脉注射	1～2min	10～20min	低血压、恶心
乌拉地尔	10～50mg 静脉注射 6～24mg/h	5min	2～8h	头晕、恶心、疲倦
地尔硫草	5～10μg/(kg·min)静脉注射	5min	30min	低血压、心动过缓
拉贝洛尔	20～100mg 静脉注射 0.5～2.0mg/min,24h 不超过 300mg	5～10 min	3～6h	恶心、呕吐、头麻、支气管痉挛、传导阻滞、直立性低血压

（郭继鸿　杨　秋）

附录 B　心血管疾病现代诊疗技术

一、冠脉介入及相关技术

随着冠心病的发病率升高,冠心病的介入治疗的地位逐渐上升,尤其是在急性冠脉综合征的诊疗过程中发挥了重要作用。

1. 冠脉造影　冠脉造影是目前冠心病的确诊检查,已被广泛应用,包括左右冠脉造影,明确冠脉解剖结构及病变所在,由此对冠心病进行诊断,同时决定治疗策略。目前冠脉造影通常采用两种入路,经桡动脉及经股动脉入路,经桡动脉入路的优点是舒适度好,患者易接受;住院周期短,周围血管并发症少,但由于桡动脉细小,所用的导管一般在 6F 以下,故不适合复杂的介入治疗。由于股动脉比较粗大,故股动脉造影适用于各种管径较粗的器械,适合处理复杂的冠脉病变,但需警惕局部周围血管并发症。

2. 冠脉介入治疗　经皮循导引导管将导引钢丝、球囊、支架或其他器械送达冠脉病变,以解除冠状动脉狭窄或闭塞。常用的有:经皮冠状动脉球囊扩张术、冠状动脉支架置入术,此外还有冠脉内高频旋磨术、冠状动脉内定向旋切术、腔内斑块切吸术、冠状动脉内血栓去除术、激光血管成形术及超声血管成形术。目前置入的支架分为金属裸支架和药物涂层支架。该项技术已普遍用于临床。

3. 冠脉内超声　血管内超声显像技术可提供血管的横截面图像,不仅可观察管腔的形态和狭窄程度,还可以观察管壁的结构,直接显像位于管壁上的病变。该技术用于冠脉造影中可识别易损(不稳定型)斑块,并有助于发现早期病变和判断临界病变,对介入过程中治疗方法的选择有重要指导意义。

4. 血管镜　血管镜是内镜技术应用的新领域,血管镜对某些病变如对血栓的识别能力有其独特的优势,但血管镜只能提供管腔表面的形态学资料,并不能观察到管腔深部的结构,也不能进行病变狭窄程度的定量分析,此外,血管镜检查时需要视野无血液,故不能用于显像主动脉-冠状动脉开口处的病变和前降支和回旋支近段的病变。目前血管镜在临床上尚未广泛应用。

5. 光学相干断层扫描技术　其成像原理和血管内超声相似,但分辨率远高于血管内超声。冠状动脉管壁和管腔的结构,和组织学检查的相关性良好,因其超高的分辨率,成为目前临床上早期发现易损斑块和破裂斑块的最佳技术。但其在应用过程中必须进行持续的盐水灌注以替代血液,故在检查过程中有可能导致心肌缺血发生,不能用于显像冠脉开口部位的病变。因其穿透性较差,不能用于显像直径较大(>4mm)的血管,也不适合显像血管壁深部的结构。

二、心脏瓣膜病的介入治疗

心脏瓣膜病是我国常见的心脏疾病之一,经皮球囊瓣膜成形术已经成为了治疗瓣膜狭窄性病变的有效方法,经皮球囊瓣膜成形术是通过穿刺股静脉或颈静脉,将球囊导管置于狭窄的肺动脉瓣口,利用球囊扩张的机械力量使粘连的瓣叶交界处分离,以解除或缓解瓣口狭窄的程度。目前主要用于二尖瓣和肺动脉瓣狭窄的病例。随着介入技术的不断发展,瓣膜病的介入治疗方法也在不断完善,近几年出现的新技术包括:经皮人工主动脉瓣支架置入术、经皮人工肺动脉瓣支架置入术、经皮左房室瓣修补术和经皮左房室瓣环成形术。目前以上技术仅小范围应用于临床,仍需进一步改进和完善。

三、先天性心脏疾病的介入治疗

先天性心脏疾病的介入治疗分为两类,一类是为改善患者全身状况,争取及早外科治疗的姑息性治疗,主要是心房间隔缺损造口术,适合于完全性大血管转位、完全性肺静脉畸形引流等发绀性先天性心脏病。另一类是根治性的,主要是动脉导管未闭封堵术、房间隔缺损的封堵治疗及室间隔缺损的封堵治疗。

四、心脏电生理技术

1. **心脏起搏术** 心脏起搏术是用低能量脉冲暂时或长期地刺激心脏的治疗方法。心脏起搏不仅可治疗心动过缓及防止在缓慢心率基础上发生的快速心律失常(抗心动过缓起搏),还可控制或终止除颤动以外的快速心律失常(抗心动过速起搏)。心脏起搏分为永久心脏起搏和临时心脏起搏。

(1)永久心脏起搏主要用于病态窦房结综合征、房室传导阻滞等导致头晕、黑矇、晕厥及心力衰竭等临床症状的缓慢性心律失常或>3s心脏停搏,还用于肥厚型梗阻性心肌病及心力衰竭的治疗,在心脏扩大、心力衰竭的患者,起搏器通过左右心室同步起搏,恢复左右心室及心室内的同步激动,减轻二尖瓣反流,从而增加心排血量,减轻心力衰竭症状。在肥厚型梗阻性心肌病,通过改变心室激动顺序,即右心室心尖部起搏减轻左心室流出道梗阻。目前心脏永久起搏分为单腔起搏(仅起搏心房或心室)、双腔起搏(顺序起搏心房和心室)、三腔起搏(双房单心室或单心房双心室)及四腔起搏。

(2)临时起搏:一般用于心肌缺血、药物、手术、感染等原因导致的一过性缓慢性心律失常,也可用于安装永久起搏器前的过渡治疗,或作为外科手术或内科介入手术时的保护性措施。

2. **埋藏式自动复律除颤器(ICD)** 可感知室性心动过速或心室纤颤,发放抗心动过速起搏或20~30J的除颤能量以终止快速室性心律失常。目前临床上所应用的ICD具有抗心动过速起搏、心脏除颤及治疗心动过缓的多种处理能力。适用于既往有持续性室性心律失常的患者及室性心律失常的高危患者。目前有单腔ICD、双腔ICD及三腔ICD,双腔ICD在单腔ICD基础上增加了心房电极导线,可为患者提供心动过缓起搏治疗;房室顺序起搏对于心力衰竭患者可保护或改善心功能;基于心房起搏的双腔起搏可防止一些快速房性心律失常发生;可准确识别室上性心动过速,减少误放电。三腔ICD(CRT-D)即心室同步起搏结合埋藏式除颤器,可降低心力衰竭患者的病死率。

3. **心脏电复律** 利用外源性电能治疗异位快速心律失常,转复为窦性心律的方法。用于电复律的装置称为心脏电复律器,也称电除颤器,其工作方式分为同步直流电复律和非同步直流电复律。同步直流电复律利用患者自身心电图中R波触发电脉冲发放,使电流仅在R波的下降支(即心动周期的绝对不应期中)发放,避免诱发心室颤动,可转复心室颤动以外的各类异位性快速心律失常,包括:房颤、房扑、室上速及血流动力学稳定的室速。同步直流电复律即电除颤,可在心动周期的任何时间放电,适应证为室颤、室扑,血流动力学不稳定的室速也可采用非同步除颤。

4. **心律失常的射频消融术** 通过心脏电生理技术在心内标测定位后,通过导管电极,运用射频电流使引起心律失常的病灶处或异常传导路径区域心肌坏死或损坏,达到治疗顽固性心律失常的目的。目前用于房性心动过速、房扑、房颤、房室结折返性心动过速、房室折返性心动过速及室性心动过速。房颤的射频消融治疗仍在不断的发展中,房颤射频消融的适应证在不断扩大,阵发性、持续性和永久性房颤,药物控制欠佳者,在排除或纠正了房颤的病因,可考虑行射频消融术。

五、辅助装置

1. **主动脉内球囊反搏(IABP)** 舒张期球囊充气,增加主动脉根部压力,保证冠脉充足血供,达到增加冠脉灌注的目的,收缩期球囊放气,在降主动脉瞬间形成负压,达到减轻左心室后负荷的目的。由心肌缺血引起的心源性休克。急性左心衰竭、顽固性心绞痛、恶性心律失常,临床常规药物不能奏效的患者应积极考虑 IABP 辅助,危重冠心病患者需要介入治疗以及高危病变(如左主干病变)需介入治疗的患者可考虑应用 IABP 辅助以降低手术风险,非心肌缺血引起的急性左心衰竭或心源性休克,IABP 也可通过减轻心脏后负荷达到辅助心脏度过急性病变的目的。在 IABP 的使用过程中需注意患者的血小板及凝血功能。

2. **体外膜肺氧合(ECMO)** 一种循环-呼吸辅助系统,通过体外循环协助肺使血液氧合并排出二氧化碳,即用膜式氧合器和血泵将血液从体内引到体外,经膜肺氧合后再用血泵将血液灌注入体内,对一些呼吸和(或)循环衰竭的患者进行有效支持,使心肺得到充分休息,为心、功能的恢复创造条件。ECMO 虽然能减轻右心室负荷,但对左心室负荷改善作用不大,因此在 ECMO 应用的同时,减轻左心房和左心室的负荷至关重要,常用的措施有,使用正性肌力药物;同期应用 IABP,以及经房间隔穿刺减轻左心房和左心室压力等。研究表明,ECMO 联合 IABP 能够增加 ECMO 的脱机率,改善预后。

3. **心室辅助装置(VAD)** 一种用于心衰患者的人工制造的机械装置,部分或完全替代心脏的泵血功能,保证全身组织、器官的血液供应,作为心脏移植前的过渡及永久辅助循环支持使用,根据辅助用的血泵是否可置入体内分为置入装置及非置入装置。根据辅助部位不同,分为左心辅助、右心辅助和全心辅助。

六、有创监测

1. **Swan-Ganzs 漂浮导管** 常用于急性左心功能不全、呼吸衰竭、严重休克等危重患者的血流动力学监测;严重心脏疾病患者的围术期监测,借以正确了解病情的演变,判断疗效与预后,指导治疗措施。当肺动脉导管放置到位后,前端球囊充气,阻断肺小动脉血流后,压力波形的幅度变小,所显示的压力即为肺毛细血管楔压(PAWP),正常 6~12mmHg,可间断反映左房压和左心室舒张末期压力,PAWP 可以协助诊断左心衰竭,鉴别心源性或肺源性肺水肿,以及指导危重患者的容量补充和血管活性药物应用。

2. **中心静脉压监测** 反映右心室的前负荷状态,正常 2~6mmHg,可以帮助判断是否存在容量不足,指导输液的量及速度,判定利尿药和血管活性药物治疗的效果。中心静脉压受多种因素的影响,包括循环血容量、静脉张力和右心室压力,仅测定中心静脉压并不能正确反映左心功能,严重左心衰竭的患者中心静脉压正常或基本正常。反之,继发于右心室梗死或肺栓塞的右心衰竭患者,尽管左心功能基本正常但中心静脉压明显升高。因此有创血流动力学监测对于全面反映患者的循环状态及对治疗的指导有着不可替代的作用。中心静脉压测定由于诸多不便使其在临床应用受到一定限制。在临床应用中肘静脉压接近中心静脉压,且与中心静脉压呈正相关,心衰患者病情改善后肘静脉压均有不同程度降低。该方法无需特殊材料设备,一名护士即可完成全部操作,简单易行,经济实用,且创伤小,安全可靠。

七、BNP

B 型利钠肽是由心肌细胞合成的具有生物学活性的天然激素,当心肌细胞受到牵张时,BNP 前体快速释放入血,裂解为活性形式的 BNP 和无生物活性的 N-末端脑钠肽前体(NT-proBNP)。NT-proBNP 与 BNP 为等摩尔释放,由于两者清除途径略有不同,半衰期有所差异,血浓度较后者低,其测定方法稳定,易于在临床中应用。BNP 和 NT-proBNP 的升高,不仅与心功能受损有关,尚与冠状动脉病变累及部位有关,现有学者建议,将 NT-proBNP 和 BNP 作为心衰患者门诊复查的必选项目。

(刘文娴　魏晓红)

附录 C　心血管病危险因素及评估

心血管疾病的防控需要多因素全面防控,其相关危险因素的早期发现、评估、治疗和监测非常重要。高脂血症、高血压和糖尿病是传统的心血管疾病危险因素,早期干预可明显改善心血管疾病预后。但在临床研究和实践中发现,仅仅干预上述危险因素是不够的,不良生活方式相关的问题包括饮食习惯、体力活动、吸烟和肥胖等依然会明显恶化患者预后。因为后者影响心血管疾病发生发展的病理生理学路径如炎性反应、氧化应激、内皮功能障碍、高凝状态和心律失常等。

尽管新的危险因素不断被发现,药物性治疗也非常重要,但生活方式改善应是所有心血管疾病治疗的基石。这不仅是多研究提供的证据,还是临床治疗和政府建议中所倡导的未来方向。日益庞大的医疗费用负担,使患者承受过度医疗的同时,生活方式改善带来的巨大益处长期被忽视。其实防病应先于治病进行,这是真正优化医疗资源维护健康的措施,而生活方式改善无论对于防病还是治病都有重要作用,这也是全面控制危险因素的必要措施。建立针对于饮食、体育活动、吸烟以及血压、胆固醇和血糖的临床常规评估体系非常重要;同时呼吁政府和学会在各种推荐和指南中更加强调生活方式改善。

一、心血管危险因素

心血管疾病带来的致死致残作用在各个国家都是第一位的,将有高心血管疾病风险的患者识别出来对于合理应用医疗资源减轻医疗负担非常重要,对社会和家庭个人都是有意义的。传统的心血管疾病危险因素包括年龄、性别、高脂血症,高血压、糖尿病和吸烟等的控制都是有用的。将这些危险因素整合起来,采用 Framingham Risk Score 系统评估,可分为不同的危险级别,会提供个体未来发生心血管疾病风险预测价值。

二、对于治疗的价值

高脂血症、高血压和糖尿病的危害很早被认识,就是因为这些因素与心血管事件之间的关联非常明显。尽管糖尿病或是高血糖明显增加冠心病风险,但并不是所有的降糖药都能降低心血管疾病事件。高血糖加速了病生理进程,如脂质氧化应激、细胞失能提高了微血管风险。医学的主要进步之一在于通过药物治疗减少了血压血糖和血脂升高对于心血管系统的危害。应该看到,针对血脂血压和血糖的药物治疗作为心血管疾病防控中的单一措施是有缺陷的。不能否认其中也有经济驱动的作用,降压药降脂药成了全球最好卖的药物,在各个指南中都推荐药物治疗是心血管的标准治疗之一,而生活方式改善强调得不够,让人深思。

在发达国家对心血管危险因素防控的宣传已取得很大成功,尤其是在美国,联合降脂血症、降压和戒烟等一系列政府倡导的项目成效显著,心血管病死率在各个年龄段都逐年下降。同时也有专家指出,美国的糖尿病发病率逐年上升,这主要归因于肥胖的流行。专家警告,糖尿病和肥胖可能会再次导致心血管疾病发病增加,甚至在不久的将来逆转心血管疾病防控已经取得的成果。虽然临床治疗、研究和政策屡屡强调现有危险因素防控的重要性,但大家仍将精力集中在高脂血症、高血压和糖尿病上,并未下大力气控制潜在的危险因素如不良的饮食习惯、缺乏体育活动和控制肥胖等。

值得注意的是,生活方式不仅影响血压、血糖和血脂,还影响新发现的系列危险因素如内皮功能障碍、氧化应激、炎性反应、凝血失衡、心律失常以及其他的中间环节如精神心理压力。由于生活方式影响的多效性,仅仅应用药物治疗血压、血糖和血脂是不够的,因为这只是不良生活方式的结果而已。仅用药物控制上述因素的患者仍会处于心血管疾病的风险中,与那些同时进行生活方式改善的患者相比,不健康的生活方式还会继续增加已经采取药物治疗患者的心血管风险。目前是肥胖流行的年代,大部分的肥胖与饮食过度锻炼缺乏相关,仅靠降压药和降脂药或降糖药并不能够减少肥胖,也不能充分降低心血管疾病的不良事件。

如附图 1 显示了生活方式、已确定危险因素和心血管疾病之间关系。已确定危险因素评估和治疗,包括高脂血症、高血压和糖尿病是目前心血管疾病临床治疗中的主要策略。但这些已确定危险因素受生活方式相关的危险因素(包括饮食习惯、体力活动、吸烟和肥胖等)的影响。生活方式还会影响新发现的危险因素如内皮功能障碍、炎性活动氧化应激、凝血功能障碍等。因此,生活方式(如饮食习惯、体力活动、吸烟)是影响心血管疾病最重要的启动环节。

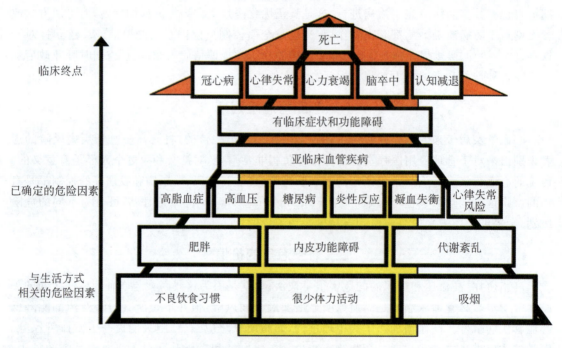

附图 1　生活方式与心血管疾病

即便是经过对年龄因素进行调整,生活方式良好的人群发生肥胖、血脂异常、高血压和糖尿病的比例远低于不良生活方式的人群。在西方国家,一致认为血压和胆固醇会随着衰老的出现逐渐升高,生活方式会明显影响两者之间的关系,甚至会逆转两者之间的线性关系。心脑血管疾病发生的风险与遗传学有关,但遗传学的影响强度要低于生活方式和环境的影响。大于 70％的心血管事件、80％ 冠脉事件和 90％ 新发糖尿病与生活方式首先关联。

三、生活方式对心血管风险的影响

不良生活方式对心血管风险影响明显,如吸烟的害处和戒烟后的益处被诸多研究一致证实。戒烟能够降低总死亡率的近 1/3,其益处随着戒烟时间的延长持续存在,在戒烟人群中的心血管发病风险逐渐下降,但还是有很多人在吸烟。吸烟和吸烟相关的死亡在多地区逐年上升。体育锻炼的益处也毋庸置疑,不仅能提高高密度胆固醇脂蛋白、降低低密度胆固醇脂蛋白和三酰甘油,还能降低血压,帮助改善空腹和餐后血糖,控制体重,改善精神状态,降低炎性反应,提高内皮功能,也利于戒烟的实施。适度的体育锻炼 可降低 30%～50%心血管事件。对已有心血管病的患者,体育锻炼会减少心绞痛发生,心力衰竭的出现,降低间歇性跛行和心肌梗死后死亡的发生。其实并不需要多么费神费力的大运动量锻炼,中度体育活动,如每天快走 30min,即能带来明显益处。

饮食习惯同样明显影响心血管风险。在多个随机研究中,饮食不仅影响多种危险因素,还能影响多个中间环节。每周服用 1～2 次鱼油能减少冠心病死亡的 36%,减低较高风险人群总死亡率的 17%。长期低脂饮食,如多吃全麦豆类食物和粗纤维、水果和蔬菜,能明显降低心血管风险。而其他的饮食习惯如定期摄入坚果、富含 ω-3 脂肪酸的食品、适量饮酒,减少饱和脂肪酸的摄入,避免过精过细饮食,多摄取不饱和脂肪酸(ω-6 polyunsaturated or monounsaturatedfats)等也会降低心血管风险。

做出有益健康的行为改变——生活方式改变是非常重要的。在二级预防研究中,发现地中海饮食包括蔬菜、水果、鱼、鸡肉和谷类食物能减少 4 年内心肌梗死或是心性死亡的 72%。有研究发现低热量饮食和适度锻炼(如快步走每天约 20min)能较对照组减少 58%的糖尿病。而糖尿病发病的减少,又降低了心血管风险。尽管二甲双胍能降低血糖水平,在糖尿病治疗过程中,生活方式干预联合控制其他心血管危险因素如静坐、肥胖和不良饮食习惯是基础。基于生活方式能带来广泛的益处,并能减少药物发生不良反应的可能性,生活方式改变应是一级预防中最重要的因素,也对二级预防产生影响。因此,健康的和不健康的生活方式会使患者的风险产生重大差别。

四、行为改变

经常有争论说生活方式改变没有药物治疗有效,这样的想法加上药物研发中的经济因素,会鼓励针对多种新危险因素的复合药物制剂出现。其实生活方式随着时代一直在变,过去数十年,香烟和食品公司改变了人类的行为。尽管公共卫生项目致力于改善生活方式,但远远落后于这些企业带来的影响。在行为学研究中,行为修正和生活方式纠正非常有效。美国饮食指南建议减少脂肪摄入量,自 1977－2000 年,全美平均脂肪摄入量由 36.4%降至 32.8%。由于强调食物金字塔,糖类摄入比例由 44.3%升至 50.3%。全民的行为学改变带来广泛益处。目前尚需基于社区的行为学研究,以帮助判断生活方式改变的最佳方案。大量的随机研究证实生活方式改善能明显降低心血管风险。糖尿病患者的生活方式改善,使得收缩压、舒张压降低,甘油三酯、血糖、糖化血红蛋白和蛋白尿明显改善,HDL-C 升高,体重减轻、身材匀称,降糖药、降压药和降脂药的用量减少。

应该认识到,同时坚持改善生活方式确实有困难。以美国为例,在过去 20 年美国人摄入的总热量和糖负荷明显增加,因此超重和肥胖比例快速增加。这种趋势其实提示的是人行为的改变,要想逆转这种趋势,必须意识到个体、环境和社会的作用。只有针对各种因素制订措施才是科学的。

五、平衡的需要

即便是采取最佳的生活方式,与年龄、遗传相关的危险因素固然存在。药物治疗在一些情况下是必需的。但良好的生活方式可以延迟开始用药的时间或是减少药量。

目前在指南和实践之间仍存在较大差距,患者通常关心自己的血压血脂水平,但对于吸烟、活动和饮食习惯并不在意,这之间的不平衡是多种因素造成的,也包括历史文化传统等因素。药物应用、化验、血压监测相对生活方式监控容易,生活方式的坚持较服用药物更困难。也较少有致力于改善生活方式与阻止疾病发生发展之关联性研究,因为这不易获得经费支持。而有讽刺意义的是,因不良生活方式引发的疾病消耗了大部分的医疗费用支出,其实这些支出完全可以通过改善生活方式减少。

专家建议应重新规划平衡现有的研究、治疗和政策。应更加强调通过生活方式改善来控制危险因素,通过改善教育、社会心理、经济环境等条件来促进生活方式改善。继续加强新的危险因素作用研究、药物和仪器的研发、遗传学和分子生物学研究等,但对生活方式干预的研究同样重要。睡眠习惯作为生活方式的一部分,又与多种疾病密切相关,该领域需更加深入的研究。

现有的日常诊疗常规中,应引入饮食习惯、体育活动和吸烟评估,就像血压、血脂和血糖的评价一样。探讨有效的评估工具应是未来的工作重点,强调生活方式中"金指标"的应用,如运动(包括步行、骑车、游泳等)、均衡饮食习惯(如鱼肉、谷物、水果、蔬菜和坚果的摄入,低脂低盐低糖饮食)和不吸烟。在全科医师倡导下有组织地改善社区人群的生活方式,改变其饮食结构和活动方式,是可行的中国模式。

(刘梅颜)

附录 D　心脑血管疾病营养防治

在我国社区,疾病谱多以高血压及心脑血管疾病为主,形成我国主要的慢病负担。应该注意到,这部分患者在有效医疗干预的同时,不应忽视生活方式的改善和饮食调整为主的营养防治。

一、戒烟戒酒

研究表明:中度和中度以上饮酒是高血压的致病因素之一,男性每日乙醇摄入 80~140g 以上,女性 55~80g 以上的人群属于高血压高危人群;吸烟可导致男性脑卒中危险增加 40%,而女性则高达 60%。

二、维持或达到理想体重

1. 标准体重(kg)=身高-105,在标准体重±20%范围内为理想体重。
2. BMI=体重(kg)/身高²(cm),BMI 值在 18.5~24 为正常。

超重会使人群发生高血压的危险增加 2~6 倍,对于肥胖的高血压患者,减重 10% 就可以让胰岛素抵抗、高脂血症、糖尿病、心室肥厚的情况得到改善。

减轻体重的方法包括:减少精制糖食物的摄入,如少吃或不吃甜食、饮料;多吃水果、蔬菜等富含纤维素的食物,少吃或不吃油炸类食物及肥肉、动物内脏;放慢进食速度;适度体育锻炼,可选择步行、太极拳、门球等,每周 3~5 次,每次 20~60min,运动后心率达到最大心率的 50%~70% 时最为安全。(最大心率=220-年龄)。

三、限制钠盐摄入

1. 一般人群:每日钠盐摄入量 6g。
2. 有轻度高血压或有高血压家族史人群:每日钠盐摄入量 3~5g(折合酱油 15~25ml)。
3. 中度高血压患者:每日钠盐摄入量 1~2g(折合酱油 5~10ml)。
4. 重度高血压或急进型高血压患者:无盐膳食。限制钠盐摄入量的同时,应少吃酱菜、腌制、熏制食物、如咸菜、咸鱼、腐乳、腊肠、腊肉、味精及酱油;少吃加工食物,如罐头、快餐、方便面。

四、钾的摄入量

膳食中钾的摄入量与钠的比例达到(1~2):1,增加含钾食物的摄入,例如麸皮、赤豆、蚕豆、扁豆、冬菇、竹笋、紫菜、香蕉、核桃等。

五、限制脂肪及胆固醇的摄入量

1. 烹调油每日 25~30g,肉类可选择脂肪含量较低的鸡肉、鸭肉、兔肉、牛肉、鱼肉等,不吃肉皮、肥肉,肉汤应等冷却后将表面脂肪去除后食用。食物烹调多以煮、蒸、涮、汆为主,少油炸,煎制。
2. 胆固醇每日摄入<300mg,少吃或不吃动物内脏、带鱼、鱿鱼、墨鱼。

六、限制饱和脂肪酸的摄入

饱和脂肪酸来源有动物脂肪,故应少用动物油、黄油、人造奶油、氢化植物油来烹调、加工食物。

适当增加不饱和脂肪酸的摄入,烹调食物可选择橄榄油、茶油、豆油。每周吃 1～2 次(200～300g)深海鱼肉或贝类可补充 DHA、EPA,可有效降低血脂和胆固醇,降低冠心病病死率。

七、补充足量维生素和矿物质

研究表明,膳食中钙的摄入量与血压呈负相关,而低钙、低镁膳食则容

易出现高血压的倾向,按照中国居民膳食指南,50 岁以下人群每日钙摄入量为 800mg,50 岁以上每日钙摄入量为 1 000mg。

补钙食物最佳来源是奶类及其制品、豆类及其制品。

八、增加膳食纤维的摄入量

膳食纤维的良好食物来源为蔬菜、水果、豆类及其制品、粗粮。多吃颜色深的蔬菜和水果在补充足量维生素的同时,大蒜、洋葱可降血脂,香菇、木耳所含的多糖类可降低血脂、胆固醇,抗动脉粥样硬化;豆类及其制品在提供优质大豆蛋白的同时,还可提供多不饱和脂肪酸、钙、膳食纤维、维生素 B_1、维生素 B_2 及烟酸。

九、适量饮品

茶中含多酚、多种维生素,可减少血管壁胆固醇沉积,抑制血小板凝集作用、清除自由基,绿茶的作用更优于红茶。

（黄　芸）